骨と骨をつなぐ要点に、
効果的アプローチ！

靭帯《じんたい》療法

「快」の意識で骨格矯正、
可動域拡張

快整体術・研究所
中山隆嗣

BAB JAPAN

誰も言わなかった「靭帯」の重要性

今までの私の著作を読まれた方は、著者が提唱しているのは「快《かい》整体術」という体系ではなかったのか、と思われるかもしれません。ですから、まずお話ししておくのは「快整体術」がなくなったということではなく、今回は骨格調整を意識した体系を新たに提唱するということです。

でも、骨格調整であれば他にもいろいろな療法があるではないか、とおっしゃる方もいるでしょう。

ただ、ここで紹介するのは骨と骨をつないでいる「靭帯《じんたい》」に着目した技術群であり、他とは異なる体系になっており、本書ではその具体的内容を著しています。

器としての身体を観る場合、骨格を中心に筋肉がまとい、人としての状態をキープしつつ複雑な動きを可能にしています。

特に運動器系のトラブル解消を意識する調整法の場合、骨格を動かすとか筋肉からアプローチする、あるいは骨に付着する腱を意識して調整する、といった療法があるようですが、なぜか本書のテーマである「靭帯」に着目した療法はほとんど目にすることはありません。

しかし、実体として存在する身体を観る時、その動きの最も要になる関節の状態を意識するのは当然であり、そこに深く関与する「靭帯」について着目するのもまた然りです。

このことについては第1章で詳しくお話しすることになりますが、本書でご紹介する「快手《かいしゅ》」というのは、「靭帯」に着目した新しい手技療法であり、その効果は日々の臨床で実証しています。

実際の現場では、クライアントの状態により「快整体術」としての意識で対応させていただいたり、ある条件下では「快手」の技法を用いたりすることになります。

漫画の世界、特に格闘技系の作品では主人公が技の名称を言いながら戦うこ

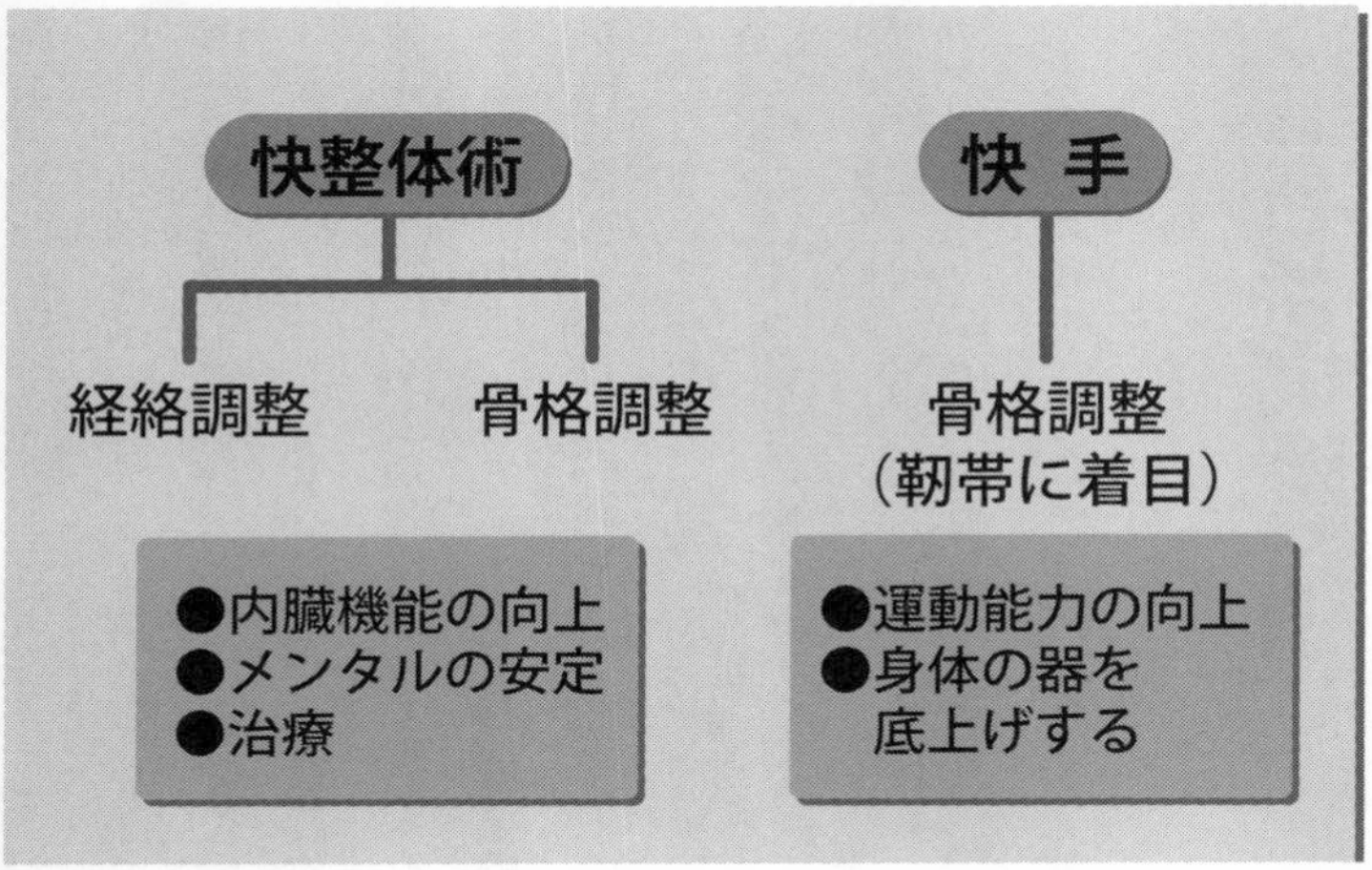

とがありますが、実際の戦いではそういうことはありませんし、それは療術の世界でも同様です。

本当に結果を出したいならば、その方の状態に合わせて効果的と思われる技術を選択し、適宜用いることが大切で、本書もその意識で読者の方（その多くは既に臨床家として活躍されている方、あるいはこれから療術の世界に入りたいと考えている方と思われます）に役立つようにと意図して記しているつもりです。

また、「快整体術」も骨格調整が柱の一つとして入っており、そこでの概念に「矯正」と「可動域の拡張」があり、これはいずれも本書のテーマである「靭帯」の意識抜きにはできないことです。

「快整体術」では、痛い・怖いという思いをさせてはならないと説いていますが、今回は「快手」という体系名で骨格調整の効果的なコツをまとめ上げ、発表させていただきます。

いずれにも通じる基本意識は体系名にもある通り「快」であり、その前提で施術することがクライアントを心身から好転させるのに必要であり、かつプロの手技療法師として求めるべき方向性と考えています。

本書を十分活用され、クライアントに喜んでいただけることになれば、「快手」として公開した意義もあります。少しでも本書が療術界と体調不良の方のお役に立つことができれば著者として嬉しい限りです。

令和2年6月吉日　　中山隆嗣

CONTENTS

第3章 骨格の問題点の見つけ方…… 57

第4章 下肢を整える……105

第5章 骨盤を整える……141

第6章 背部を整える

第7章 首・肩を整える

第1章

運動と正常な靭帯

もし、骨がなければ？

当たり前と思っていることについては、なかなかその大切さや意味を理解できない場合が多いものです。

身体に目を向けてみますと、それを形作っている骨の大切さに改めて気づきます。鏡で見ずとも、自分の手足を見るだけで結構です。そして考えてください。何気ない日常の中で、いかに骨格がしっかり機能し、「当たり前」の状況が作られているかを。

療術関係の本を見る時、身体の仕組みに基づいた記述があり、東洋医学系、現代医学系、そのミックス、あるいは別の視点からのものなど実に多彩です。

私が体系化した「快整体術」の場合、東洋医学と現代医学の知識を活用した体系になっており、これまで多数の関係書籍を世に送り出してきました。

しかし、本書ではあえて東洋医学系の視点を外し、解剖学をベースにしました。それは実体として意識しなければならない肉体と、その根幹をなす骨格に対する認識を持ち、器としての身体を整えることに特化した書籍も必要なのではという思いからです。

これまで私が著してきた本の場合、東洋医学の専門書もありましたが、「快整体術」にも骨格を意識した調整法がありますし、実体として存在する肉体を整えることは、直接的に「整った身体＝整体」となります。

先ほど、手や足を見てくださいと述べましたが、それぞれの役目を果たすには芯となるべき骨の存在が必要ですし、それが欠落していれば地上に立つこともできません。タコのように水中で生活しているのならばそれでも良いのかもしれませんが、人としての営みには効果的に機能し合う関係での骨格が不可欠なのです。

人は足で立ち、歩きます。それがいろいろな場所に移動するベースになり、生きるために必要な活動になります。手はもっと細かなところで生きるために機能し、食べ物を口に運んだり、生活に必要な道具を作ったり活用したりします。

そういう動きができるのも、芯に骨が存在し、効果的に動くからこそのことであり、生命活動のベースになる内臓や脳の保護にも骨の存在が必要です。

ならばそこに注目し、本来の人としての活動をスムーズに行えるよう、骨格の状態をケアすることは、単に身体を整えるだけでなく、人生を全うするために不可欠のことと言えるのではないでしょうか（全身の骨格筋と骨格の図は、２３３～２３５頁の資料参照）。

身体への負荷を支える「靭帯」

具体的に、骨格を大きく分ければ、体幹部と四肢になります。
簡単にその構造を説明しましょう。

まず体幹部ですが、大きく分けて三つのエリアになります。一つは頭部で、生命活動、並びに思考などに関わる脳が収まっています。脳は頭蓋骨《とうがいこつ》に守られる状態になっており、人は無意識の行動でも頭部を守ろうとします。

この頭蓋骨ですが、脳が収まっている脳頭蓋《のうとうがい》と呼ばれるところは前頭骨《ぜんとうこつ》、後頭骨《こうとうこつ》、蝶形骨《ちょうけいこつ》、篩骨《しこつ》、頭頂骨《とうちょうこつ》、側頭骨《そくとうこつ》で構成され、それぞれ縫合《ほうごう》と呼ばれる線維性連結を形成しています。

頭蓋骨は一つのまとまった骨に見えますが、実は複数の骨の集合体であり、呼吸と共にわずかに動くことが確認されています。

頭部は、体幹部という言葉からは少々違和感を覚える方もいらっしゃるかもしれませんが、胸部・腹部ならば体幹部という言葉がしっくりくるでしょう。

体幹部に存在する骨格としては、脊椎《せきつい》と、胸郭《きょうかく》を構成する胸骨《きょうこつ》と肋骨《ろっこつ》があります。その内側には肺や心臓といった、生命維持に不可欠な臓器が収まっています。

こうやって見てみると、生命活動に大きく関係するところは、骨でガードされているイメージがより強くなってきます。

また、下腹部には骨盤があり、腸骨《ちょうこつ》と仙骨《せんこつ》から成ります。ここは腹部臓器を支える役目があり、女性の場合は骨盤が胎児を育む場所にもなります。


続いて上肢ですが、肩関節《けんかんせつ》から肘までの上腕骨《じょうわんこつ》、肘から手首までの橈骨《とうこつ》と尺骨《しゃっこつ》、そして手首から指先までは手根骨《しゅこんこつ》と呼ばれる八つの短い骨と、手の甲を触れた時に感じる指につながる中手骨《ちゅうしゅこつ》、そして指の骨と認識される指骨《しこつ》があります。

それぞれに名称がありますが、その点は技法の説明の時、必要に応じてお話しします。

そして下肢ですが、前述の骨盤と下肢の骨がつながっており、まずは大腿骨《だいたいこつ》があります。

膝関節《しっかんせつ》から下は脛骨《けいこつ》と腓骨《ひこつ》になり、この構造は上肢の場合と相似形になります。

それは足首から先も同様であり、七つの足根骨《そくこんこつ》の先に足の甲に触れる時に感じる中足《ちゅうそく》骨《こつ》、それから指の骨である趾骨《しこつ》があります。これも手の場合と同様、それぞれに名前がありますが、技法解説の際、必要に応じて説明します。

さて、まだ「靭帯」のお話をしていませんでした。それは、まず先に骨格の概要を知っていただく必要があったからです。

本書は、骨と骨がつながる関節で重要な役目を持つ「靭帯」に注目し、その状態の改善が整った身体となり、いろいろなトラブルの改善に効果的ということを臨床上で多数経験したことから、企画しました。

この「靭帯」は、骨と骨、あるいは骨と軟骨を連結する結合組織性の帯のことです。

そこでは骨同士の正常な位置関係を保持し、また可動にも関係し、過度の動きに対しては制限することになります。それによって内骨格系の生物として活動できますが、もしここが無制限に柔らかくなってしまえば、骨の存在意義が大きく後退してしまいます。

ですから、施術においてもそれをきちんと念頭に置くことが大切です。

ちなみに、今回意識する「靭帯」は主として前述の意味で用いますが、例えば内臓を支持するところにも同じ用語が用いられます。この点はここで確認しておきたいと思いますので、以後、特別に断らない限り、「靭帯」というのは骨と骨をつなぎ、関節を補強する存在、ということで進めていきます。

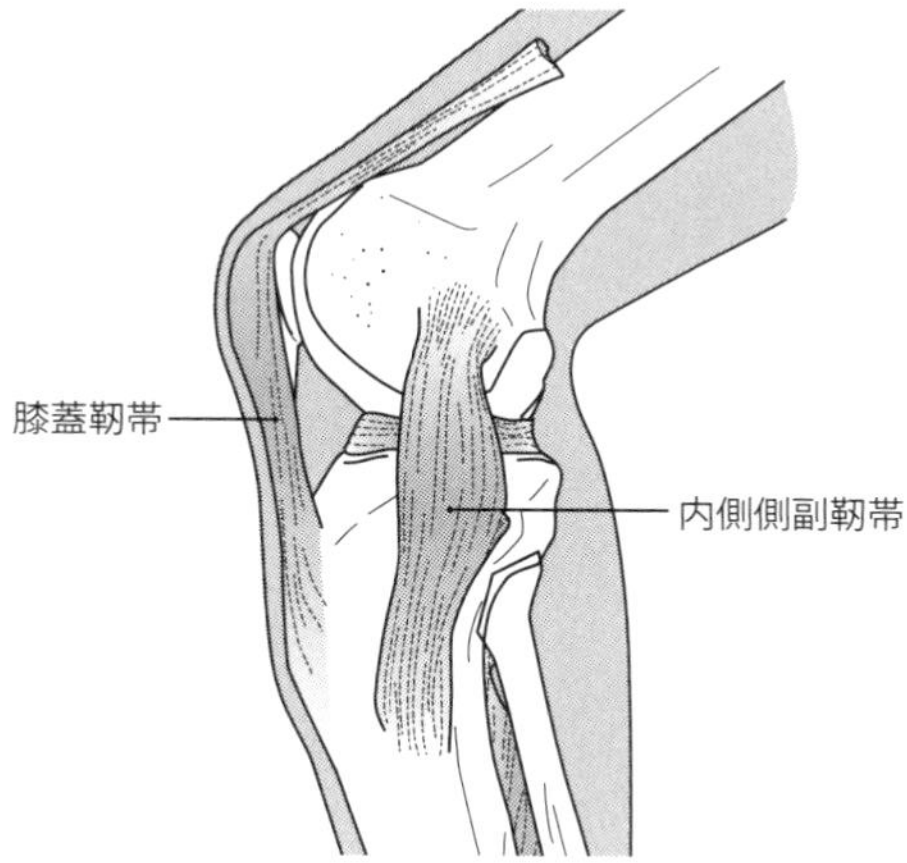

「靭帯」といえば膝の靭帯をイメージしやすいが、全身の関節に存在している。

「靭帯」の少しの不調も大きなストレスになる

身体が歪んでいる人の様子を頭に浮かべ、その際の骨格の様子を想像してみましょう。例えば、立った時の姿を見て、体幹部が歪んでいる人の骨格はどうなっているでしょう。触診すると骨格の様子を手で感じることができますが、脊椎や骨盤の歪みが容易に想像できるはずです。

その際は、手でもはっきり触れられる骨を感じますが、併せて左右の筋肉の状態にも差があることがわかるはずです。

そしてそこまで違いがあるなら、骨と骨をつなぐ「靭帯」にも悪影響があるであろうことも想像できるはずです。

ただ、その「靭帯」を触覚で感じようとしても筋肉が邪魔をしてわからない、あるいは場所的にわかりにくい、というケースが多くなります。

この感じるというところは手のセンサーの感度が関係しますので、ハウツーで習得できるものではありません。時間をかけて磨いていくことが必要です。

でも、骨と骨をつなぐのが「靭帯」という認識を持つならば、身体の動き方を観れば、ある程度イメージできます。

そういうと、それは筋肉の拘縮も関係するのでは、と思われる方もいるでしょう。その視点も必要ですし、その通りです。しかし、筋肉の拘縮だけにアプローチしても、もっと深部、関節をつなぐ部分へのアプローチを意識しなければ、その効果も今一つとなるでしょう。

身体の歪みをそのままにしておくと、内臓の状態にも悪影響を及ぼすというのは、療術家であればご存知でしょう。だからこそ、身体構造の芯から正していく必要があると考えます。

身体の歪みだけでも腰痛や肩コリといった体調不良の原因になりますが、それが内臓の不調まで広がれば、大きな問題になるのです。

「靭帯」改善で、運動器系のトラブルに対処

運動器のトラブルは、整体術一般でよく対応するケースですが、自身で行うストレッチでも改善するケースがあります。ただし、本書は療術としての立場で記していますので、後者の場合はとりあえず今回のテーマからは外させていただきます。

とはいえ、イメージ的に、あるいは知識として有していることで、実際の身体の動かし方にプラスに働きますので、そのつもりで活用していただければ幸いです。

ところで、整体院を訪れる方がご相談される運動器一般のトラブルの場合、筋肉に属する箇所の問題と、関節の状態に関係する場合に大別されます。

実際、身体の動きが悪い方の筋肉に触れてみると、伸縮性が感じられず、拘縮しています。何かの人工物に置き換えれば、伸びないゴムのようなものが付着しているイメージです。そして、もしロボットであれば、伸縮可能なゴムに取り換えれば本来の動きが可能になるでしょう。

しかし、人間はそういうことができません。だからこそ、ストレッチや筋肉に対する施

術で本来の伸縮性を取り戻し、身体の動きを改善することになります。

そういった前提で体系を組まれている療術もあるようですが、その拘縮の状態を改善しようとする際、結構な力で施術し、受ける側に多大な心身への負担をかけるケースもあると聞きます。

施術の際に必要以上のストレスをかけると、クライアントがそれに対抗して緊張し、余計に身体を固くし、それによってさらに大きな刺激を与えるという悪循環になります。そして結果的に、揉み返しを生じさせたり、極端な場合は新たなダメージを作り出す場合があります。

確かに強い刺激を好む方もいらっしゃいますが、身体の好転を本気で考える場合、過度の刺激は慎むべきであり、スキルを磨いて、受ける側に不要な刺激を加えずに結果を出せる手になれば良いのです。

本書ではそういうことがテーマになっており、「快」の中で結果を出す体系を説明していきます。

関節の状態が原因になっている場合、骨と骨の接合部の状態に問題があり、関節の位置関係がずれ、それが可動域の制限、あるいは痛みの原因になっています。

こういう場合は、そのズレを整復する必要があり、一般的に骨格調整として理解されるところです。

この状態はいわゆる亜脱臼であり、完全に外れている脱臼とは異なります。療術として行う場合、脱臼は範疇外ですので本書でも取り上げません。

さて、本書は「靭帯」に注目しているわけですが、「靭帯」は関節を意識する時に必須の着目点になります。「靭帯」は骨と骨をつなぐ結合組織性の帯で、関節を形成する際にその補強としての役目もあります。

関節はそれぞれに適度な可動域を有しており、いろいろな動きができるわけですが、その範囲が無制限になれば人間の身体としての状態が保てないので、当然制限があります。ですから、「靭帯」は多少の伸縮性はありますが、刺激が過度になったり、伸ばしている時間が長くなるようであれば本来の役目を果たせなくなります。そのため、前述の脱臼した状態が長くなれば、「靭帯」が伸び切って関節の状態を保持できず、習慣的な脱臼の原因になります。

こういうところは、「靭帯」に対するアプローチ時にも留意する必要があり、必要以上に圧をかけたり伸ばしたりせずに対応することが大切です。

身体という器を整える骨格調整

人の身体は内骨格系の構造で、身体の内側に固い骨が存在し、人体を形成しています。そこには、人が動物として生きる上で必要な条件が揃っており、どれが欠けても正常な営みに支障をきたします。

本書が提唱する内容は、その中でも特に運動器に関係する部分が多くなります。脊椎の中には、脊髄《せきずい》という中枢神経が通っており、そこから内臓へつながる神経も出ています。そのため、脊椎を構成する椎骨《ついこつ》のズレ・歪みは、脊髄だけでなく内臓の状態にも影響します。

整体術一般で、脊椎に対する意識が高いのはそこに起因しており、骨格の状態を意識するのは、運動器への視点だけではないのです。

この点を改めて見ていきたいと思いますが、体幹部には内臓が収まっています。その体幹部も、四肢ほどではありませんがいろいろな方向に動き、身体全体の動作に深く関わっています。

胸肋関節の靭帯

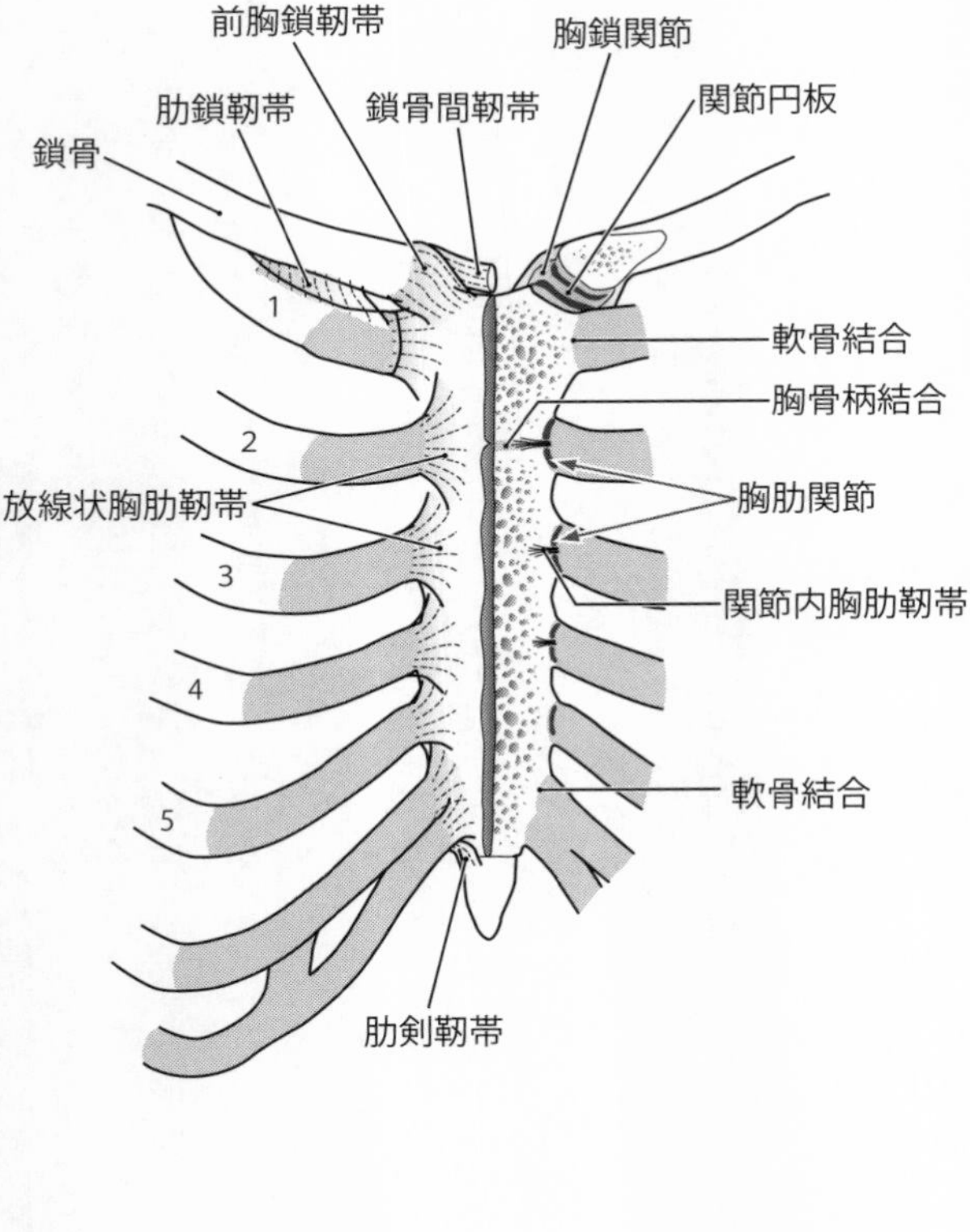
前胸鎖靭帯
胸鎖関節
関節円板
肋鎖靭帯
鎖骨間靭帯
鎖骨
1
軟骨結合
胸骨柄結合
2
放線状胸肋靭帯
胸肋関節
3
関節内胸肋靭帯
4
軟骨結合
5
肋剣靭帯

それは運動器の働きの一部と見ても良いですが、胸部の拡張・収縮は呼吸に直接関わり、胸椎《きょうつい》や肋骨の動きが関係します。

呼吸に関しては横隔膜《おうかくまく》の働きが重要ですが、胸椎の伸展や屈曲、肋骨の拡張と収縮が合わせてスムーズに連動しなければ、きちんと機能しません。

その際、一般の療術でも胸椎や肋骨の動きに関係する筋肉には注意を払いますが、そもそも正しい姿勢のために意識すべき脊椎は、頸椎《けいつい》を除けば17個の椎骨から成っています。もし、それらの椎骨がきちんと結合されず、適切な動作の最も根幹に関わる「靭帯」に不備があれば、身体動作だけでなく呼吸にも支障をきたします。

呼吸に大きく関わるのは横隔膜や肋骨の動きとなるため、問題として意識しにくいかもしれませんが、臨床現場において背部、脊椎を緩めた時に呼吸が楽になったと聞くにつけ、胸部に蔵されている臓器も、器の動きに左右されていることを実感します。

そこで脊椎周辺に存在する「靭帯」を見てみると、簡単にお話ししても脊椎の前面にある「前縦靭帯《ぜんじゅうじんたい》」、後面にある「後縦靭帯《こうじゅうじんたい》」、棘突起《きょくとっき》周辺の「棘間靭帯《きょくかんじんたい》」「黄色靭帯《おうしょくじんたい》」「棘上靭帯《きょくじょうじんたい》」「横突間靭帯《おうとつかんじんたい》」などがあります。

椎骨がズレず、全体的に見れば一定の形状を保っていられるのは、これらの「靭帯」がうまくバランスを取り合い、サポートしているからです。しかし、何らかの原因でそのバランスが崩れた時にズレや歪みが現れますし、身体の動きにも支障をきたします。

だからこそ、人の身体を整える時には、この根本的なところにまで目を向け、適切な対応をする必要があるのです。

本書のコンセプトはそこにあり、直接的・間接的に「靭帯」を意識し、これまで取り切れなかったトラブルの種を取り除こうというものです。

今、脊椎周辺を例に出しましたが、「靭帯」は骨格と密接なつながりがありますので、全身に存在します。詳細については、技法解説に絡めてお話ししますので、そこでご確認ください。

そしてその技法ですが、直接的に「靭帯」にアプローチできる箇所と、骨格調整のうちの可動域を意識した技法として行う場合があります。本書のベースになった「快整体術」における骨格調整の概念に、「矯正」と「可動域の拡張」がありますが、本書ではその部分を具体的にご紹介していきます。

column 1

快と不快、療術に必要なものはどちら?

私は施術の現場に立つ時、「自分が受ける立場ならどう思うか?」を考えます。

もし、選択肢として、痛い思いをする施術と心地良い施術の二つがあれば、どちらを選択するだろうか、ということです。もちろん、いずれの場合も効果は出る、という前提です。

同様のことを来院されている方とお話しすることがありますが、少なくとも私がお話しした方はすべて心地良い施術を選択されます。

今は医療の世界でも、治療を受ける方になるべく苦痛を与えないように工夫されています。私たち手技療法家も、そのような方向で技術を身に付けることが必要と考えています。

痛い、怖いというのは不要に心身を固くし、その状態で過剰な力を加えることで別の問題が生じる可能性があります。

人は想像以上の刺激が加わる時、無意識に防御反応を呈し、身を護ろうとします。だからこそ、施術の圧を自然に受け入れられる優しい施術を行い、自然に好転する状態を作れればと願っています。

第2章

筋肉・骨格と靭帯の関係

様々な形状の骨

一口に骨と言っても、存在部位や役割によってその形状は様々です。本書は骨と骨をつなぐ「靭帯」に着目していますが、ベースとなる骨の理解がなければ、効果は今一つということにもなりかねません。

そこでここでは骨の形状について簡単にお話しします。基本的には六つに分類されます。

まずは長骨《ちょうこつ》です。一般的にイメージしやすい骨で、上肢や下肢に見られる骨です。例えば上肢を見た時、上腕、前腕、そして一般に手と呼ばれる部位がありますが、その中心にある長い骨です。上腕には上腕骨《じょうわんこつ》、前腕には尺骨《しゃっこつ》、橈骨《とうこつ》があります。短いけれど指の骨である指骨《しこつ》も長骨です。

縦に長く円柱状という特徴があり、先端の骨端と中心部の骨幹に分けられます。

二つ目は短骨《たんこつ》です。骨の長軸と短軸の違いがほとんどなく、骨端と骨幹の区別がつかない骨です。球状、あるいは多面体の構造になっています。

手根部にある手根骨《しゅこんこつ》、足根部にある足根骨《そっこんこつ》などが短骨《たんこつ》です。

三つ目は扁平骨《へんぺいこつ》です。文字通り、薄い板状の骨です。

例として胸部前面にある胸骨があり、触れてもその扁平な状態を確認できます。この骨は三つの部位に分類され、一番上を胸骨柄《きょうこつへい》、真ん中を胸骨体《きょうこつたい》、一番下を剣状突起《けんじょうとっき》といいます。ちなみに、胸骨柄と胸骨体がつながる部位を胸骨角《きょうこつかく》、胸骨体と剣状突起がつながる部位を胸骨剣結合《きょうこつけんけつごう》といいます。

四つ目は不規則骨《ふきそくこつ》です。この骨も文字通りの特徴で、不規則な形状になっています。椎骨が代表的な骨で、主な部位に椎体《ついたい》、棘突起《きょくとっき》、横突起《おうとっき》があります。施術に際し、棘突起と横突起は指でも感じられ、触れることで脊椎のイメージを持ちやすくなります。脊椎における「靭帯」の付着部位を頭に思い浮かべることができれば、施術の際にも大変効果的です。

五つ目が含気骨《がんきこつ》です。これも名称から想像できますが、外界と通じる空洞がある骨です。頭部を構成する骨に多く、空洞がある理由は重量を軽くするためと言われています。

頭部の骨の結合の仕方は独特です。複数の骨が連なっていて、わずかに動くことが知られています。だからこそ、頭蓋骨の調整として対応できます。

六つ目が種子骨《しゅしこつ》です。

代表的な骨としては、膝蓋骨《しつがいこつ》があります。俗に「膝のお皿」と言われている骨です。もともと大腿四頭筋《だいたいしとうきん》の腱の中に生じた骨で、筋肉の働きの効率を上げています。骨として発達したものではなく、骨付近にできた種のようなもの、ということで付けられた名称です。

各骨の特徴と代表的な骨について簡単に説明しましたが、これらの知識を念頭に技術に活用していただければと思っています。

それぞれの骨の役割を理解する

様々な骨が「靭帯」で結合し、骨格を形成しています。その状態でそれぞれの役割を果たしているわけですが、問題が出るといろいろなトラブルを生じます。ですから、乱れた状態を正しい状態に戻して本来の機能を取り戻す、という意識で施術を行います。

例えば脊椎ですが、頸椎・胸椎・腰椎から成り、全部で24個の椎骨から成ります。それがたくさんの「靭帯」で結合され、あたかも1本の骨のようになっています。

その中に脊髄という中枢神経が通っており、脊椎はそれをガードする役目も持っています。だからこそ、脊椎が正常に並んでいなければ脊髄にも悪影響を及ぼすのです。

施術によって脊椎の正しい状態を取り戻しますが、その際、どのようなカーブを描いているかにも留意する必要があります。

脊椎は後方から見ればまっすぐなのですが、横から見れば頸椎はやや前彎《ぜんわん》し、胸椎は後《こう》彎《わん》、腰椎は前彎しています。

彎曲には二つの理由があり、一つは歩行時に生じる衝撃が頭部に伝わることを緩和すること、そしてもう一つは歩行時のバランスを取ることです。

脊椎の彎曲がバネのように作用するわけですが、そのためには正常なカーブを維持する必要があり、それを念頭に施術しなければなりません。

また、各椎骨の結合は固く固定されたものではなく、適度な柔軟性が必要とされ、そうでなければ全身の動きがロボットのようになるでしょう。

動物として自然な動きを行うには、その軸となる脊椎の柔軟性の保持に留意し、その周辺の筋肉にも気を配ることが不可欠であり、結合のもっともベースになる「靭帯」の状態もイメージすることが必要になります。

また、大きな可動域を持つ関節の場合、「靭帯」による骨同士の結合とは別に、その関節部を包む関節包《かんせつほう》が存在します。繊維性の組織で、骨膜《こつまく》から続いています。

その内側には滑膜《かつまく》があり、ここからは関節の潤滑に関係する滑液が分泌されます。関節は外部からの圧力が加わりやすいのですが、骨と骨の間には滑液を入れる関節腔《かんせつくう》があり、クッションの役割を果たしています。

肘関節の関節包

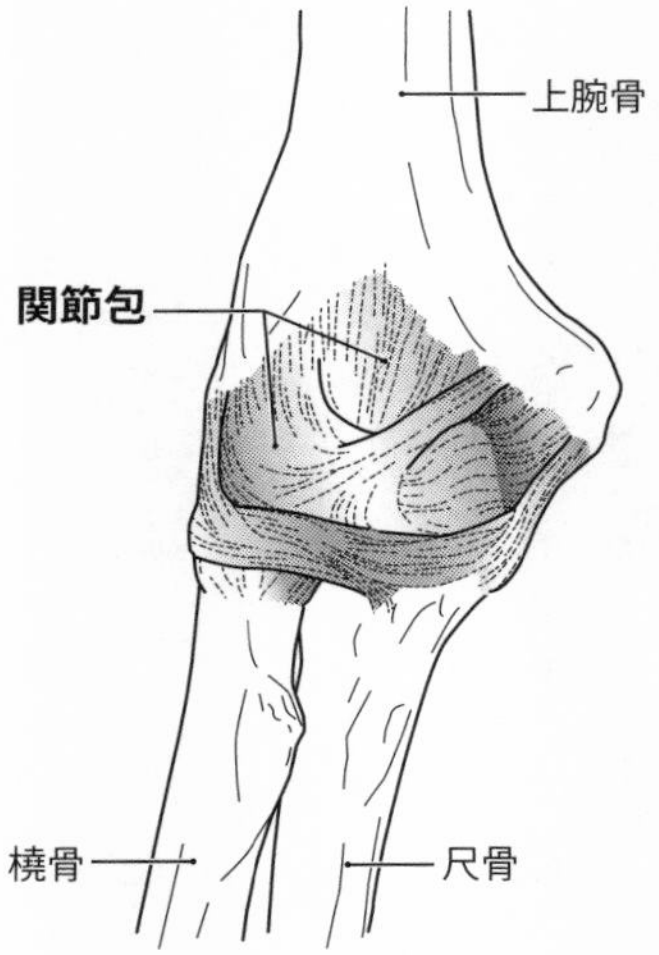

ちなみに、「靭帯」はこの関節包の内外に存在しており、調整時、指の感性が敏感であれば感じられるところもありますが、そうでないところもあります。

前者なら直接施術の対象にできますが（ただし、「靭帯」の役割の関係で、過度の刺激は不可）、後者なら骨格の可動域を拡張する意識で対応します。

骨を動かす筋肉

身体の動きには筋肉の作用が不可欠です。ただ、一口に筋肉と言ってもその働きや構造によって分類があります。

筋肉は、繊維状の筋細胞が集まって全体として一つの動きを行う存在です。大別すると、顕微鏡で見ると横縞が見える横紋筋《おうもんきん》と、それが見えない平滑筋《へいかつきん》に分類されます。

前者は骨と骨に付着し、身体を動かす骨格筋《こっかくきん》で、後者は内臓を作る平滑筋《へいかつきん》と心臓を動かす心筋《しんきん》の二つに分けられます。心筋は、一生、休みなく動き続けなければならないため、さらに特殊な構造になっています。

本書では、主として運動器系の問題に対応するため、骨格筋の話がメインになりますが、身体を動かすにはそのための意識が必要であり、筋肉も意識によって動かせます。

そのように意識を用いて動かす筋肉は随意筋《ずいいきん》と言われますが、前述の心筋は心臓の動きに関係し、平滑筋はその他の内臓を構成する筋肉ですので、当人の思い通りに動かすことができない不随意筋《ふずいいきん》になります。

身体の動きを改善する場合、この筋肉の認識は必要であり、その両端部に存在する腱《けん》の認識も同様です。それに合わせて骨と骨の結合に関係する「靭帯」までアプローチするのが本書の立場です。そこは、類書ではあまり意識されていなかったと思われます。

とはいえ、骨格筋についても簡単に確認しておきましょう。

筋肉の両端には腱が存在しますが、中央部分は通常認識される筋肉の箇所であり筋腹《きんぷく》と呼ばれます。

そして筋肉の両端は、その状態により起始（筋頭）、停止（筋尾）と呼ばれます。起始は固定されているか動きが少ないほうで、停止は動きが多いほうをいいます。

筋肉への施術では「筋腹」を意識しがちですが、併せて起始・停止部に対してアプローチすることでさらに効果がアップします。

もっとも、筋肉に負担をかけすぎ、いわゆる筋肉疲労の状態になった場合、筋収縮の能率が落ちます。つまり、身体の動きに支障が出るのですが、その原因は乳酸の蓄積と考えられています。

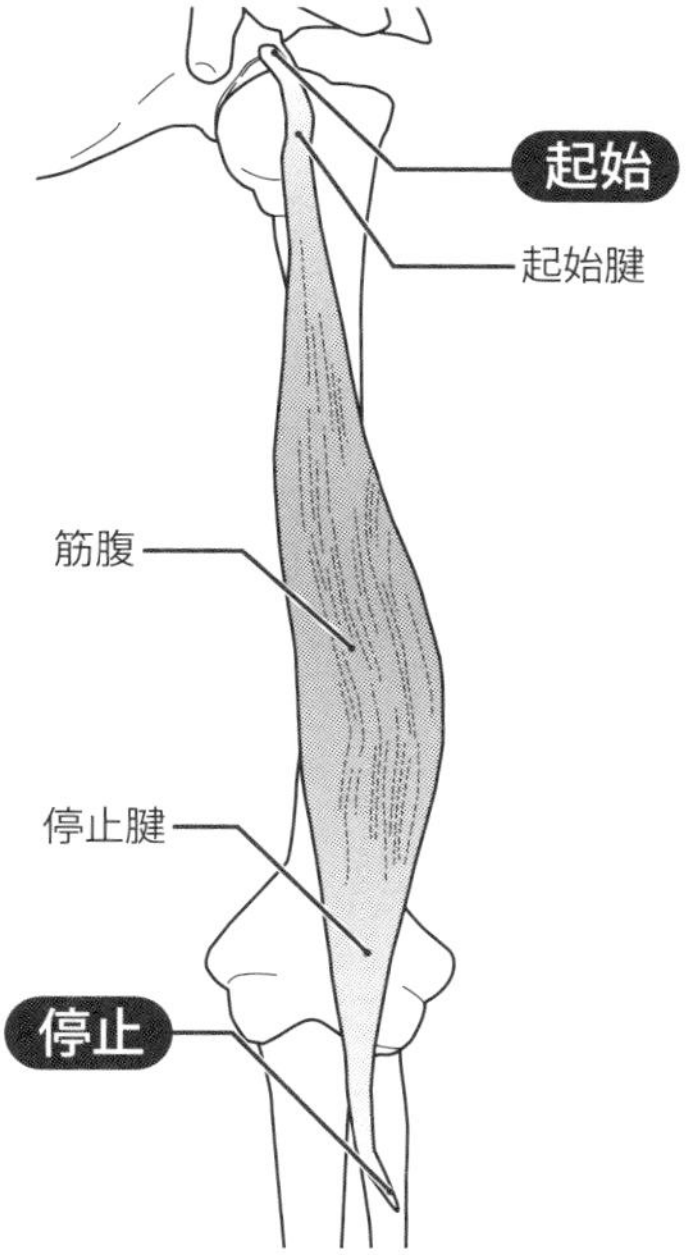

筋肉の両端のうち、固定されているか動きが少ないほうが「起始」、動きが多いほうが「停止」。

これは筋肉が動くためのエネルギー源となるＡＴＰ（アデノシン三リン酸）の分解に酸素の供給が追い付かず、無酸素でエネルギーを作り出すことによります。それが前述の乳酸を生み出す原因になり、筋肉の疲労を生じるわけです。

その解消には、溜まった乳酸を運び去り、酸素の供給を促すための、筋肉そのものの収縮・弛緩を人工的に行う揉み解しも有効になります。

しかし、このような対症療法ではなく、もっと動きの原点に近い箇所にアプローチが必要になるのです。

筋肉の理解と身体の動き

ここで、様々な筋肉の形状と身体の動きの関係を見ていきましょう。その理解から施術時のアプローチも異なってくるでしょうから、この認識は大切です。

まず、運動器系に関係する筋肉として一般的にイメージされるのが、紡錘状筋《ぼうすいじょうきん》です。骨格筋の多くがこの形状で、筋肉の両端が細くなっており、中央部が膨らんでいます。筋繊維は筋の長軸に平行で、筋の収縮距離が長いという特徴があります。

次は平板筋《へいばんきん》ですが、筋腹が薄いのが特徴です。だから「平板」なのでしょうが、筋繊維の束はほぼ並行で、起始と停止の部位は幅広くなっています。特徴としては、筋の収縮距離は大きいけれど、収縮率は小さくなっています。この筋肉の例としては、肋間筋《ろっかんきん》や腹斜《ふくしゃ》筋《きん》などがあります。

三つ目は収束筋《しゅうそくきん》です。広い起始部と狭い停止部が特徴で、文字通り収束しているイメージの筋肉です。具体的には大胸筋《だいきょうきん》や僧帽筋《そうぼうきん》などがあります。

四つ目は羽状筋《うじょうきん》で、筋の中央を走行する腱の両側に斜めに筋繊維の束が走っています。また、筋繊維の束が片側だけにある筋肉を半羽状筋《はんうじょうきん》といい、多数の羽状筋が並ぶ筋肉を多《た》羽状筋《うじょうきん》といいます。

具体例を挙げれば、羽状筋には大腿直筋《だいたいちょっきん》などがあり、半羽状筋には総指伸筋《そうししんきん》、多羽状筋《たうじょうきん》には三角筋《さんかくきん》などが挙げられます。筋の収縮距離は短いのですが、そのパワーは大きい、というのが特徴です。

五つ目が輪状筋《りんじょうきん》です。筋繊維の束が輪状になっており、開口部を閉じる働きがあります。具体的には口輪筋《こうりんきん》や肛門括約筋《こうもんかつやくきん》などが挙げられます。

また、筋肉が運動器の一部として作用する時、具体的な動作は複数の筋肉の協力で成立します。その時の役割によって三つの分類があります。

その一つが主動筋《しゅどうきん》と呼ばれ、具体的な動作に対してメインで収縮し、動きのパワーの源になります。

二つ目が協力筋《きょうりょくきん》で、具体的な動きの補助として作用します。あるいはその動きの最初に弾みを付けたり、関節の不要な動きを抑えて主動筋の働きを補佐します。

三つ目が拮抗筋《きっこうきん》で、主動筋とは反対の作用を持ちます。つまり、動く際に弛緩し、あるいは適度な緊張を持つことで動きの強さや速さをコントロールします。

この関係の認識は運動器のトラブルの場合に必要な認識であり、具体例を挙げれば下腿部では前脛骨筋《ぜんけいこつきん》と下腿三頭筋《かたいさんとうきん》、大腿部では大腿四頭筋と大腿二頭筋《だいたいにとうきん》、腹部であれば腹筋群《ふっきんぐん》と腰部の背筋群《はいきんぐん》、胸部では胸筋《きょうきん》と広背筋《こうはいきん》、上肢では上腕二頭筋《じょうわんにとうきん》と上腕三頭筋《じょうわんさんとうきん》などがあります。

関節の状態で動きが決まる

骨と骨が連結している箇所を関節といいますが、２個の骨の場合もあればもっと多いケースもあります。

この連結している状態には二つのパターンがあり、一つは「可動性連結」、そしてもう一つが「不動性連結」と言います。一般に関節という場合は「可動性連結」を指します。

「可動性連結」の場合、二つの骨の間に一定の間隔があり、それなりの可動域を持ちます。「不動性連結」の場合は隙間がほとんどなく、あたかも固定されたようになっています。もっとも、「不動性連結」と言われていてもほんのわずかに動く連結もあり、その理解は施術上大切です。一例として、前腕の橈骨と尺骨の連結が上げられます。これらは二つの骨の間にある骨間膜《こっかんまく》で連結しており、前腕を捻る時に作用します。上肢のトラブルへのアプローチで意識すべき部分です。

前腕の骨間膜

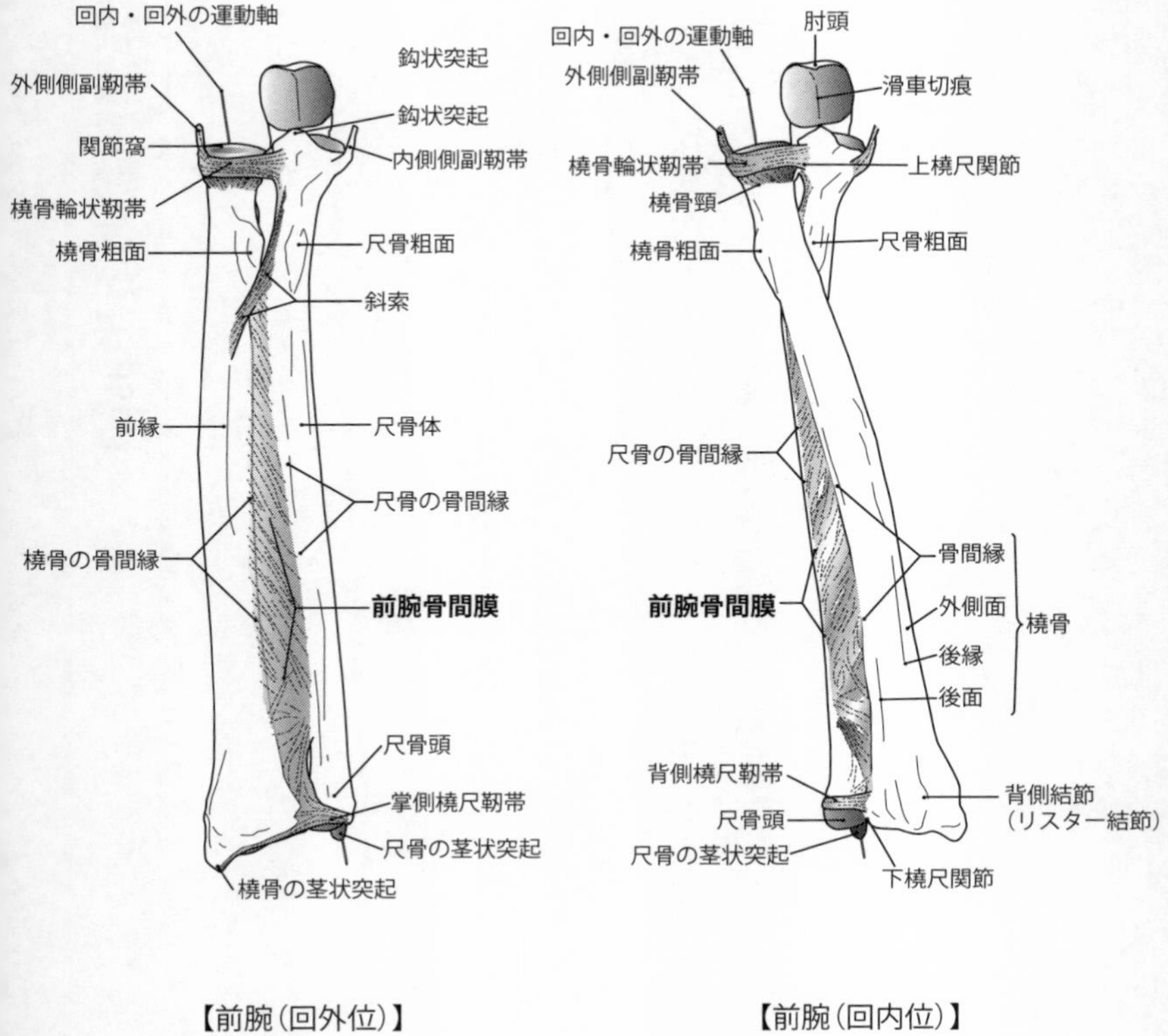
回内・回外の運動軸
鈎状突起
外側側副靭帯
鈎状突起
関節窩
内側側副靭帯
橈骨輪状靭帯
尺骨粗面
橈骨粗面
斜索
前縁
尺骨体
尺骨の骨間縁
橈骨の骨間縁
前腕骨間膜
尺骨頭
掌側橈尺靭帯
尺骨の茎状突起
橈骨の茎状突起
【前腕（回外位）】
肘頭
回内・回外の運動軸
外側側副靭帯
滑車切痕
橈骨輪状靭帯
上橈尺関節
橈骨頸
橈骨粗面
尺骨粗面
尺骨の骨間縁
骨間縁
前腕骨間膜
外側面
橈骨
後縁
後面
背側橈尺靭帯
背側結節
（リスター結節）
尺骨頭
尺骨の茎状突起
下橈尺関節
【前腕（回内位）】

ところで、骨格調整とは、言い換えれば関節の状態を正常化することです。骨格に由来する身体の不調は、互いの骨が本来の関係性を保てない状態をいいます。

具体的には、骨同士の位置関係にズレがあるケース、もう一つが本来の可動域を有せず、身体の他の部位に負担をかけているケースがあります。

その場合、前者は骨格の矯正が必要になり、後者の場合は可動域の拡張を図る必要があります。

その際、前述した骨と骨の連結にも留意しますが、もう一つ、関節の形状も意識します。

関節の形状は、大きく分けて六つのパターンがあります。

まずは球関節《きゅうかんせつ》です。「球」の部分を「臼」と書く場合もありますが、一方の骨の窪みに他方の骨の球状の部位がうまく入り込んでおり、このようなネーミングになっています。

具体例としては、股関節《こかんせつ》や肩関節《けんかんせつ》が挙げられ、多方向に動き、また可動域が大きい関節です。

二つ目は楕円関節《だえんかんせつ》です。球関節《きゅうかんせつ》ほどではありませんが、窪んでいる形状の部位とやや突出した骨が共に楕円になっており、球関節《きゅうかんせつ》には劣るものの、それなりの可動域を持ちます。

関節の状態をイメージする時には「面」と「軸」を意識すると理解しやすいのですが、球関節《きゅうかんせつ》と楕円関節《だえんかんせつ》を例に取ると、前者は3軸以上の多軸関節で、後者は2軸性の関節とい

関節の形状６パターン

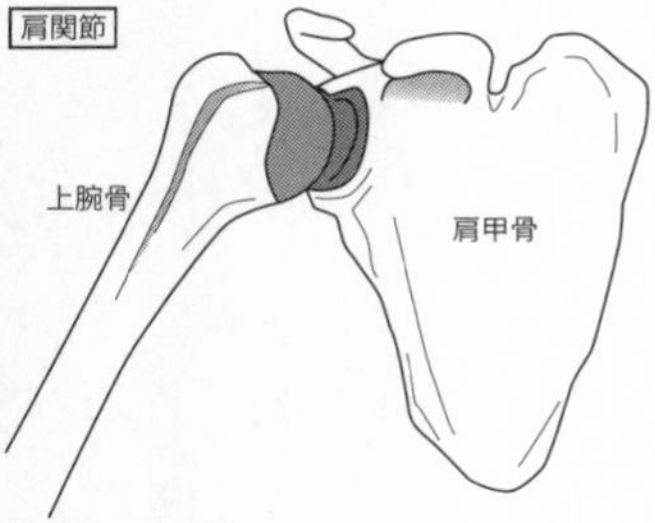
肩関節
上腕骨
肩甲骨

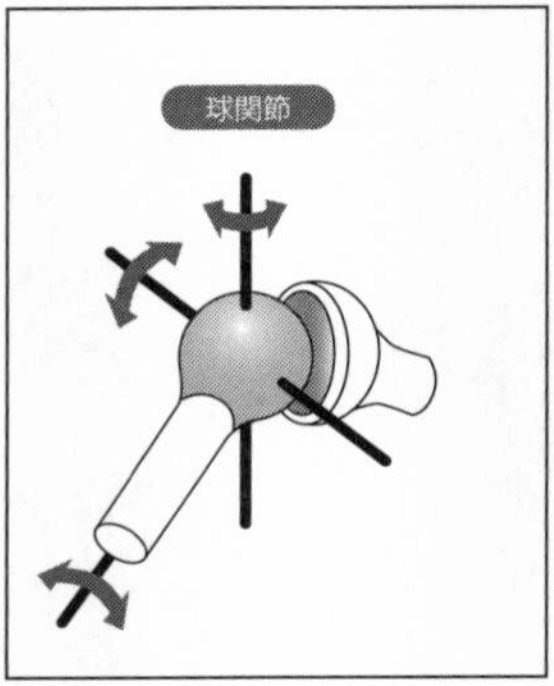
球関節

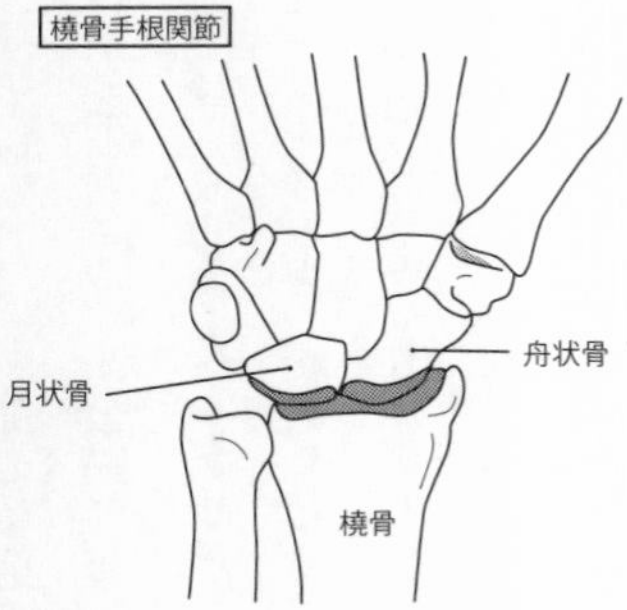
橈骨手根関節
舟状骨
月状骨
橈骨

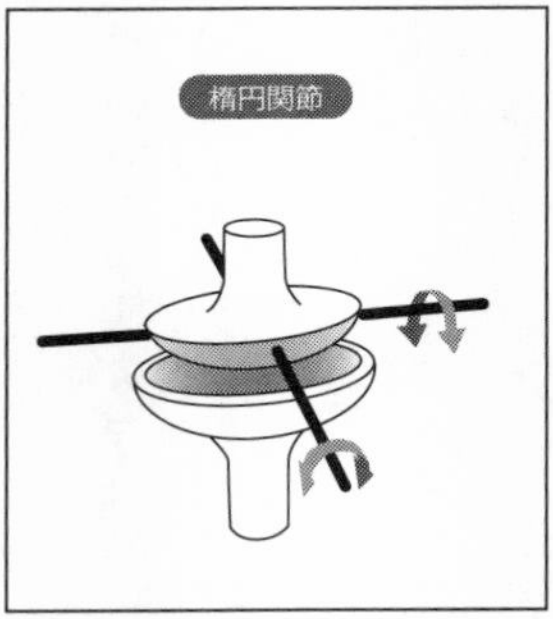
楕円関節

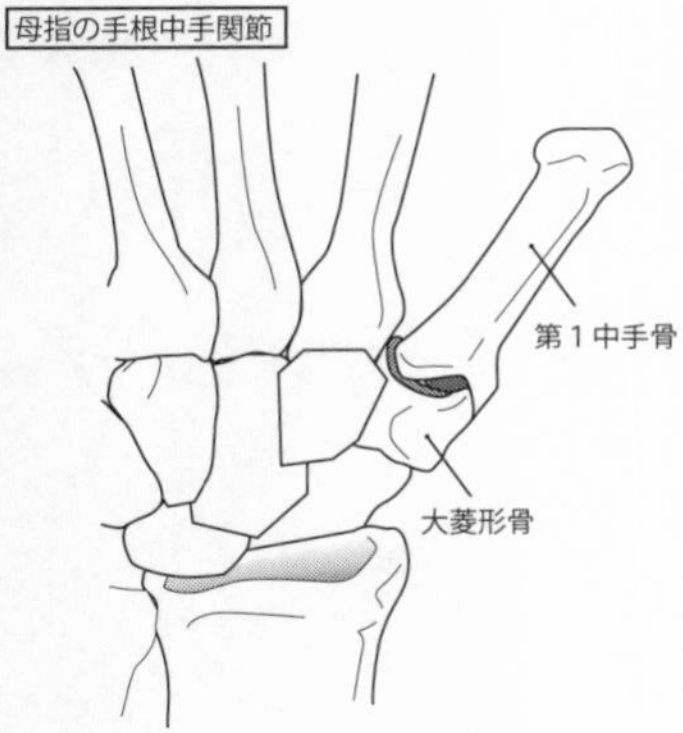
母指の手根中手関節
第１中手骨
大菱形骨

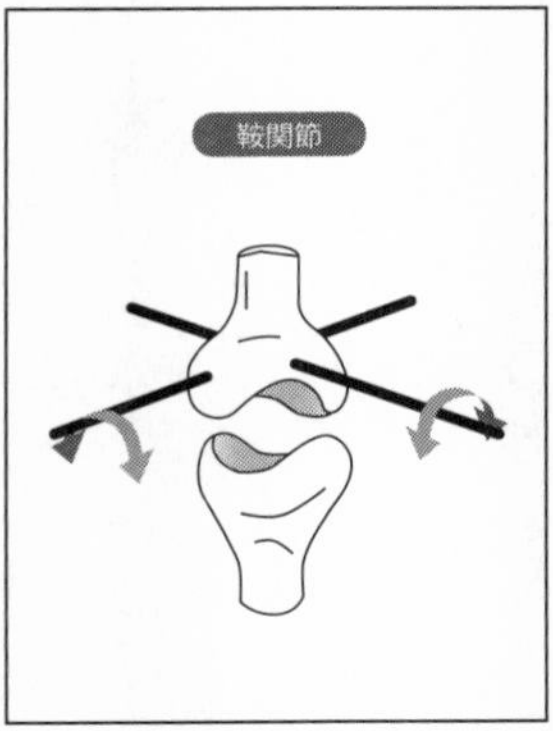
鞍関節

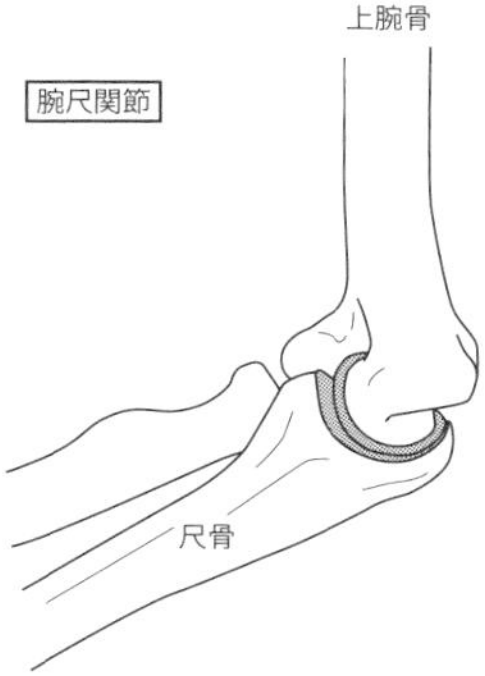
腕尺関節
上腕骨
尺骨

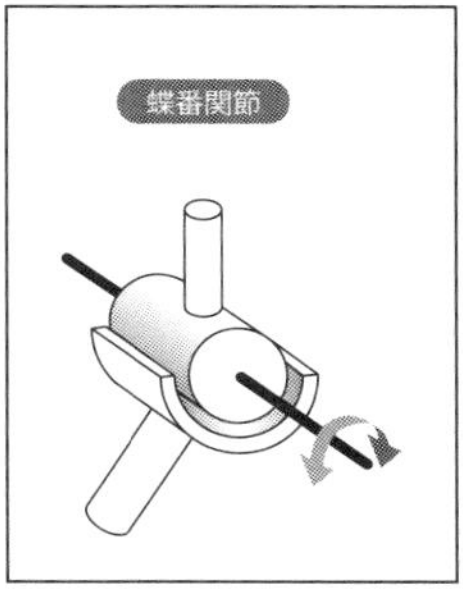
蝶番関節

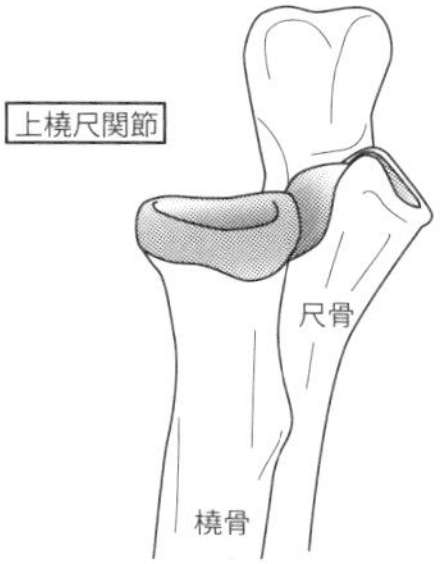
上橈尺関節
尺骨
橈骨

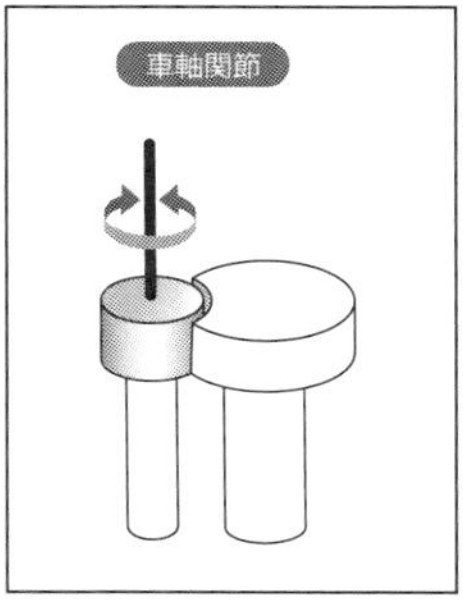
車軸関節

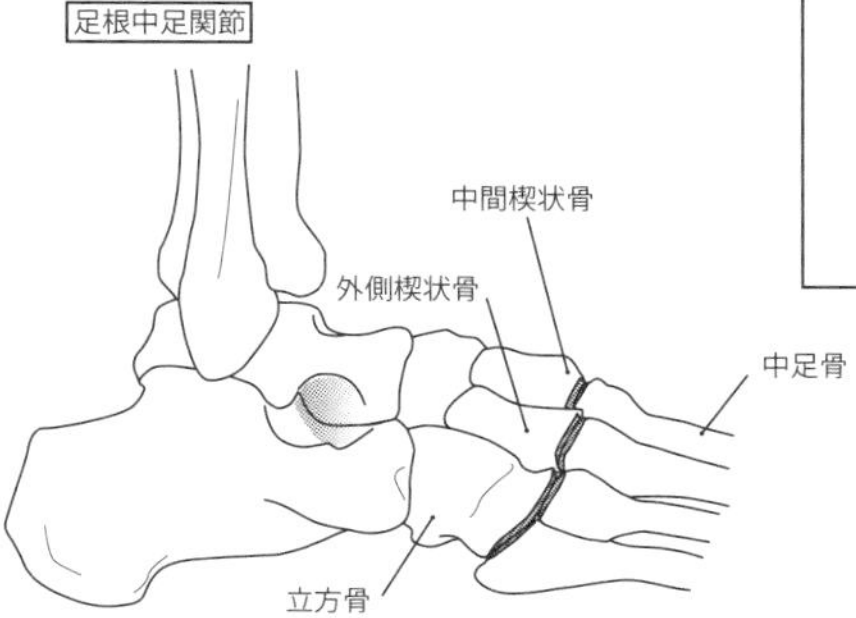
足根中足関節
中間楔状骨
外側楔状骨
中足骨
立方骨

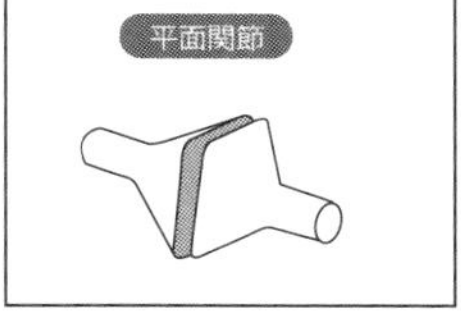
平面関節

えます。

三つ目は鞍関節《あんかんせつ》です。馬の背中に乗せる鞍《くら》のような双曲面で連結されている関節で、2軸性の関節になります。具体的には、手の親指の第1中手骨《だいいちちゅうしゅこつ》と大菱形骨《だいりょうけいこつ》で構成する関節などです。

四つ目は蝶番関節《ちょうばんかんせつ》です。関節が円柱状になっており、窪んでいるほうに他方の骨頭が入り込んでいる関節です。ドアなどの蝶番《ちょうつがい》に似た構造で、一軸性の関節で屈曲と伸展しかできません。上腕骨《じょうわんこつ》と尺骨《しゃっこつ》で構成される腕尺関節《わんしゃくかんせつ》などがあります。

五つ目は車軸関節《しゃじくかんせつ》です。一方の関節面がもう一方の骨の関節面に対して車軸のように回旋する関節です。この関節も一方が凹んでおり、他方の骨がそこにうまく入って動きます。例として、肘の橈骨《とうこつ》と尺骨《しゃっこつ》で構成される橈尺関節《とうしゃくかんせつ》があります。この関節も一軸性です。

最後が、平面関節《へいめんかんせつ》です。文字通り関節面が平面になっており、一例を挙げれば脊椎の椎骨の間の関節などがあります。この関節には軸の要素はありません。その分、しっかりした「靭帯」や筋肉でガードされる状態になっています。

継続する肉体的なストレスは、関節のサポートにも悪影響を及ぼしますので、それも念頭に施術の手順や内容を考慮する必要があります。

骨格調整に欠かせない「靭帯」の意識

改めて、「靭帯」についての基本的な理解としては、骨と骨をつなぎ、関節を補強する、ということです。つまり、関節の状態を保つこと、そして骨格のズレ・歪みに深く関わっていると認識されます。

その骨格の状態は、直接的には運動器本来の機能に関わり、脊椎の場合は内臓の状態にも影響を及ぼします。だからこそ、正常に戻す意識が必要になります。

その場合、一般的には筋肉や腱などからコントロールしたり、骨の位置関係を直接的に瞬間圧で矯正する方法が採られます。

そして、それぞれ単独の方法で好転するとされる場合が多いですが、実は、それらの総合力で結果を出す意識が、受ける側にとって優しい施術になります。特に本書のベースになった「快整体術」、そして本書で説明する「快手」の考え方では、文字通り「快」の中で優しく骨格を整えることを目指します。

その時、関節の状態を改めて認識することが必要であり、骨と骨をつなぐ「靭帯」にどうアプローチすればその目的が適うのか、に着目したわけです。

ただ、「靭帯」は、繊維性の結合組織でありながら、その役割の関係上、伸縮の範囲は小さく、施術のビフォー・アフターで目立った変化を見つけにくいというのが実情です。

そこで考えなければならないことは、身体の動きの最も大元になる部位が本来の可動域よりも狭い場合、他の部位への過負担、そしてその継続による疲弊が懸念されます。

それは運動器系のトラブルとして認知され、一般的には、その認識された部分にアプローチします。わかりやすく言えば、動きにくくなっているところを緩めるのですが、関節のわずかなズレに起因する場合は、その状態を矯正によって回復させることになります。

でも、「靭帯」を意識し、その状態を整えることで解消させることも可能であり、矯正もその延長上にあると理解してアプローチすれば、いわゆる瞬間圧でバキボキやるよりは施術する側も受ける側も安心感が違います。

その場合の基本的な技術に「伸展」があり、変な力みをなくして行うことが大切です。その際、直接その部位に指でアプローチすることもありますが、骨格を操作して行う場合もあります。

部位や技法によって加減や方向などに工夫が必要であり、特に加減に関しては受ける側の状況や施術する側の感性が関係する分、ハウツーで習得するのは難しくなります。

これまで手技療法を教えてきた経験から、受ける側の身体の状態が固い場合、施術する側の手も固くなり、クライアントからすれば棒で押されているような感覚になります。

それは受ける側のさらなる緊張を招き、それを身体の固さと感じれば、一層の力みを招きます。結果的に、体調改善どころか揉み返し、あるいは壊してしまいかねません。

ですから、施術する側の認識としては、受ける側も生きた身体であり、過度の刺激は逆効果と理解し、骨と骨をつなぐ部位にアプローチを心がける必要があるのです。

関節の面と軸を意識する

関節についての記述で少し触れましたが、骨格を意識した調整には「面」と「軸」の認識が不可欠です。それに「靭帯」の認識が加わるのが本書の立場です。

骨格を動かして調整を行う場合、関節を構成する骨の状態の認識が不可欠で、それによって実際に動かす方向が決まります。

ここでの説明は、「靭帯」への直接アプローチというより、骨格を動かし、正しい関節の状態にする時に注意することと理解してください。

骨格調整で時々耳にするトラブルの場合、過剰な力が加わっておかしくするケースがありますが、強圧的な施術によって骨そのものにダメージを受けたという話も聞いたことがあります。

そういう場合、音が鳴るまで力を加えることもあるようで、プロの療術家としては厳に注意しなければならないところです。その思い込みが、過度の刺激を加えることになります。

そうならないためには、まずは関節の状態を認識し、「面」と「軸」を認識し、それに基づく方向に動かすことです。

その際、受ける方に適切なポーズを取ってもらわなければなりませんが、「快整体術」並びに「快手」ではそれを「作り」と呼んでいます。

そうやって無理なくアプローチしていますが、「作り」そのものが厳しいケースもあります。その場合は別の方法を講じますが、具体的なケースごとに考えます。

もっとも、前提として身体の構造、関節の構造をしっかり頭に入れておく必要があり、

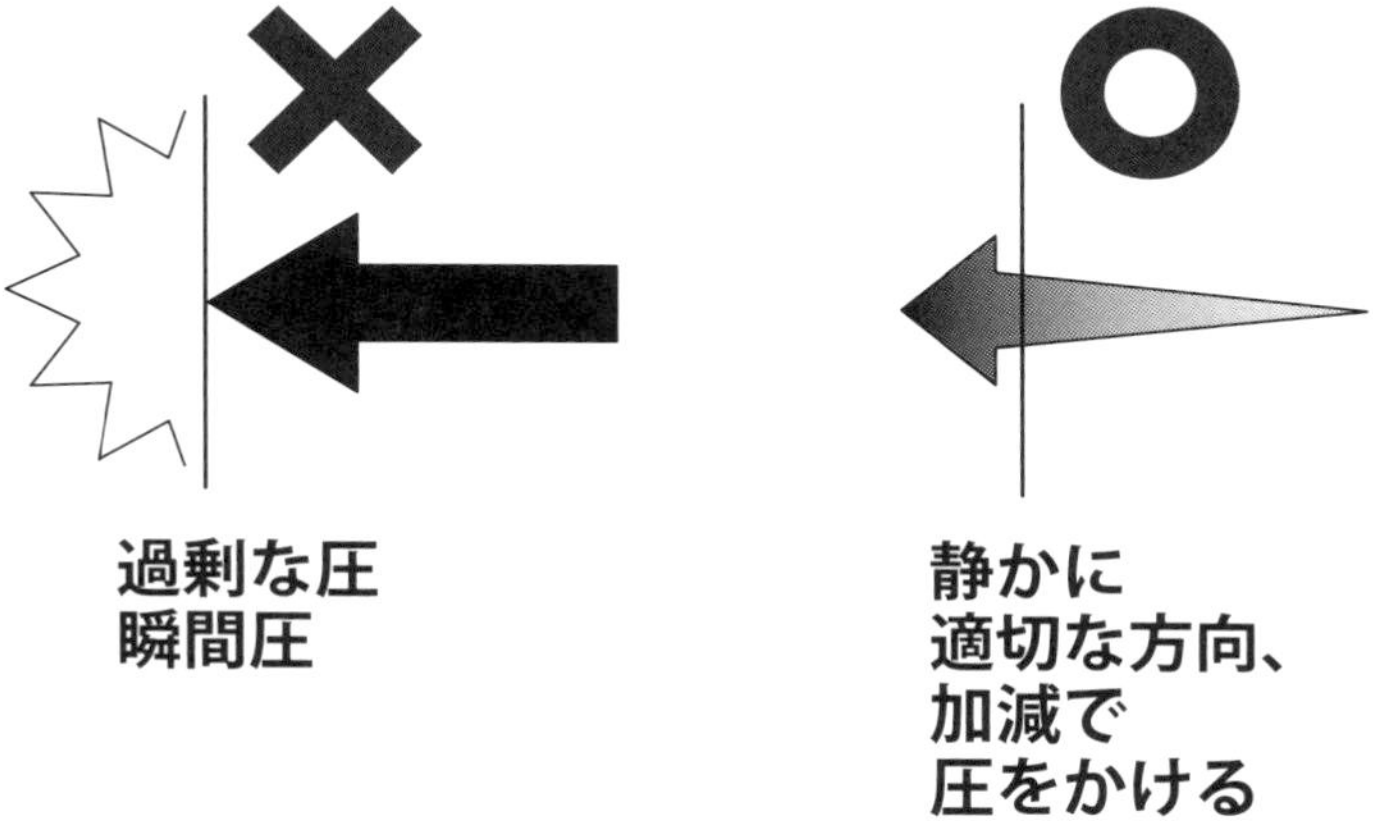

靭帯や筋肉などを、静かに伸展するイメージで圧をかける。

マニュアル的な発想では対応できません。その前提で、受ける方の条件を加味して施術に必要な「作り」が可能になるのです。

そして実際に施術する時は、その方に合わせて過剰にならない加減を意識し、瞬間圧を加えるよりも、「靭帯」や筋肉などを静かに伸展するイメージで圧をかけます。

ここで一瞬に矯正しようという意識で圧をかけると、そのベクトルが受ける方の許容範囲を超えた時にトラブルが発生する可能性が出てきます。

プロの療術家は博打をするわけではありません。身体のズレや歪みは、時間をかけてなったケースが多いので、好転にもそれなりの時間が必要であり、静かに少しずつ行う意識が大切です。

確かに、受ける方からすれば、少しでも早い好転を望まれます。プロとしては当然それも認識し、努力しなければなりませんが、博打のような一発勝負では受ける方に余計な負担を強いる可能性があることを肝に銘じるべきです。

そのリスクを軽減するためにも、表面的な身体の動かし方に囚われず、関節の構造を理解した上で、必要な方向に適切な加減で圧をかけるべきなのです。

「靭帯」の調整で瞬時に好転することも

以上の説明からすると、本書の技法では好転までに時間がかかるといった誤解が生まれかねませんので、別の視点から説明します。

療術に対する世間的な誤解の中に、「痛い」「怖い」がありますが、それは矯正音や強圧的な施術のイメージからでしょう。

しかし、「快」という文字を使用している技法体系だからこそ、心地良い中で好転させる工夫をしています。

好転までに時間がかかるケースもあると述べましたが、身体の問題の程度によっては、たった1回で劇的に好転するケースも少なくありません。強圧的な刺激やバキボキと行う怖い骨格調整のイメージから離れた技法での結果です。条件としては、急性の場合や、症状の程度が関係します。

もちろん同様の症状・条件でも、骨格調整での好転が見込めない原因の場合は対応できませんが、いくつかの要素が重なれば、受ける方も驚く結果が出ます。

具体例をご紹介しますと、腰痛の方です。この方の場合、急性ではありませんでしたので、前述の条件と異なります。

その方は10年以上、腰痛で悩み、加えて足の親指が痺れるとおっしゃっていました。

昔、子供を遊ばせている時、ジャンプして腰の上に飛び乗られ、腰椎にダメージを受けたそうです。それが原因で腰椎がズレ、腰の痛みと足の親指の痺れが生じたとのことでした。もちろん、病院での治療やいろいろな療術も体験されたそうです。しかし、いずれもはかばかしくなく、現在に至っているということでした。

ただ、そういう状態でも身体は柔らかく、足を伸ばして座った状態で上半身を前傾させると楽に胸が脚に着きます。こういうケースの場合、腰の痛みと固さで前屈できないことが多いのですが、意外でした。

通常、施術では関係個所を十分に温めた後で骨格調整を行うわけですが、このケースで用いた具体的な技法は、「延柱《えんちゅう》」(164頁〜参照)を応用した技法でした。

施術で強圧的な瞬間圧はかけませんが、手には腰椎が動く感触を感じました。その後、関係個所についても施術し、最後にビフォー・アフターの違いを確認していただきました。すると、腰の痛みは解消され、親指の痺れも半分くらい取れていたそうです。ただ、施術後に何かしらの好転を感じたことはこれまでもあったそうで、それが継続しなかったということでした。

大抵は次の日には戻っていたということですが、1週間後に予約をいただきましたので、そこでその後の様子を伺いました。

結果、戻っていない、ということでした。そこから再度同様の施術を行いましたが、もちろん微妙な加減は異なります。その結果、今度は親指の痺れが完全に消えたそうです。

念のため、また1週間後に予約をいただきましたが、その時点でも痺れはありませんでした。

2回目の施術で回復されたわけですが、その後1年くらい経って別の方をご紹介いただいた時に、その後の状態を伺ったら、何も問題ないということでした。

このケースは原因発生時から時間は経っていたものの、身体の柔軟性が好転に大きく作用したと思われます。

この時は、脊椎の「靭帯」が正しい位置関係になるように、伸ばすような感じで動かしました。それが結果に結びついたわけです。

トラブルの原因が椎骨の「面」と「軸」のズレにあり、本来の正しい位置関係を保持する「靭帯」に偏りがあったのでしょう。

幸いなことに、周囲の筋肉は伸縮性を持っていましたので、その中心に位置する脊椎の「靭帯」が「延柱」という技法でうまく調整されたのです。

似たようなケースは臨床でいろいろありますが、強圧的な技法でなくても骨格は動くし、調整は可能である、という実例でした。

column 2

延ばす意識で手を動かす

骨格調整の体系は、「靭帯」を意識したアプローチと考えることができます。

整体術一般に対するイメージとして、この骨格に対する調整は痛いとか怖いといった負の印象を持たれているケースが多いようです。テレビなどで矯正時のバキボキ音に出演者が驚く様子を見て、その印象をますます強くされています。

たしかに、「靭帯」は骨と骨をつなぐ組織であり、身体の安定のためにしっかり機能しています。特に荷重のかかる部位では筋肉も強靭で、イメージ的には調整に大きな力を要するように思えます。

しかし実際の現場では、施術時のポーズや事前調整、手の使い方によって、瞬間圧を加えなくても調整できることを経験しています。というより、むしろそのような優しい施術が安全で効果的なテクニックとなりますが、その時の意識が「延ばす」ということです。

本書は「靭帯」がテーマですが、その「靭帯」は骨のような固い存在でなく、部位によってわずかな柔軟性を持ち、それが関節の「遊び」となります。関節部の問題解決にはこの点を再認識し、「延ばす」ことで「遊び」を確保することが必要です。

第3章

骨格の問題点の見つけ方

1．全身の状態を把握する

効果的な施術を行う上では、情報収集が必要です。その最初は問診になりますが、本書ではその次に行う触診について説明します。

まずは全身の様子を確認します。

ここでは伏臥位になってもらい、身体の各部位を触れながら状態を確認します。

これは身体を動かさずに確認するため「静的触診《せいてきしょくしん》」と呼び、後の身体を動かして確認する方法を「動的触診《どうてきしょくしん》」と呼びます。

a．うつ伏せになってもらう

全身を概観し、身体の中心線や骨盤の状態、かかとの開き具合を確認する。

※自然な状態で全身を確認し、その後の触診の基礎的な情報にする。身体の曲がりの原因とか、見てわかるくらいの身体の変位と、その時の身体の固さの偏りなどをイメージする。

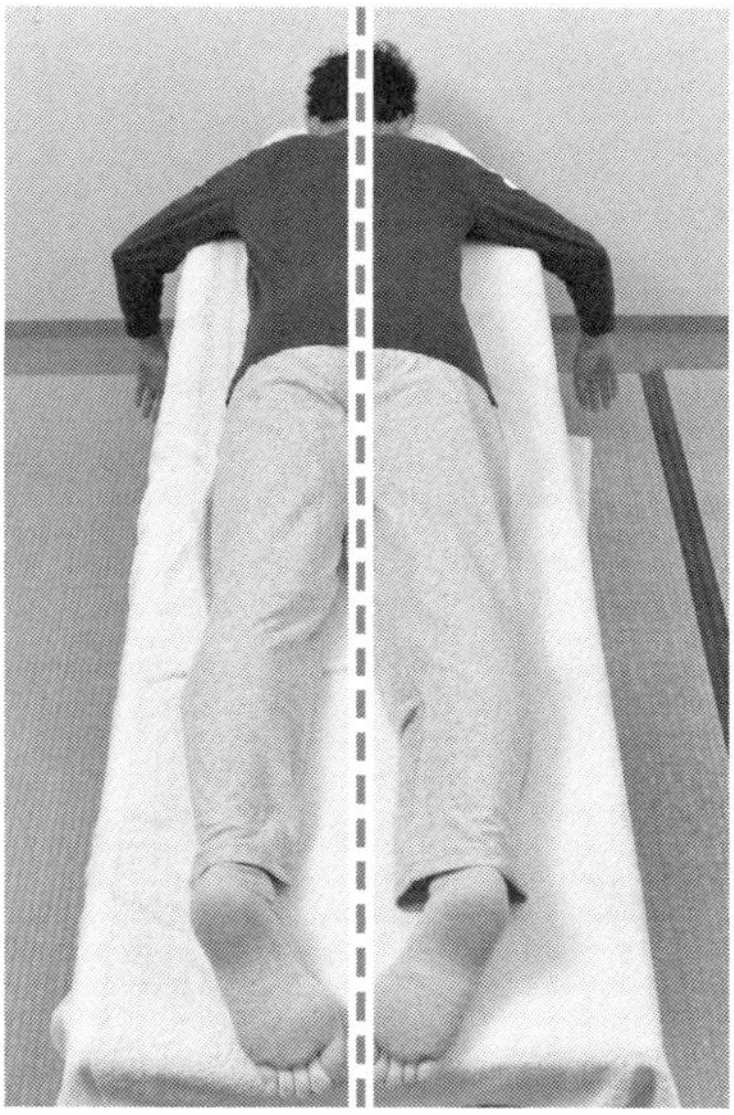
身体の中心線を見る

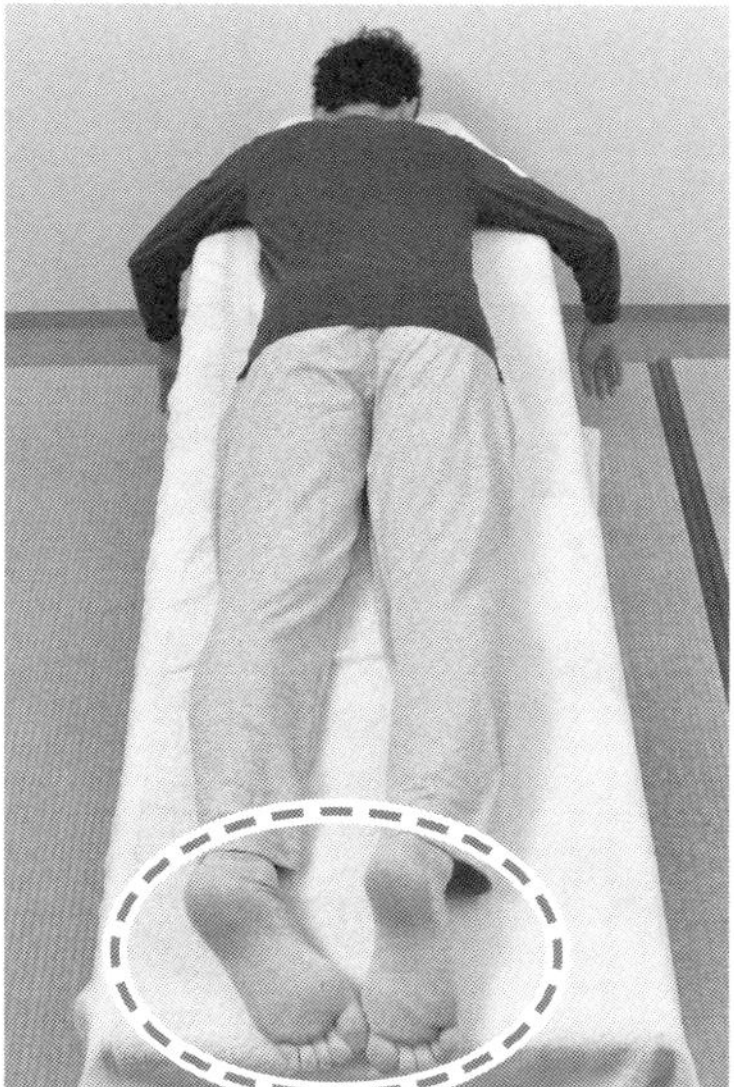
踵の開き具合に問題

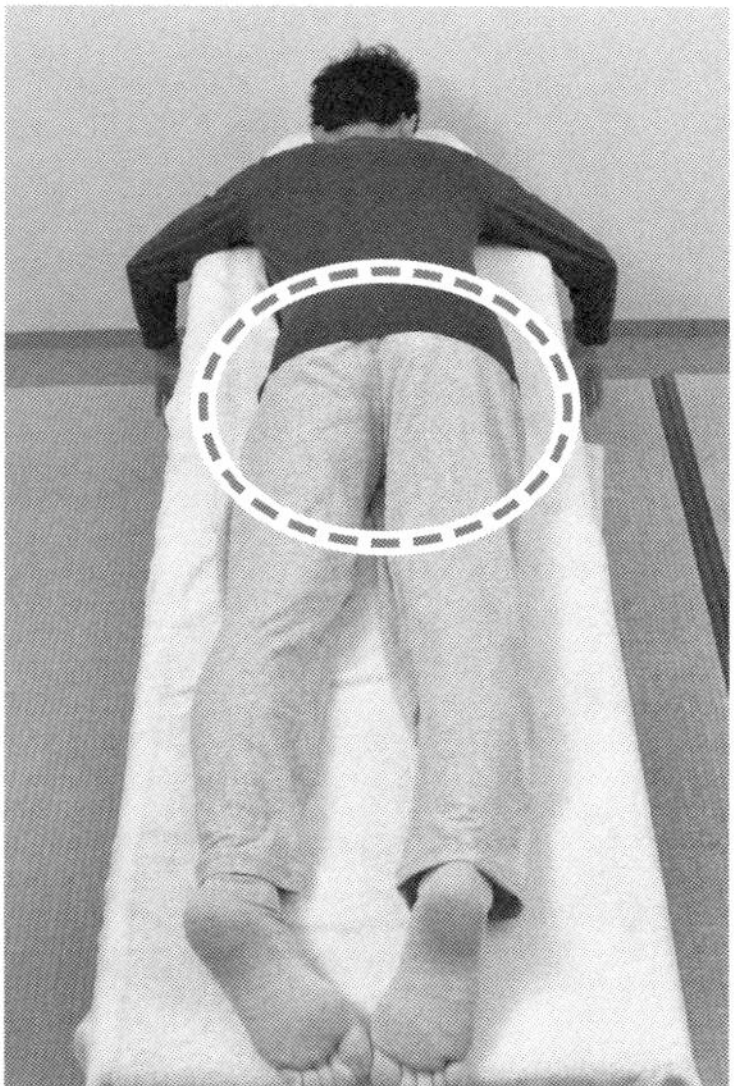
骨盤が歪んでいる様子

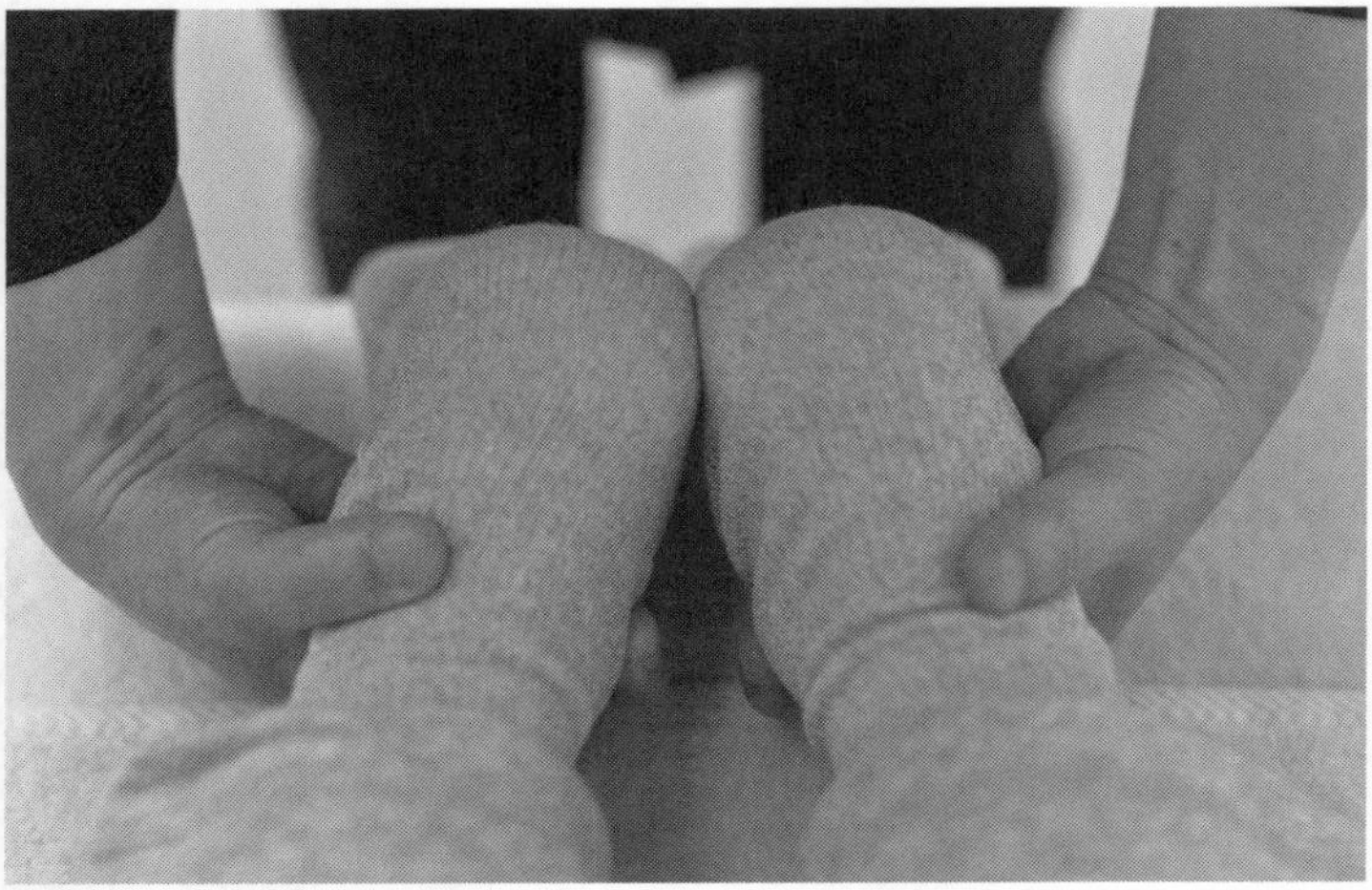

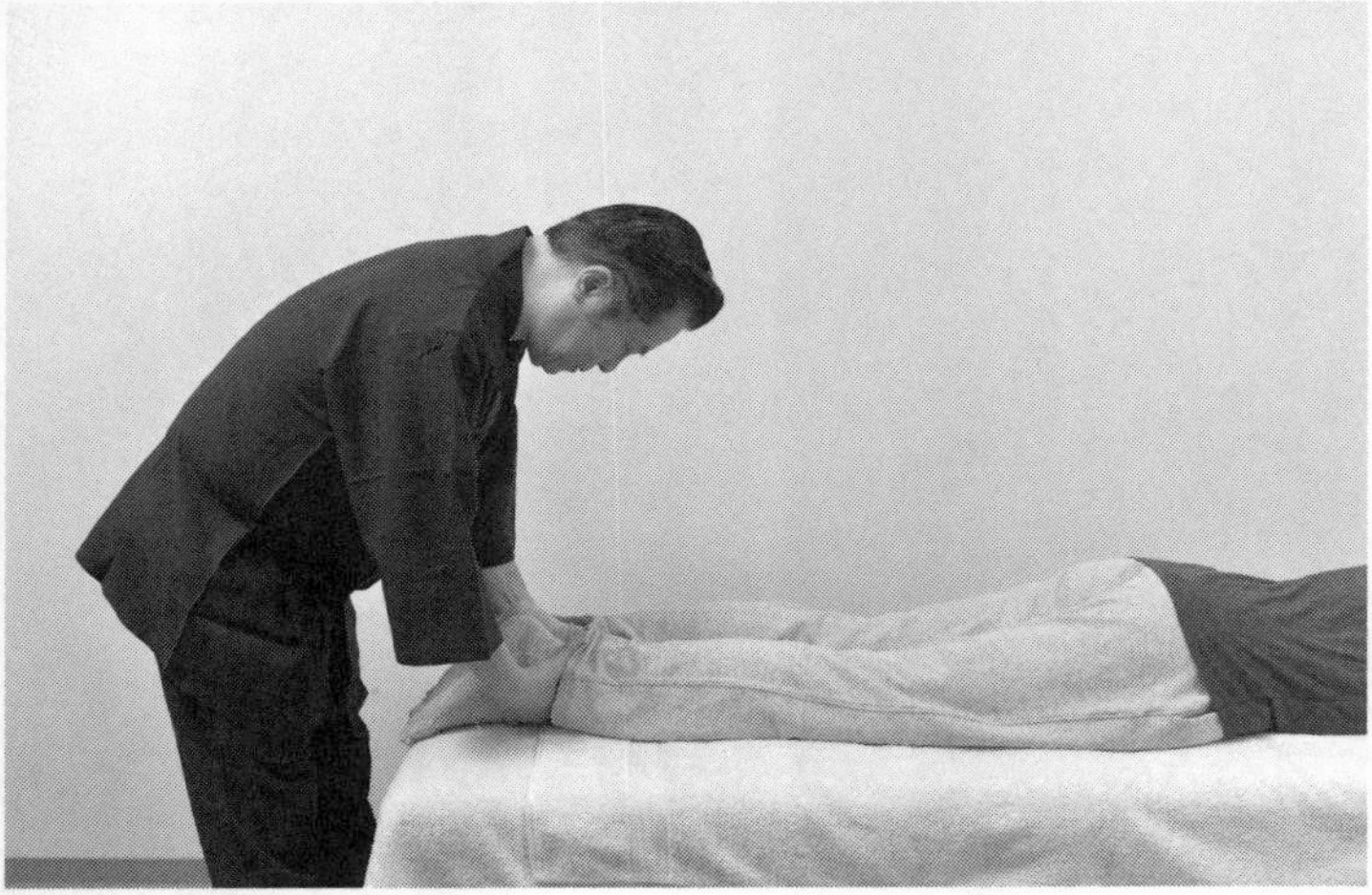

b．内くるぶしに触れる

くるぶしを包むように手を回し、中指の腹で内くるぶしの頂点に触れ、左右の脚の長さを確認する。

※左右の脚の長さの違いは、身体の狂いを確認する時の基礎的な情報の一つであり、施術効果を確認する時にも役立つ。

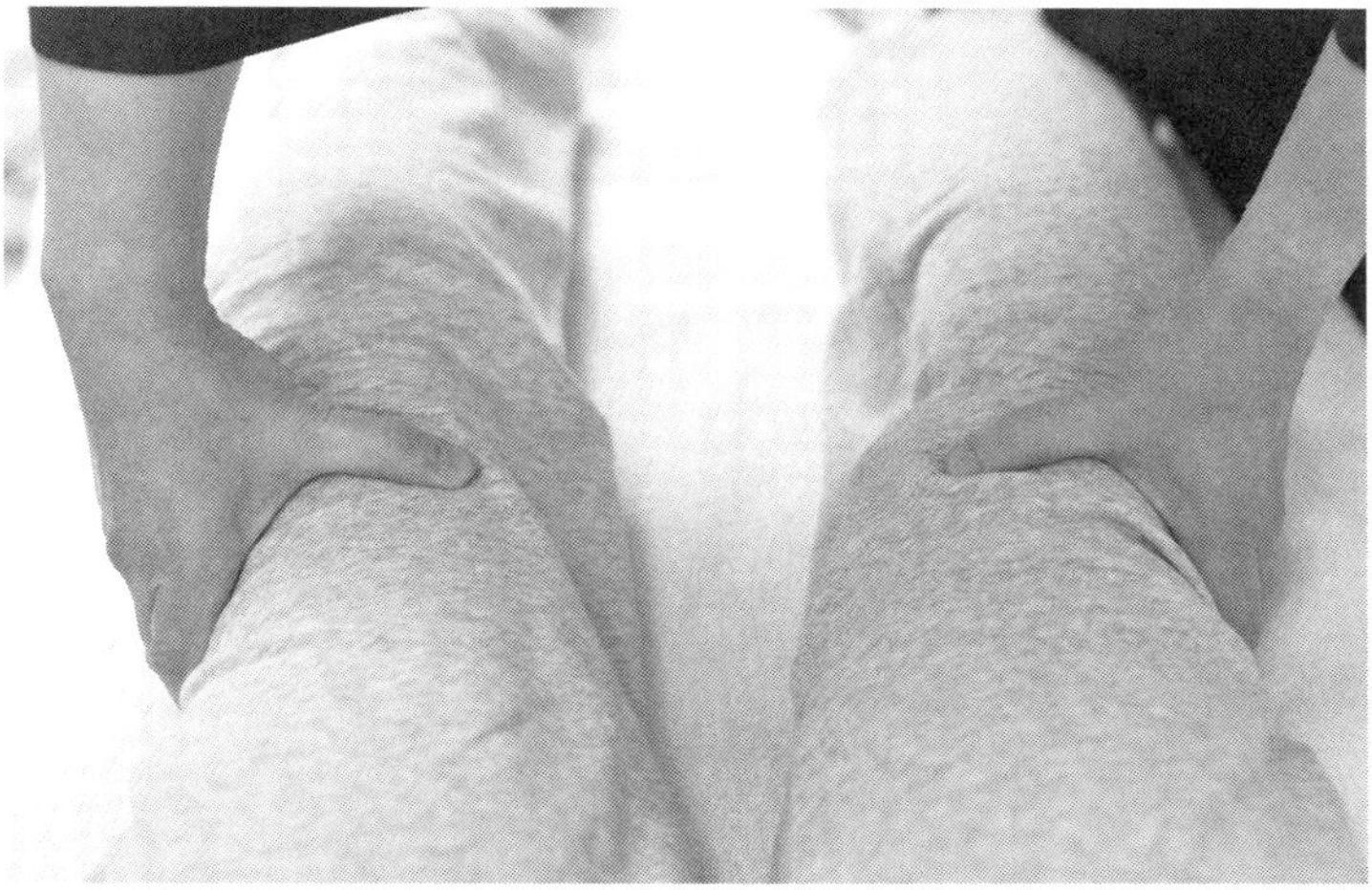

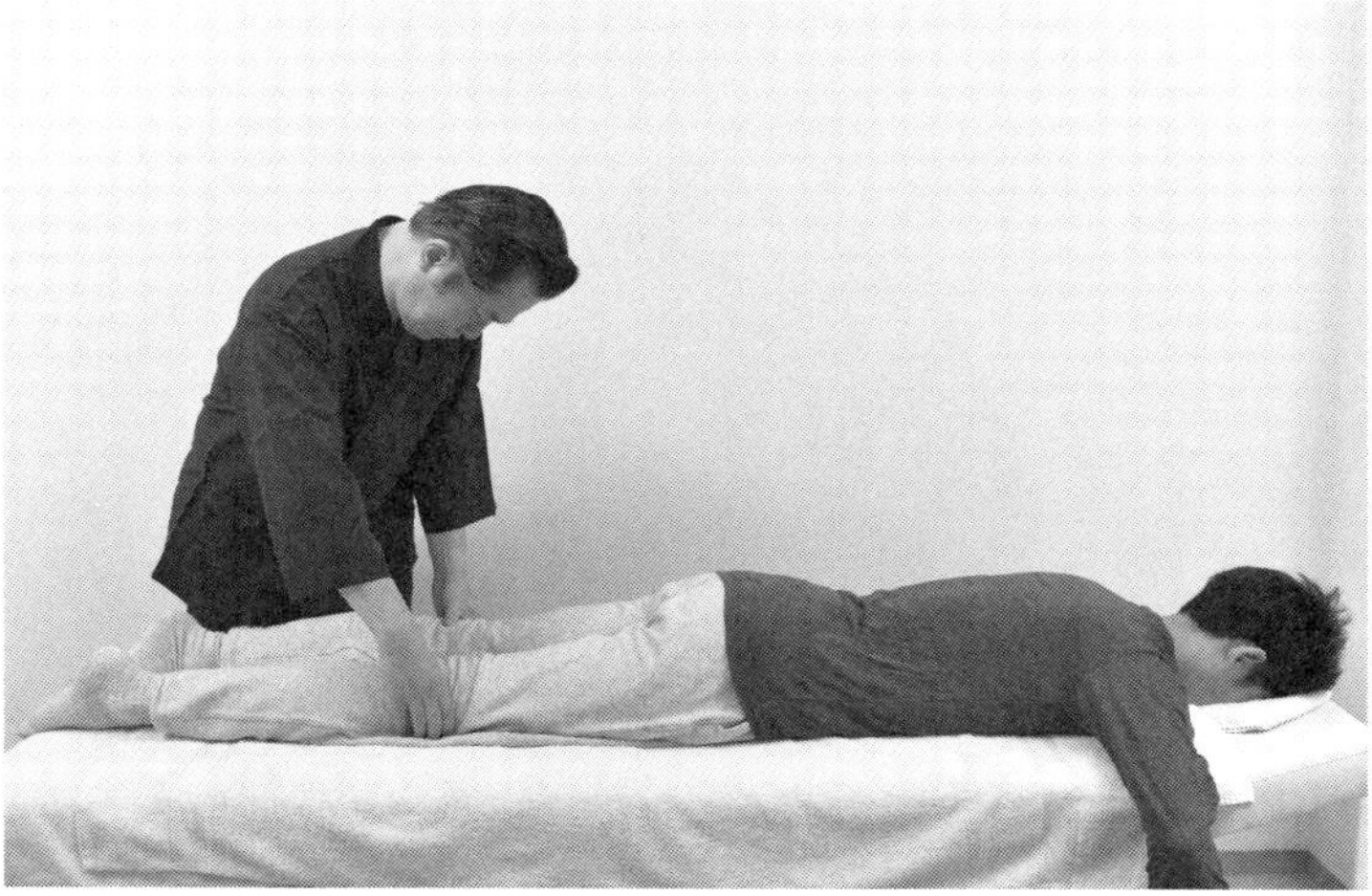

c．膝裏の横紋の内側の端に触れる

膝裏の横紋の内側の端に親指を当て、左右の位置関係を確認する。

※脚の長さに関連した確認と共に、大腿骨の状態が確認できるため、骨盤の様子の情報と合わせることで、股関節の状態が推定できる。

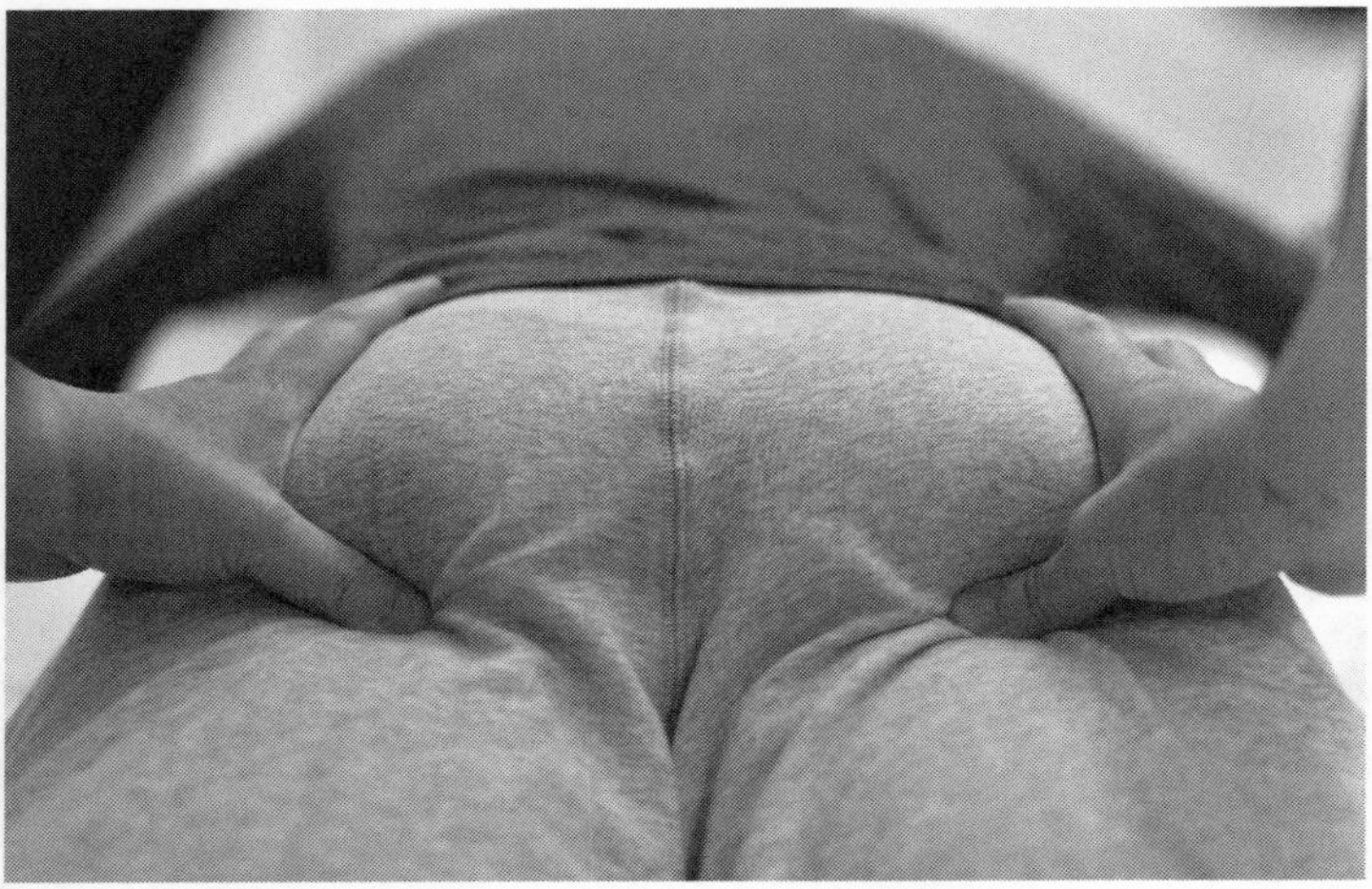

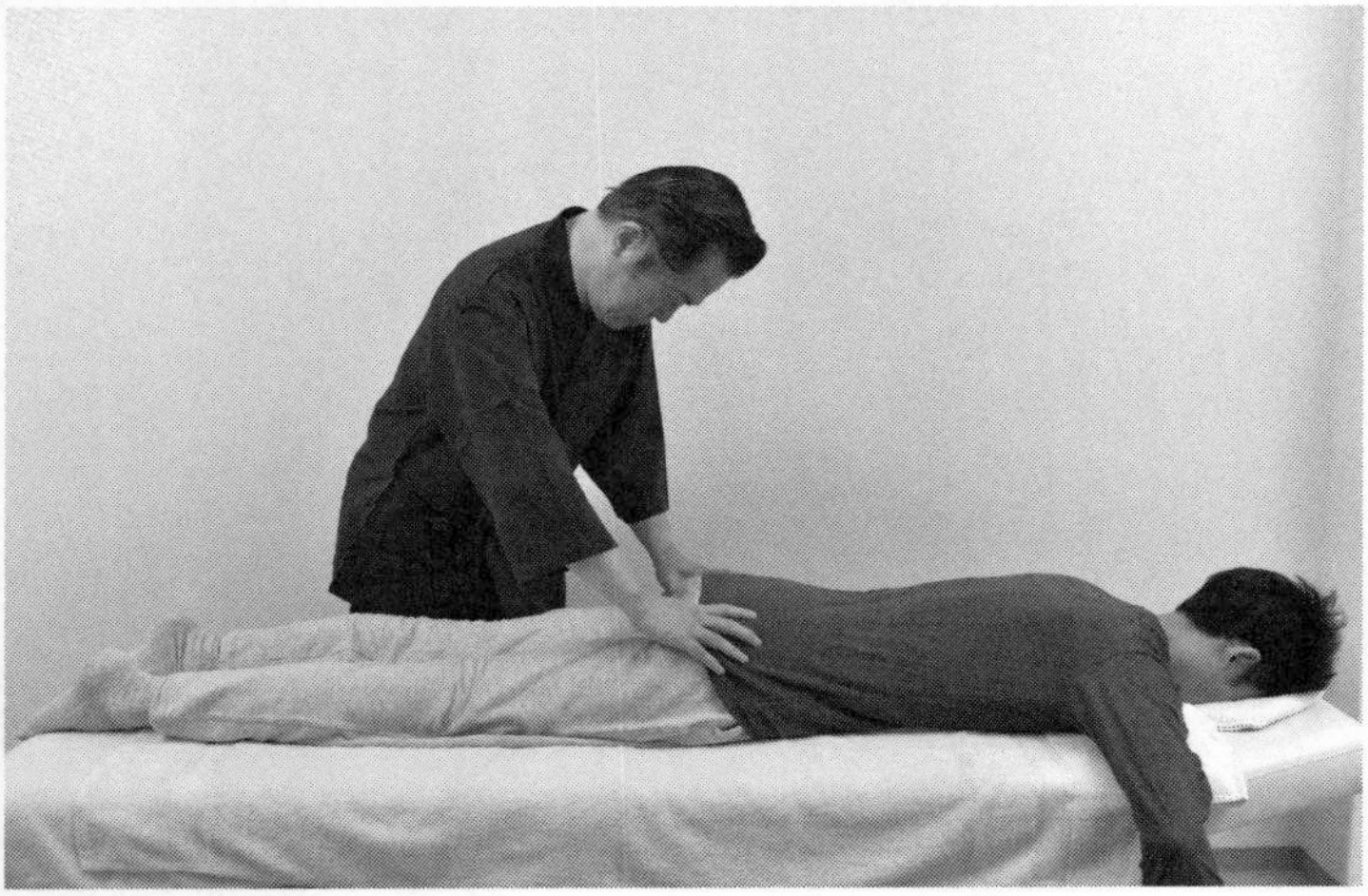

d．座骨結節の部分に触れる

骨盤の座骨の部位に親指の腹を当て、位置関係を確認する。

※骨盤の変位の状態を知るチェックの一つ。床と水平方向・垂直方向の状態を腸骨稜の情報と合わせて、骨盤の歪みの状態を確認する。

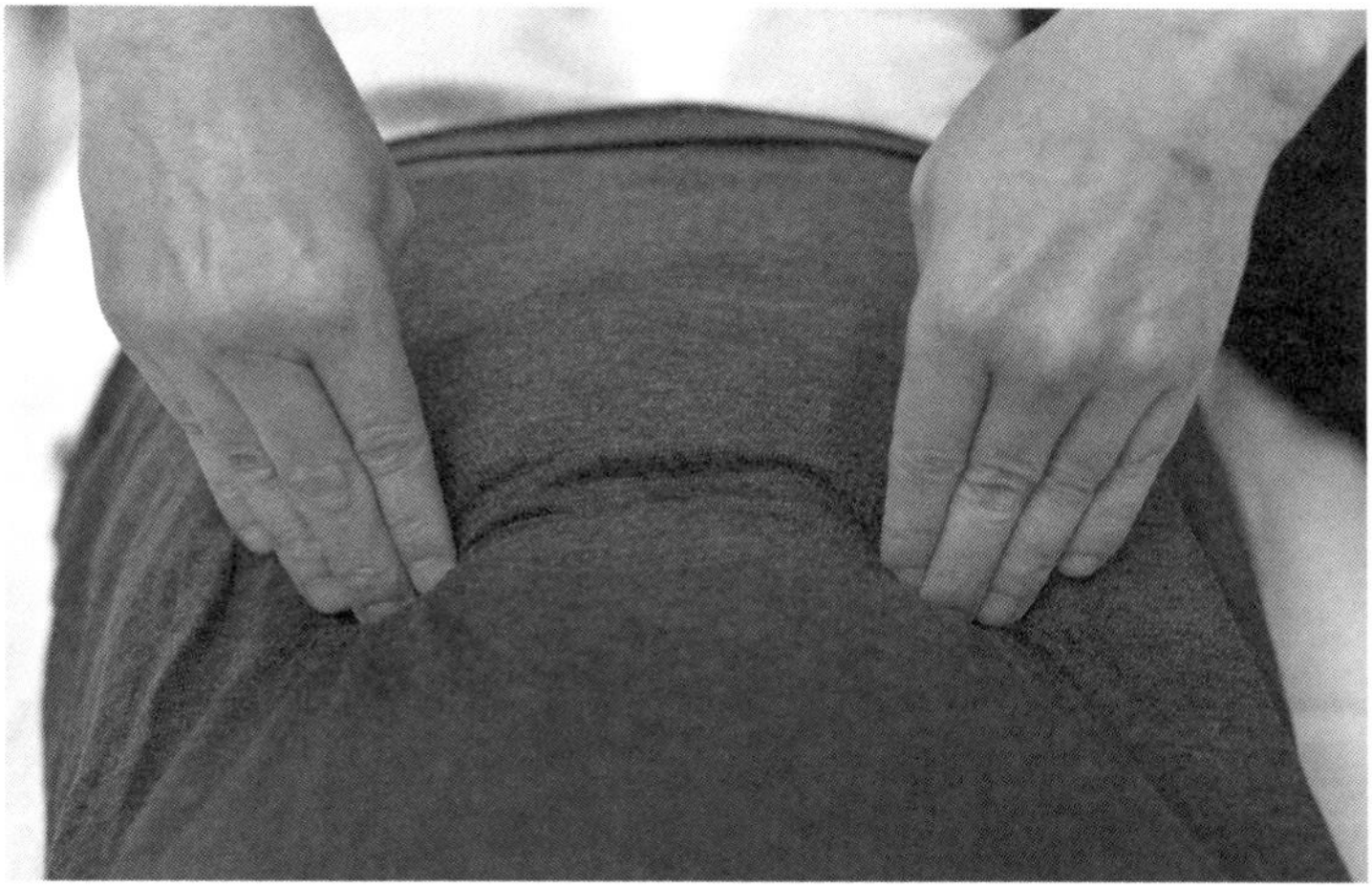

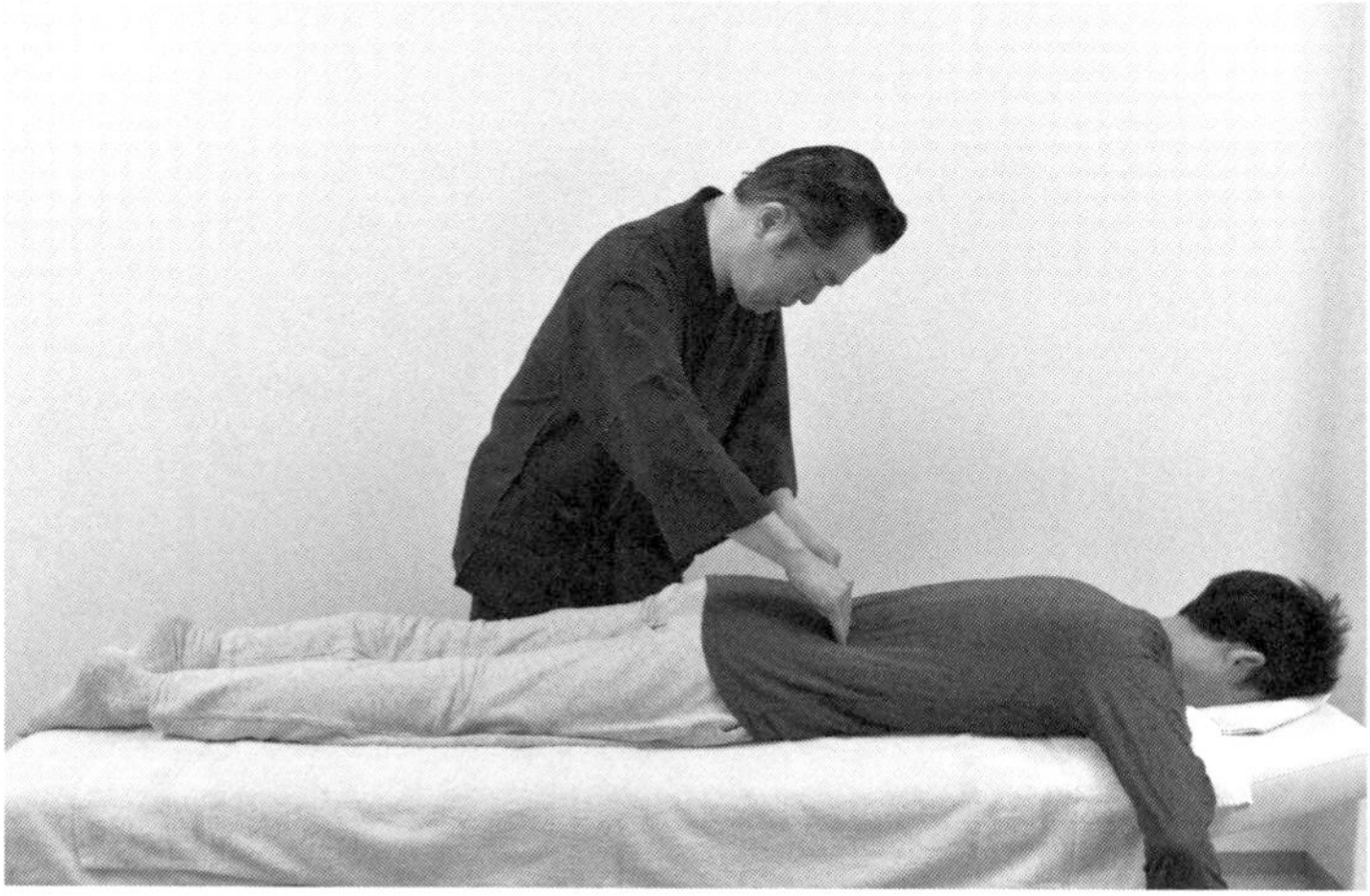

e．腸骨稜に触れる

４指を立てた状態で中指の先端の腹を腸骨稜に当て、骨盤の状態を確認する。

※指のどの部分を当てるかに留意し、座骨の部分と同様、床と水平方向・垂直方向の状態を確認し、骨盤の歪みを把握する。

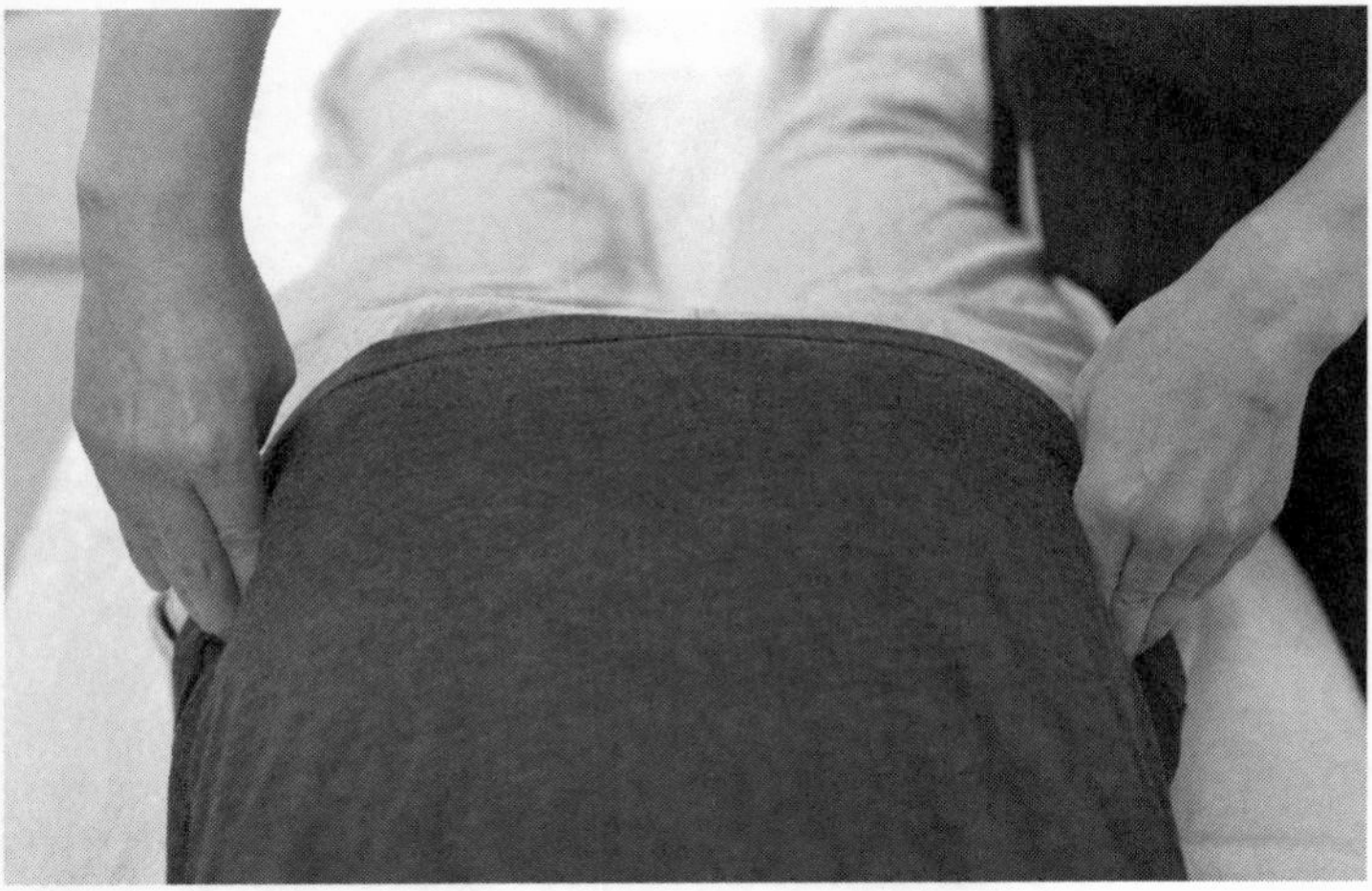

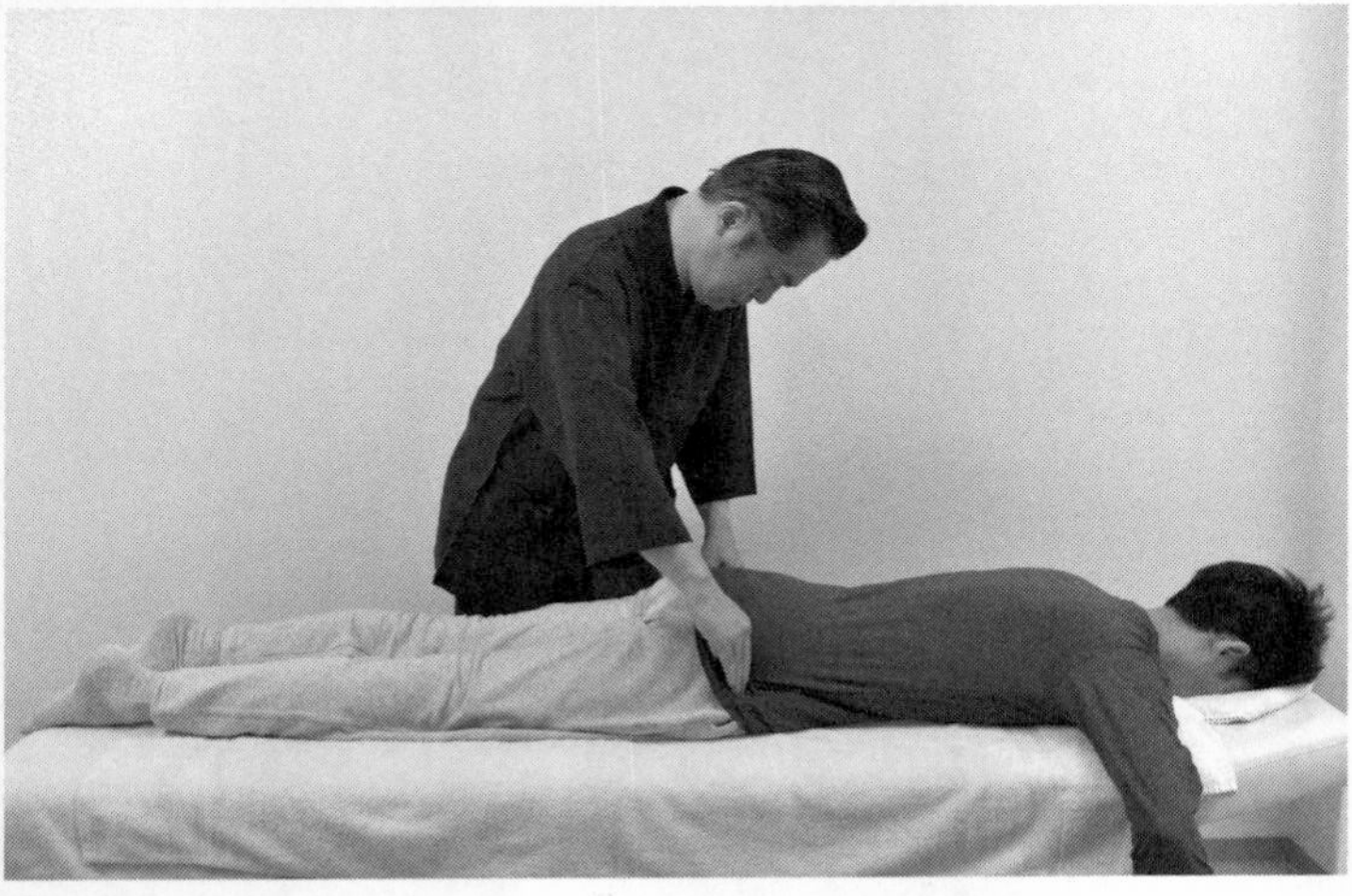

f．大腿骨の大転子に指を当て、股関節の状態を確認する

手の人差し指の横の部位を股関節の大転子に当て、床と水平方向の違いを見て、指の腹で垂直方向の違いを確認する。

※骨盤の状態に合わせて股関節の状態を確認する。骨格の狂いは複数の観点から考えることが大切。

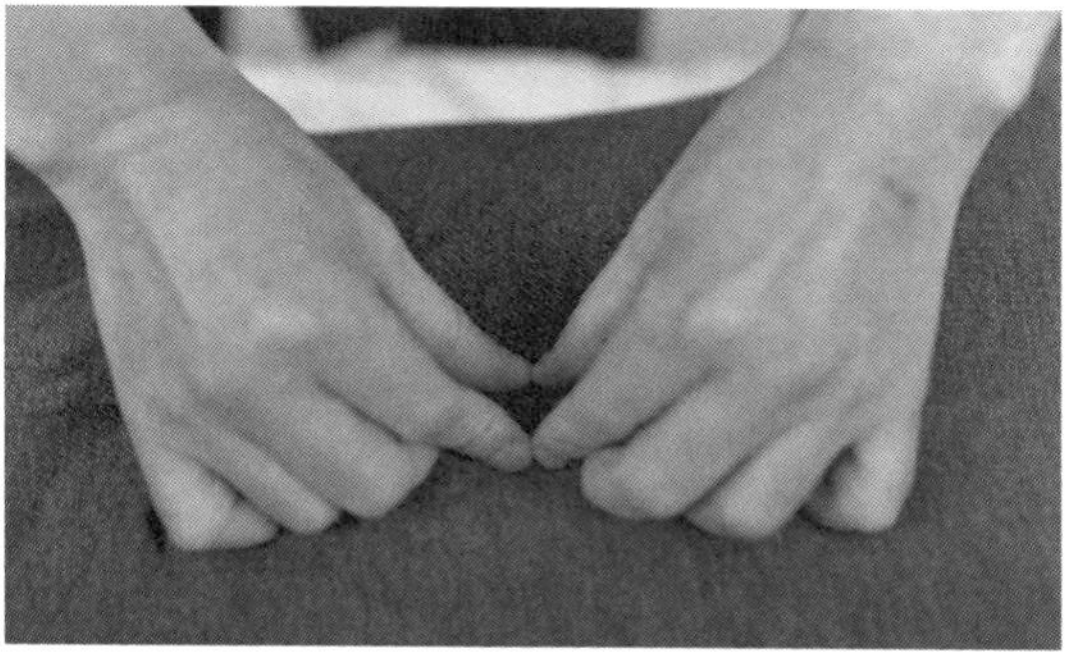

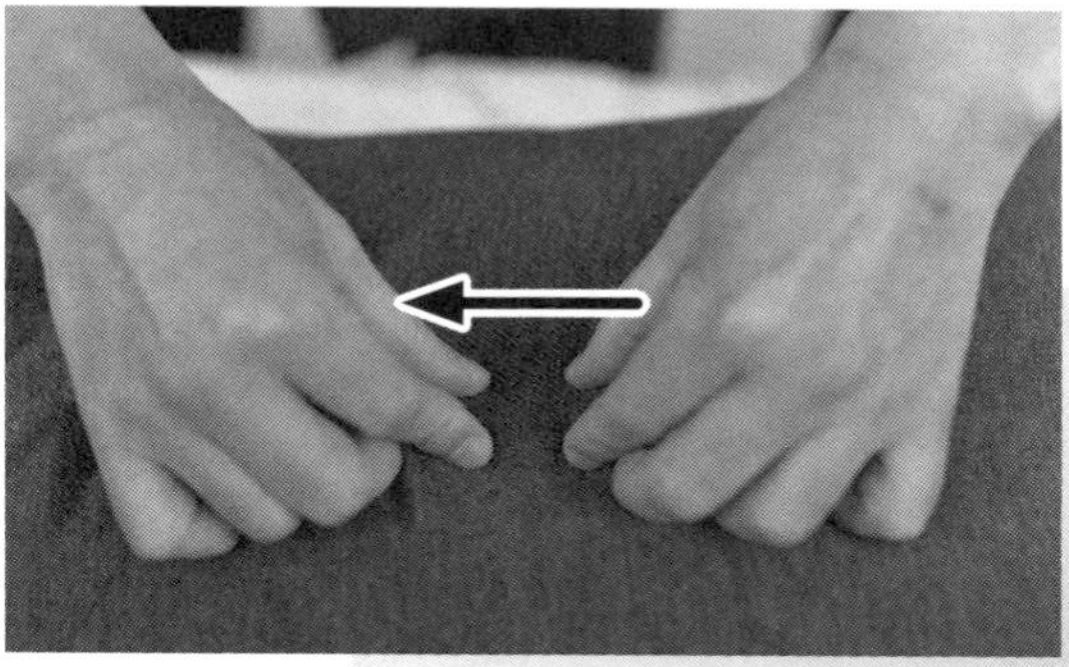

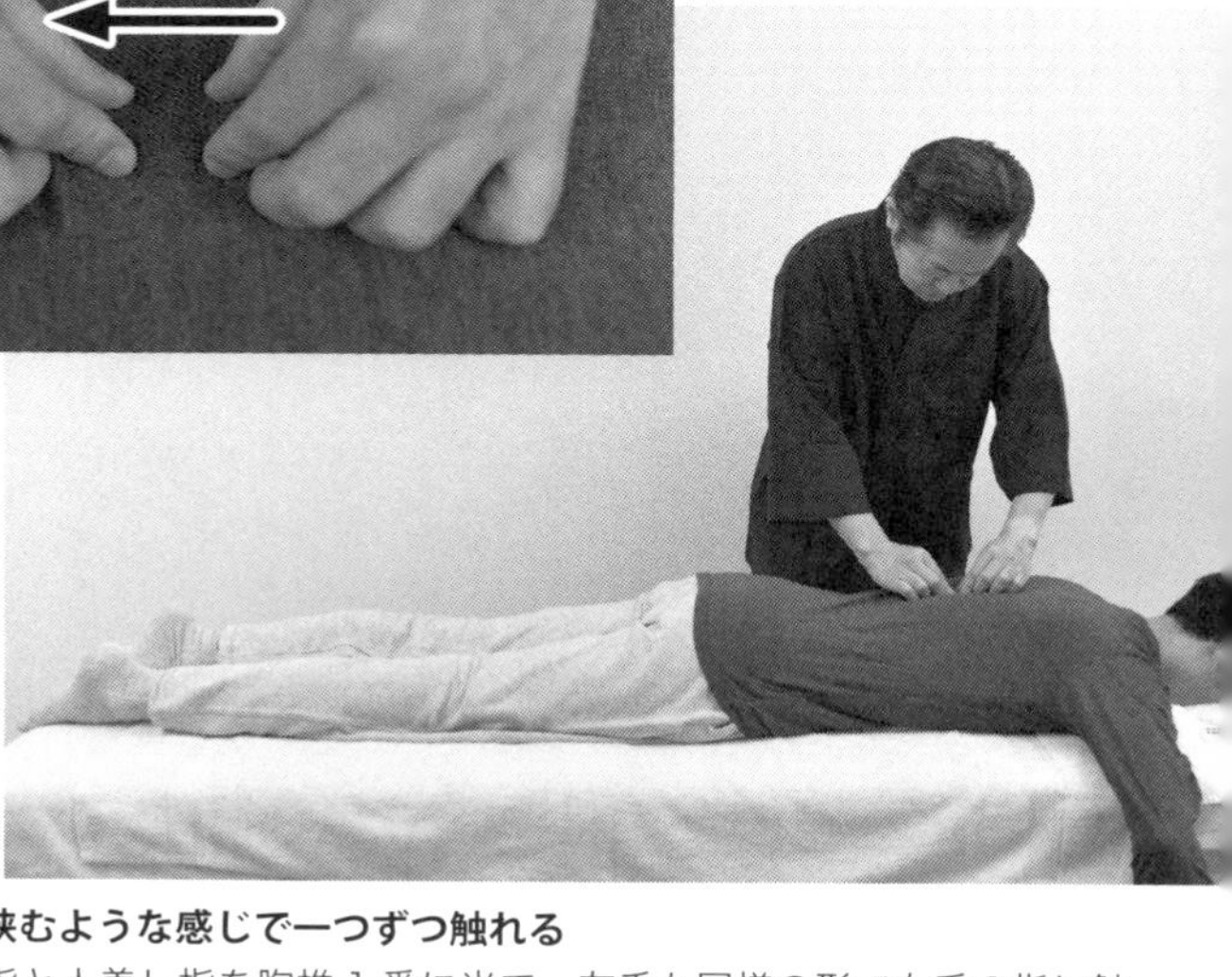

g．脊椎を挟むような感じで一つずつ触れる

右手の親指と人差し指を胸椎１番に当て、左手も同様の形で右手の指に触れる。そこから椎骨一つずつの状態を確認するつもりで右手を動かし、その後を左手で追いかけるように動かす。これを腰椎５番のところまで行い、脊椎をチェックする。

※このチェックで椎骨のズレを確認する。筋肉などの状態次第では確認しにくいこともあるが、指の感覚が鋭敏になればわずかな違いも感じられるようになる。

2. 足首の「靭帯」を確認する

足首は身体を直接支える関節としては、最も下方に位置します。かなりの体重がかかる部位であり、またいろいろな動きにも対応しなければならない関係上、その周囲を取り巻く「靭帯」や筋肉、腱には大きな負担がかかります。

そして、その耐えられる限界を超えた時、「靭帯」や関節そのものに大きな負荷がかかり、極端な場合、骨折や「靭帯」の断裂などが起こります。

こういうケースは当然、手技療法の範疇を超えますので対応できませんが、施術可能な場合は、関節付近の状態を事前に把握し、施術後の変化を確認する意味ではあらかじめ情報として知っておくことは必要です。

本書は「靭帯」に視点を当てていますので、その確認の方法について説明します。

①つま先方向、かかと方向に動かす

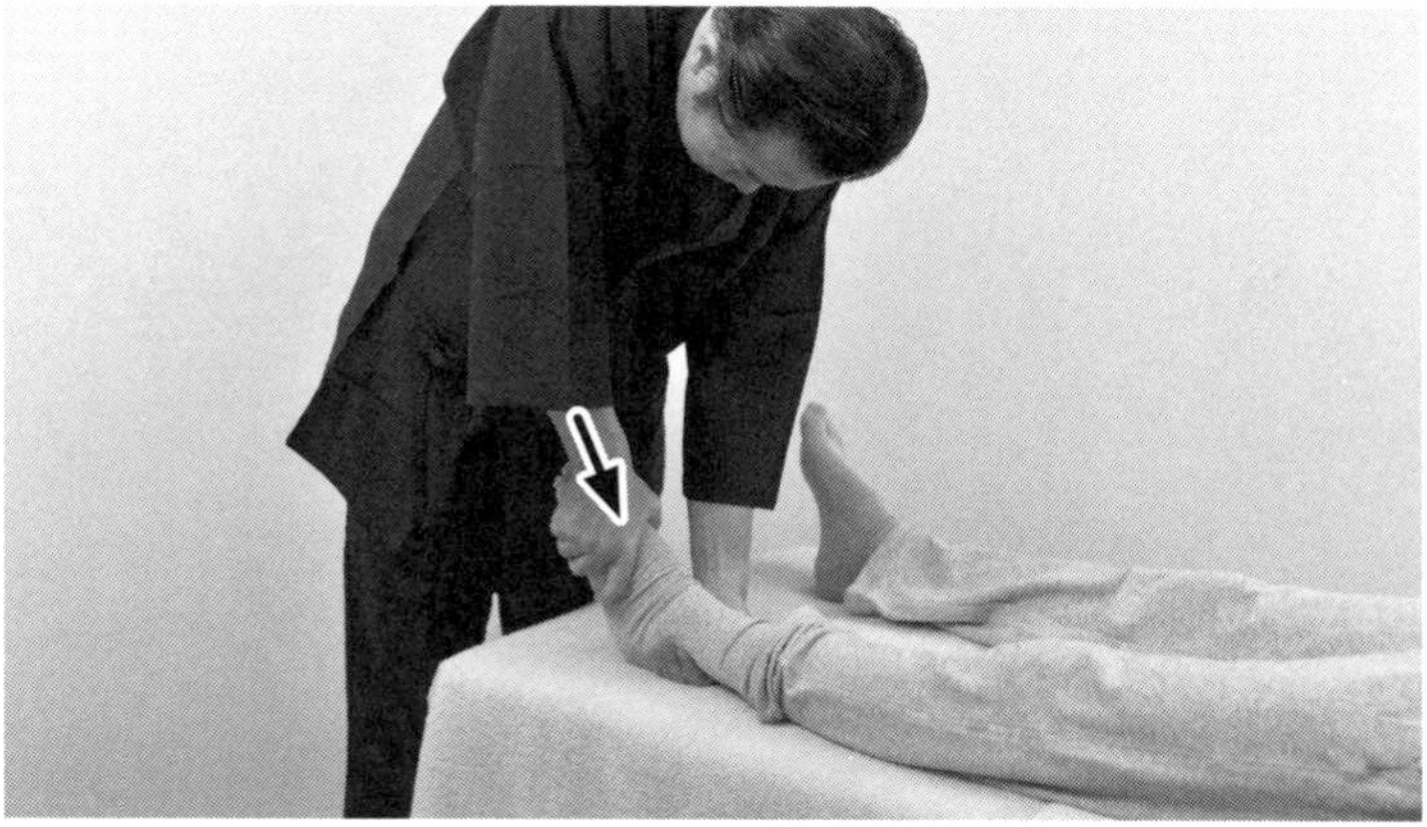

a．受ける側は仰臥位になってもらう

b．施術側は足元に立ち、片手でかかとを持ち、他方の手で足首を押し下げるようにする

※強圧的な力の加え方は不可。確認が目的であり、過度な力は問題点を増幅させる可能性がある。事前の問診で得た情報を前提に、健側の程度との比較という意識で行う。もしここで緩みを感じれば、「前距腓靭帯」の損傷が疑われる。

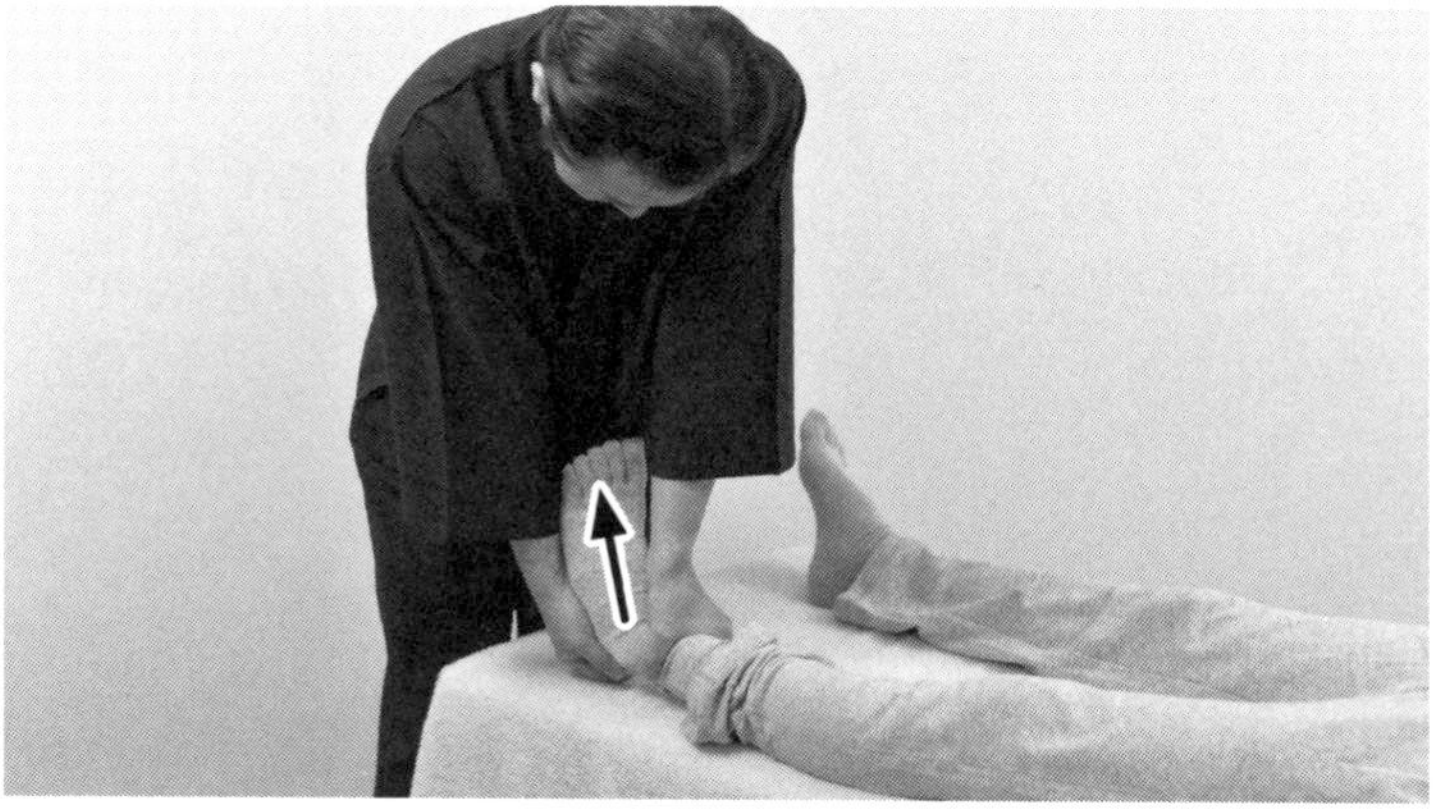

c．今度は逆に、片方の手で足首の前方を軽く押さえ、他方の手をアキレス腱側に当て、足首を持ち上げるようにする

※注意点は同じ。ここで同様の感触があれば「後距腓靭帯」の損傷が疑われる。

②足首を内側に曲げる

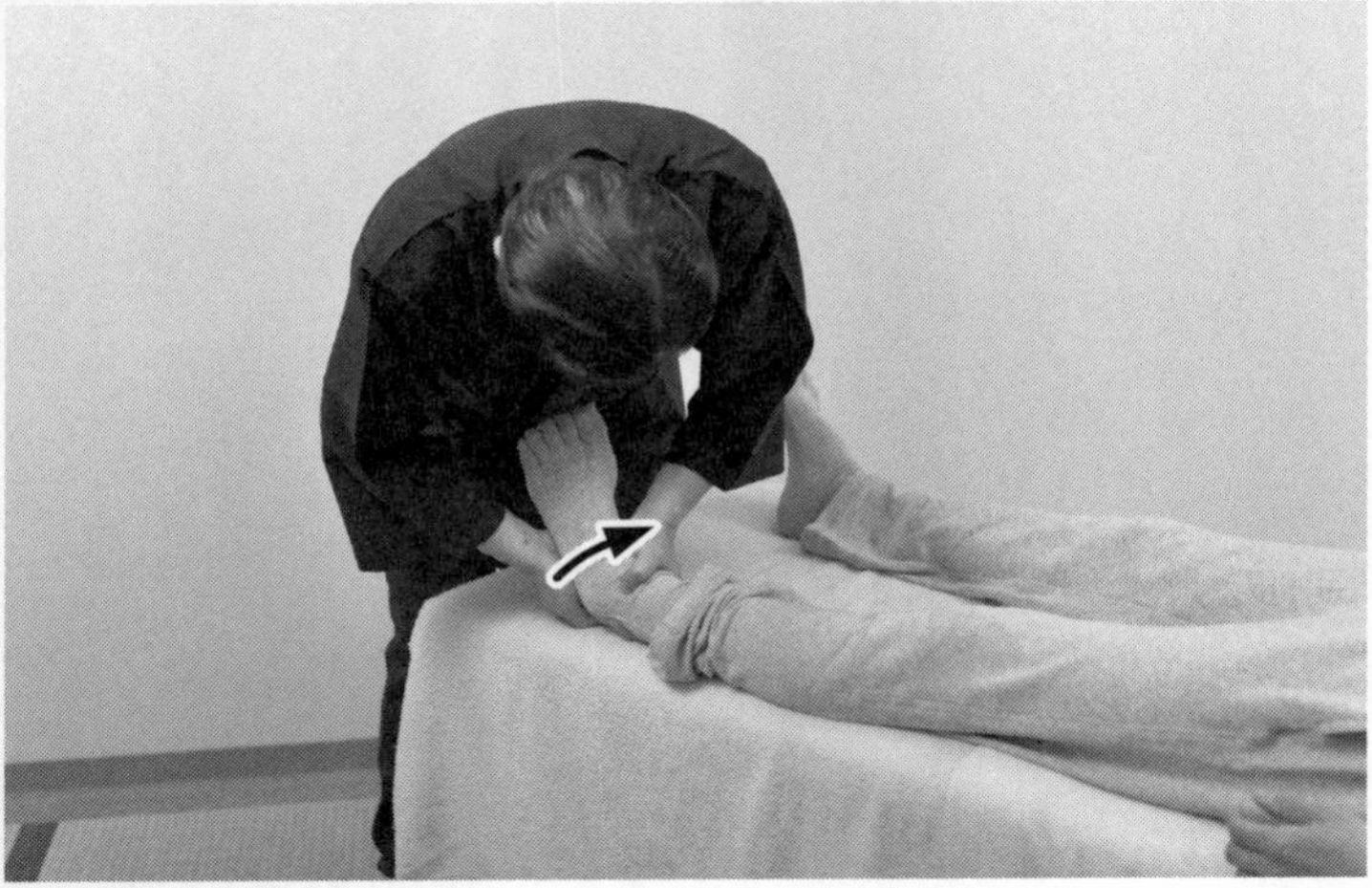

a．受ける側には仰臥位になってもらう

b．施術する側は足元に立ち、片方の手で足首を掴む。もう一方の手で足の小指側から足を包むような感じで軽く掴み、足首を内側に曲げる

※加減に注意することは①と同じ。ここで健側と比較して緩みを感じれば「前距腓靭帯」「後距腓靭帯」「踵腓靭帯」の損傷が疑われる。

③足首を外側に曲げる

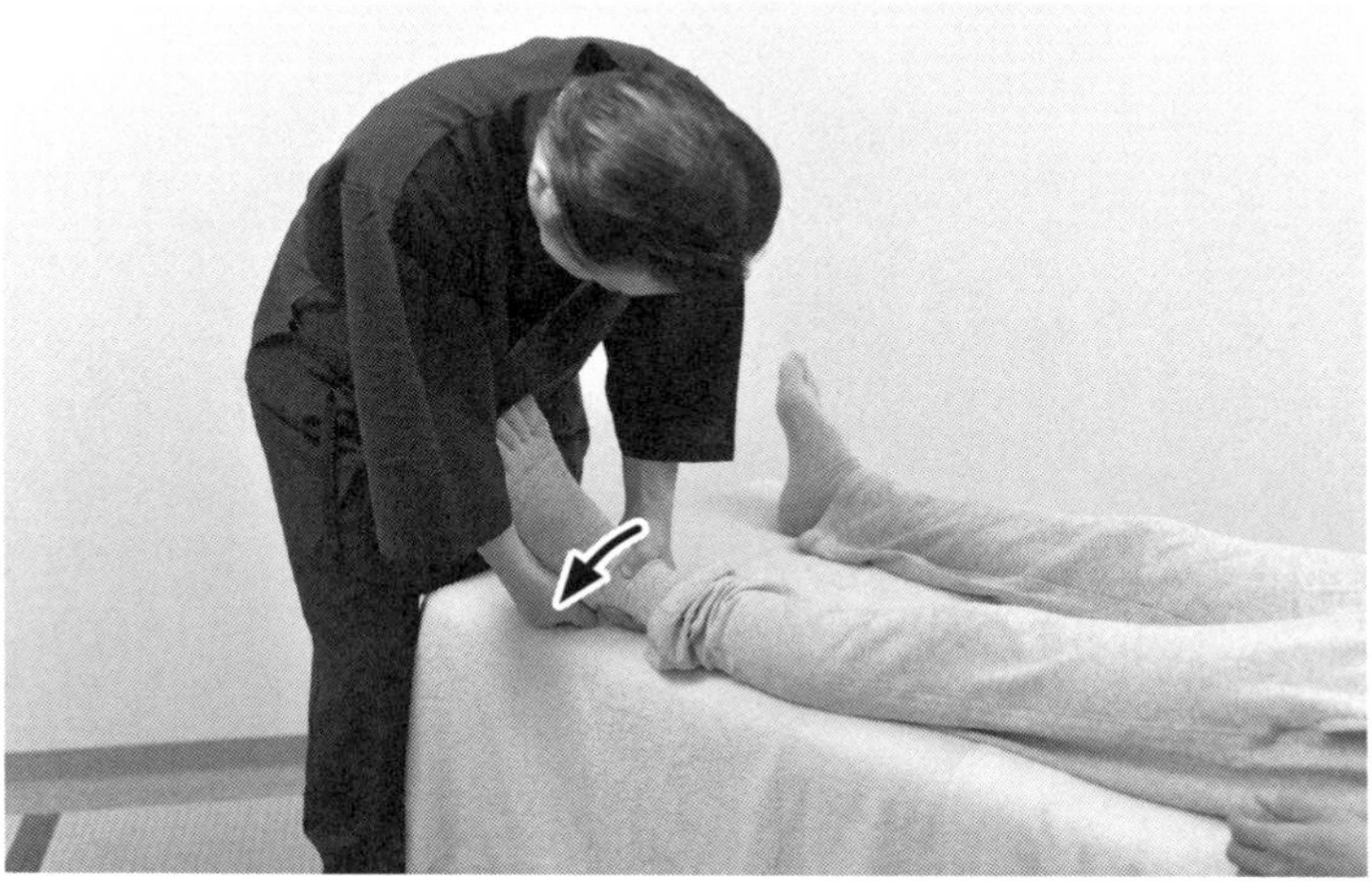

a．受ける側には仰臥位になってもらう

b．施術する側は足元に立ち、片方の手で足首を掴む。もう一方の手でかかとの内側から足を包むように軽く掴み、足首を外側に曲げる

※加減に注意することは①と同じ。ここで健側と比較して緩みを感じれば「三角靭帯」の損傷が疑われる。

3. 膝関節《しつかんせつ》の可動域を確認する

膝関節は下肢の真ん中に位置し、全身の動きに大きく影響します。日常生活では当たり前の動作である歩行も、膝の状態が悪いだけで大きく制限されます。運動選手の場合、この部位の調子はいろいろな技術の土台として深く関わってきます。

この関節の様子を見てみると、大腿骨、脛骨《けいこつ》、いずれの骨頭も大変大きく、関節として常に大きな負荷がかかっていることがわかります。

その証明として、三日月状の繊維性の軟骨があり、膝の動きに伴って動き、クッションとしての働きを持ちます。それが大きな負担がかかる膝関節を守り、同時に膝の動きのサポートにもなります。

そのため、ここを負傷すると膝関節の機能が著しく低下し、運動選手であれば致命的になります。

その状態をガードし、大きな負荷にも耐えるように頑張っているのが膝関節周辺の「靭帯」ですが、それでも程度を超えたらやはりダメージとなり、最悪の場合は断裂になります。

ならば、断裂していなければ大丈夫かというと、そういうわけではありません。「靭帯」は一旦伸びると、元に戻りません。つまり、本来の「靭帯」の機能が低下し、関節のサポート力が弱くなり、関節が動きやすくなります。

捻挫した部分が何度も捻挫を繰り返すのはそれが理由ですので、サポートのための筋力アップは必要になります。

普段から関節の状態に留意し、いろいろな動きに対して適度な遊びを有した関節の状態を維持することで、怪我防止をできればと思います。

では、膝関節の状態をチェックする方法をご紹介しましょう。

①膝関節を引く、押し込む

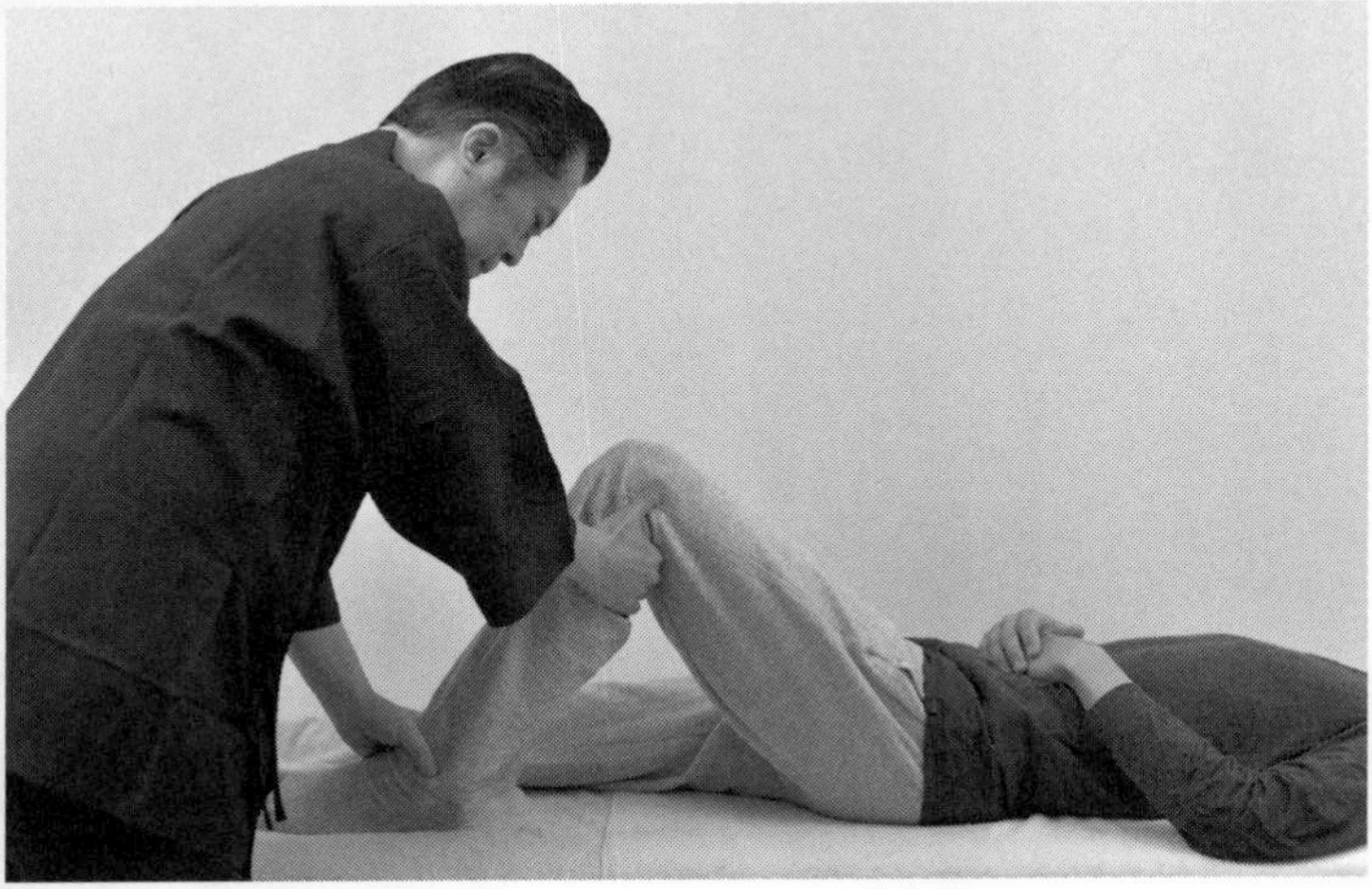

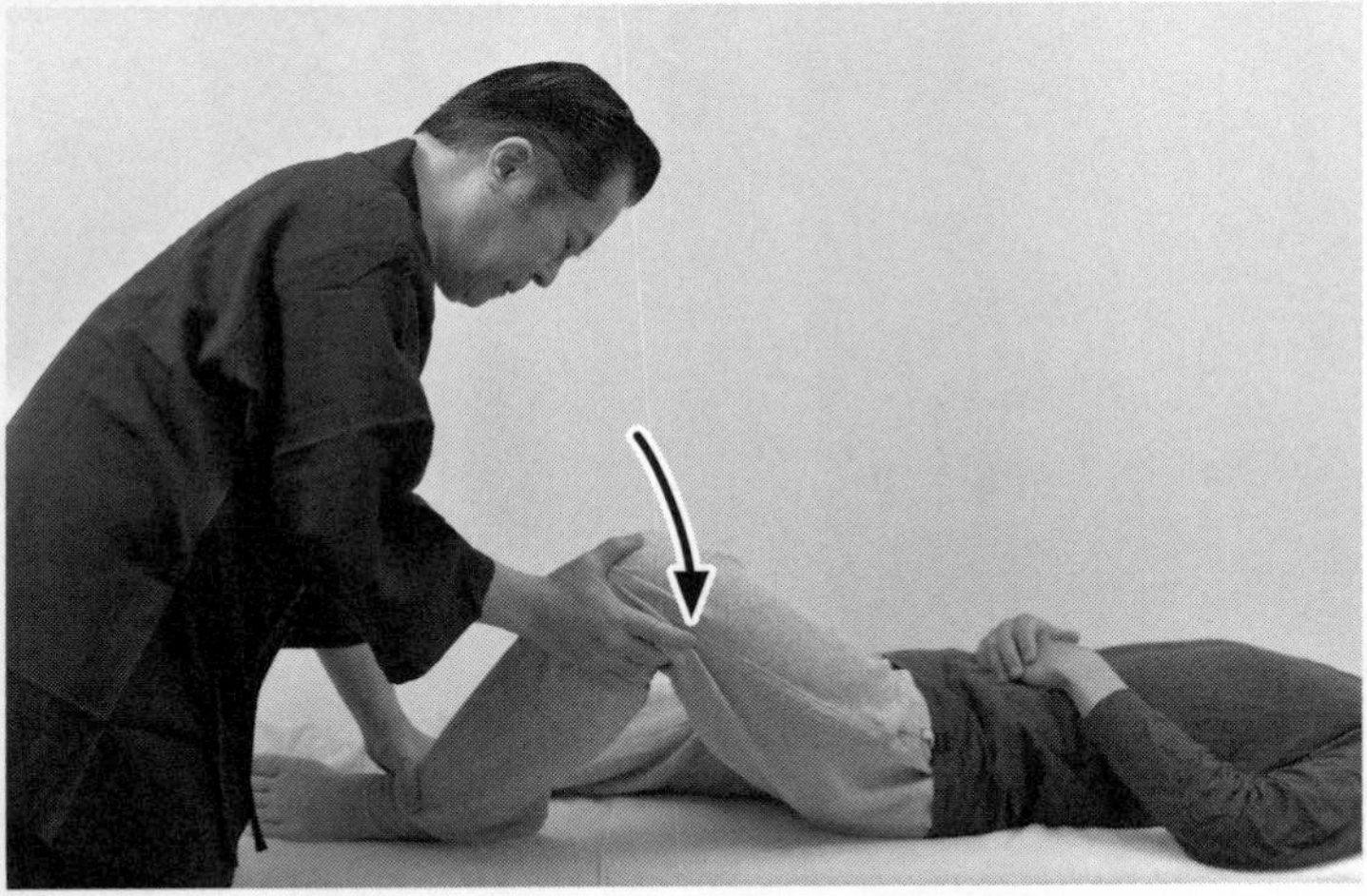

a．受ける側は仰臥位になり、膝を 90 度曲げ、その状態で横に 45 度倒す

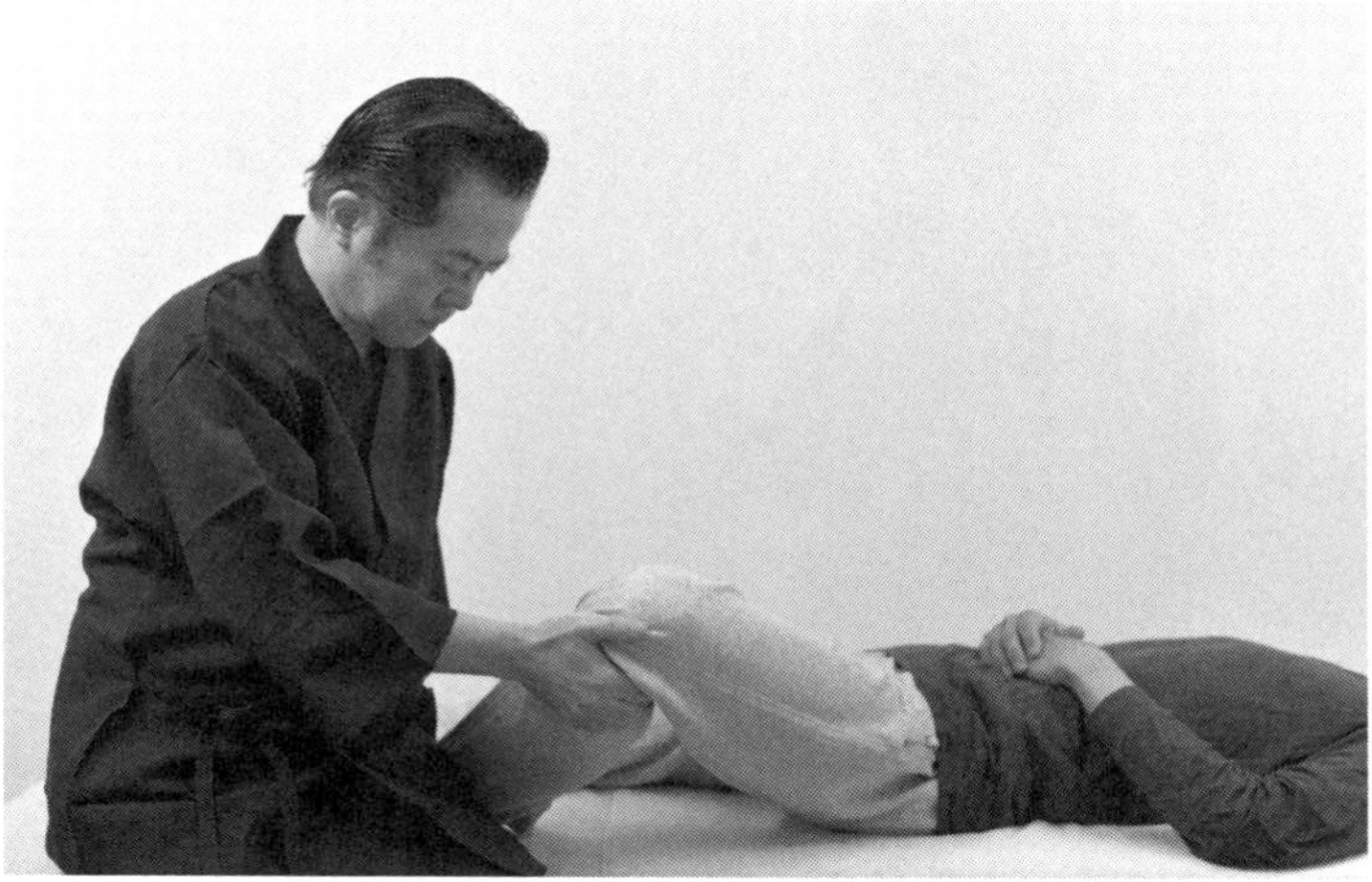

b．施術する側は足元に位置し、ベッドに座ることで受ける側の足の甲を動かないように軽く固定する［次頁へ］

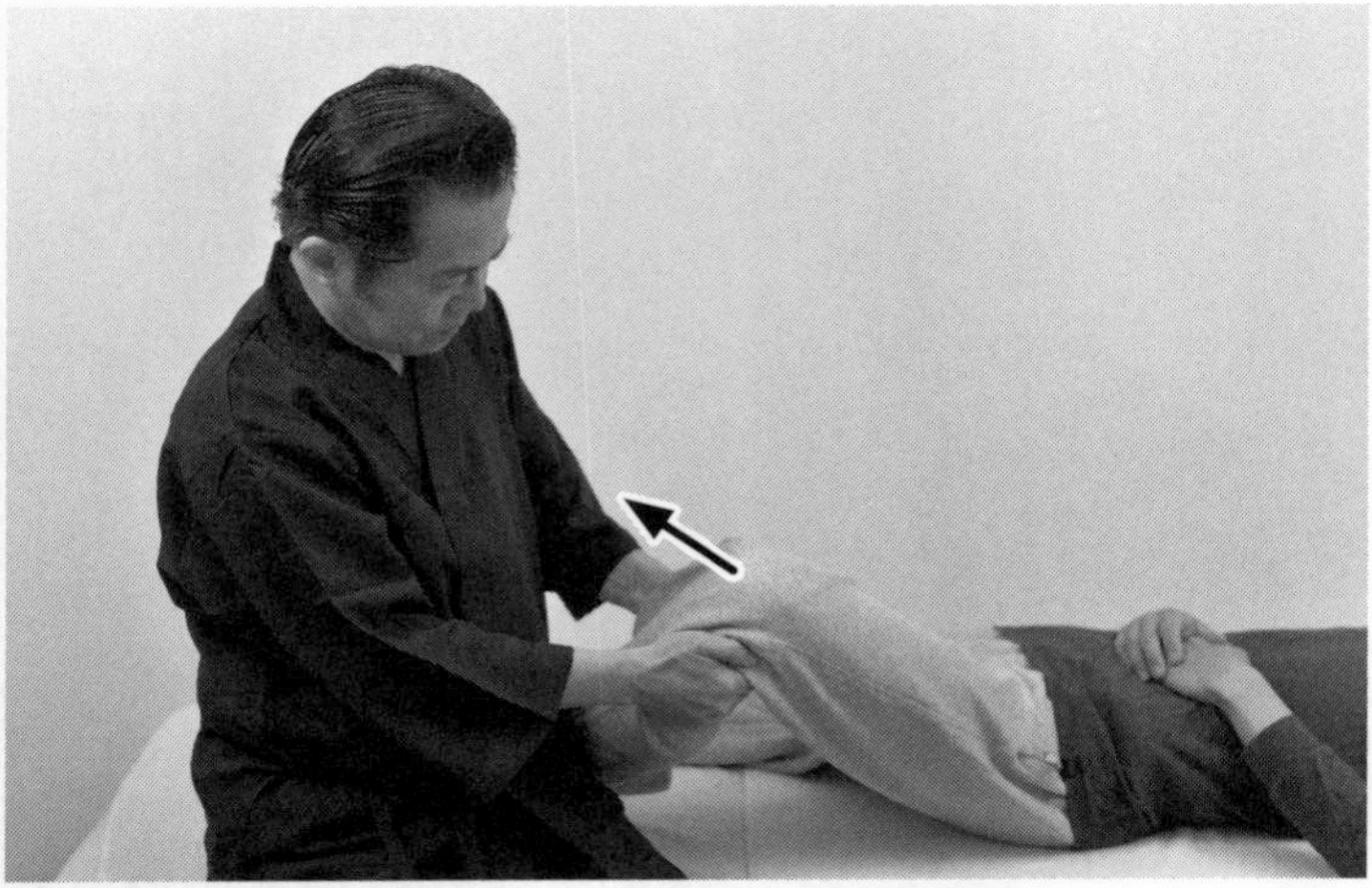

c．施術する側は膝の下を両手で軽く掴み、股関節の逆方向に引く

※強圧的には行わないこと。健側と比較して動きが大きい場合は「前十字靭帯」の損傷が疑われる。

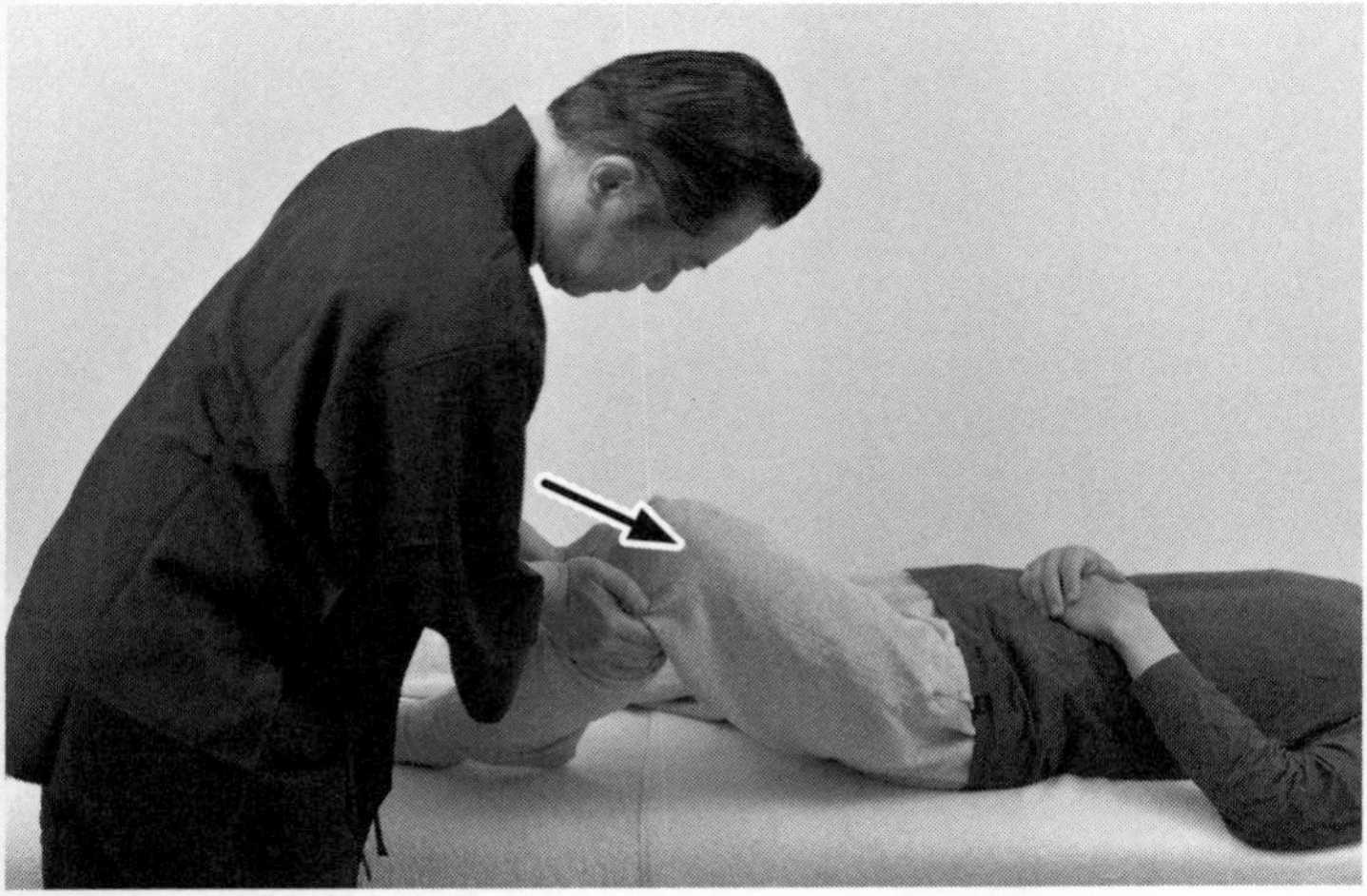

d．施術する側は膝に近い下腿部に両掌を当て、股関節方向に押す

※強圧的には行わないこと。健側と比較して動きが大きい場合は「後十字靭帯」の損傷が疑われる。

②膝付近の大腿部と下腿部に掌を当て、逆方向に押す

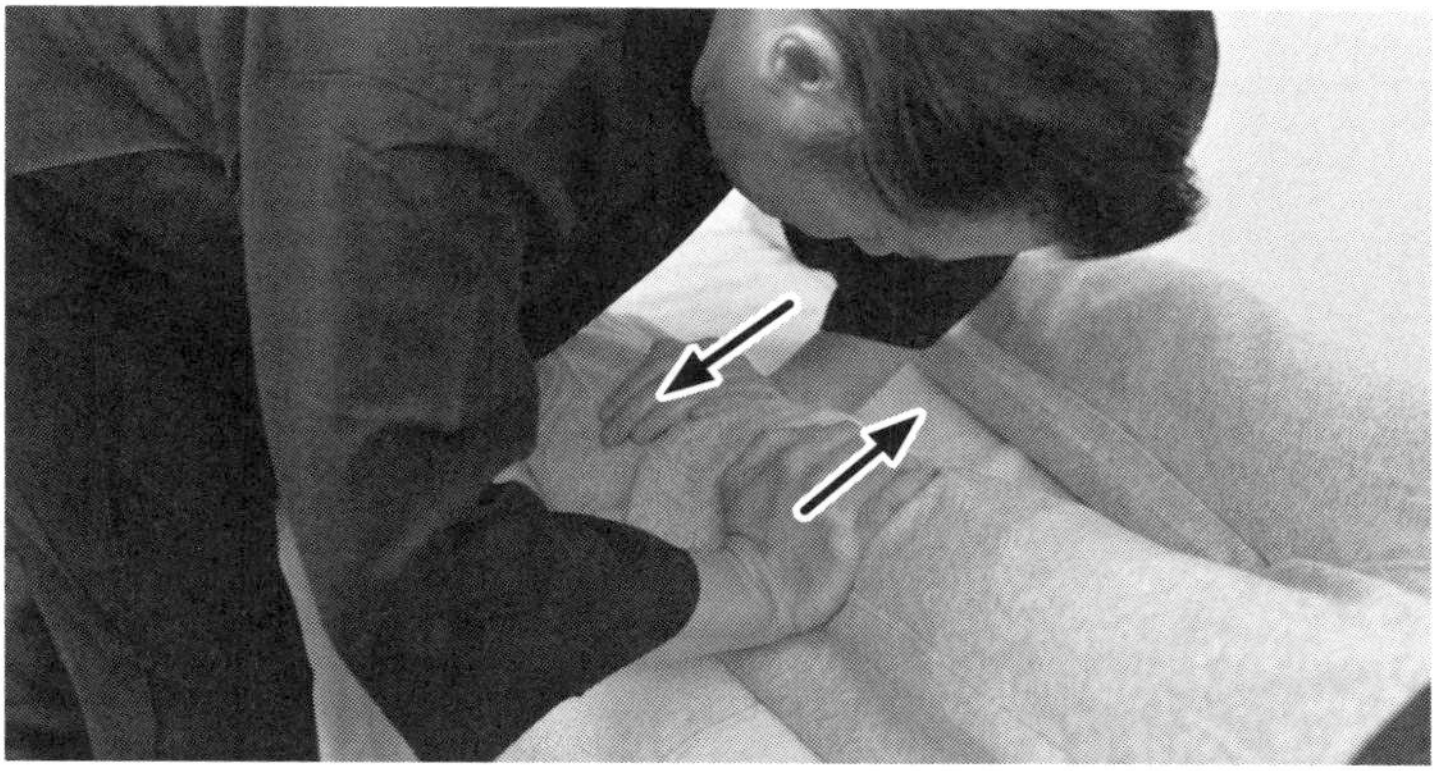

a．受ける側は仰臥位になる

b．施術する側は横に位置し、膝を伸ばしたままの状態で、一方の手を大腿部の外側に当て、他方の手を下腿部の内側に当て、それぞれ逆方向に動かして膝関節部の状態をチェックする

※強圧的に行わないこと。ここで痛みを感じれば「内側側副靭帯」の損傷が疑われる。

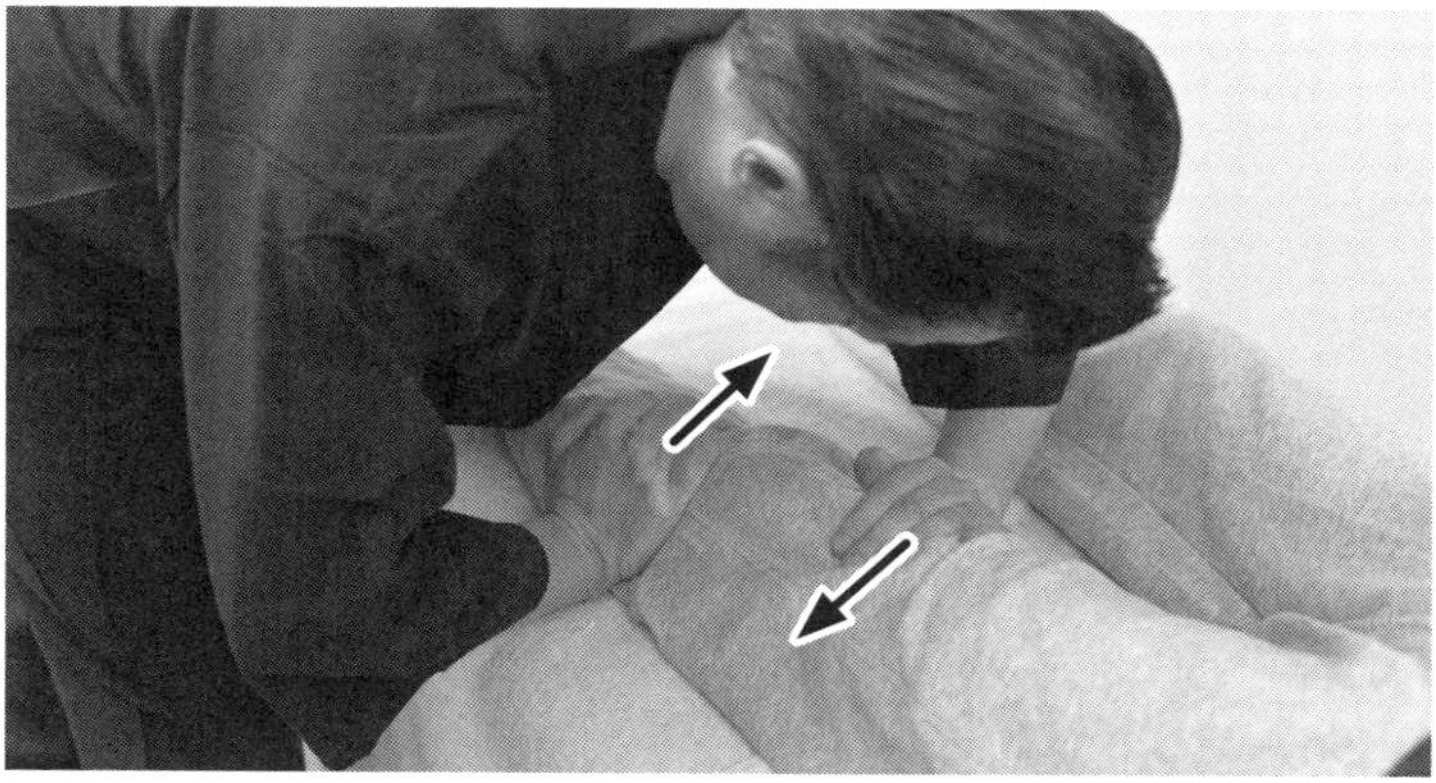

c．施術する側は横に位置し、膝を伸ばしたままの状態で、一方の手を大腿部の内側に当て、他方の手を下腿部の外側に当て、それぞれ逆方向に動かして膝関節部の状態をチェックする

※強圧的に行わないこと。ここで痛みを感じれば「外側側副靭帯」の損傷が疑われる。

4.股関節の状態を下肢の操作で確認する

下肢の付け根である股関節の状態は、動物としての人間の動きに重要な意味を持ちます。身体の動きの要ともいえる骨盤の寛骨臼《かんこつきゅう》と、大腿骨の大骨頭で作る関節ですが、球関節という特徴からいろいろな方向に動きます。

しかし、下肢は全身を支える役目もあることから、あまり可動域が大きくなっても本来の役割を果たせません。

股関節は肩関節《けんかんせつ》と相似形ではありますが、可動域には違いがあり、日常的なストレスによってさらに狭くなっていきます。

ところが、適度な可動域を保っていなければ、人としての動きにも支障をきたし、関節の遊びの制限から他の部位に負担をかけ、結果的に全身に悪影響を及ぼします。

股関節の周囲の様子は、臀部を見ればわかるように大変強い筋肉でサポートされており、「靭帯」もかなり強力に周囲を覆っています。具体的には「腸骨大腿靭帯《ちょうこつだいたいじんたい》」「恥骨大腿靭帯《ちこつだいたいじんたい》」「座骨大腿靭帯《ざこつだいたいじんたい》」で関節包を補強しています。

それぞれの「靭帯」が捻れているような様相なのは、大きな負荷が多方向からかかることに対応するためです。

ここでは「靭帯」の意識だけでなく、関節の意識で確認します。

①下肢の自然落下の様子で確認する

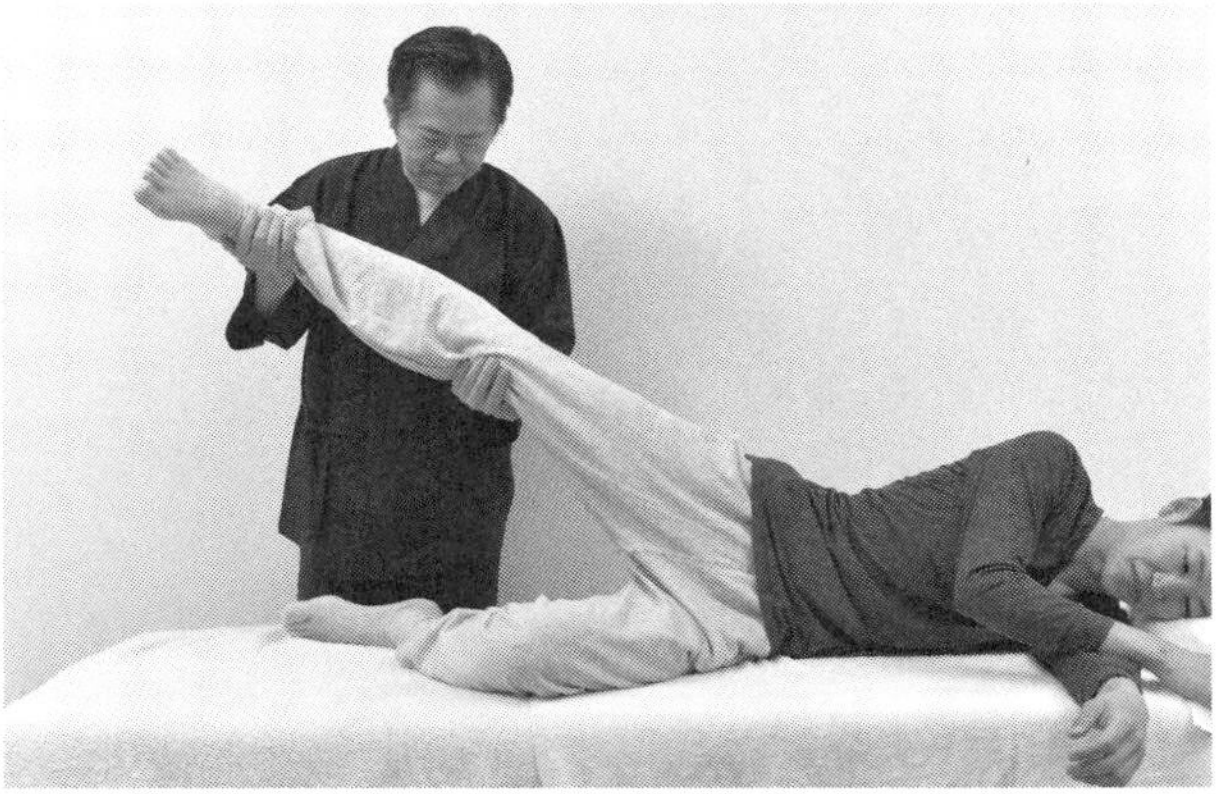

a．受ける側は側臥位になり、患側を上にする。下側の足は膝を曲げる

b．施術する側は受ける側の後方に位置し、膝と足首を取り、そのまま上方に持ち上げる

※具合が悪い側なので、限界をしっかり感じ、また持ち上げる時に不安感を与えないようにする。

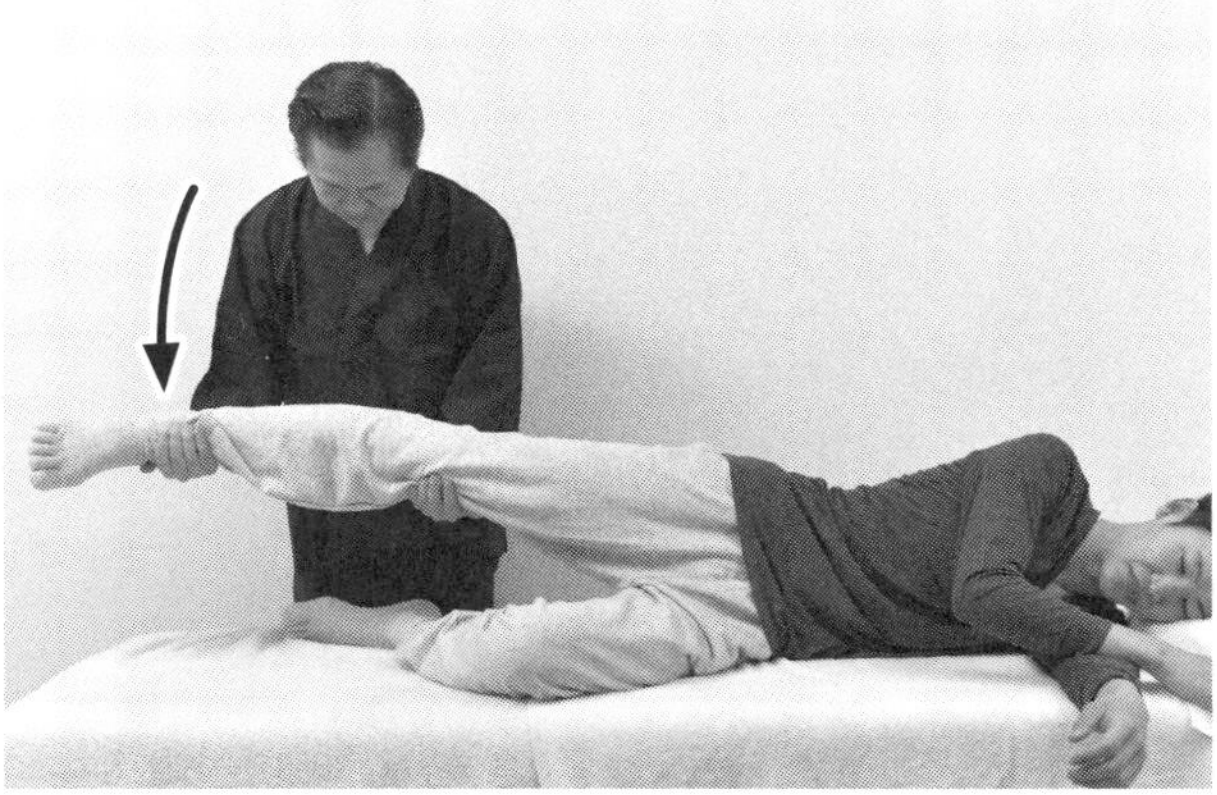

c．十分持ち上げたところで手を放し、下肢を落下させる

※正常な場合は静かにスムーズに落ちるけれど、「大腿筋膜張筋」や「腸脛靭帯」に問題がある場合は、なかなか落ちない。

②膝を屈曲させ、横に倒す

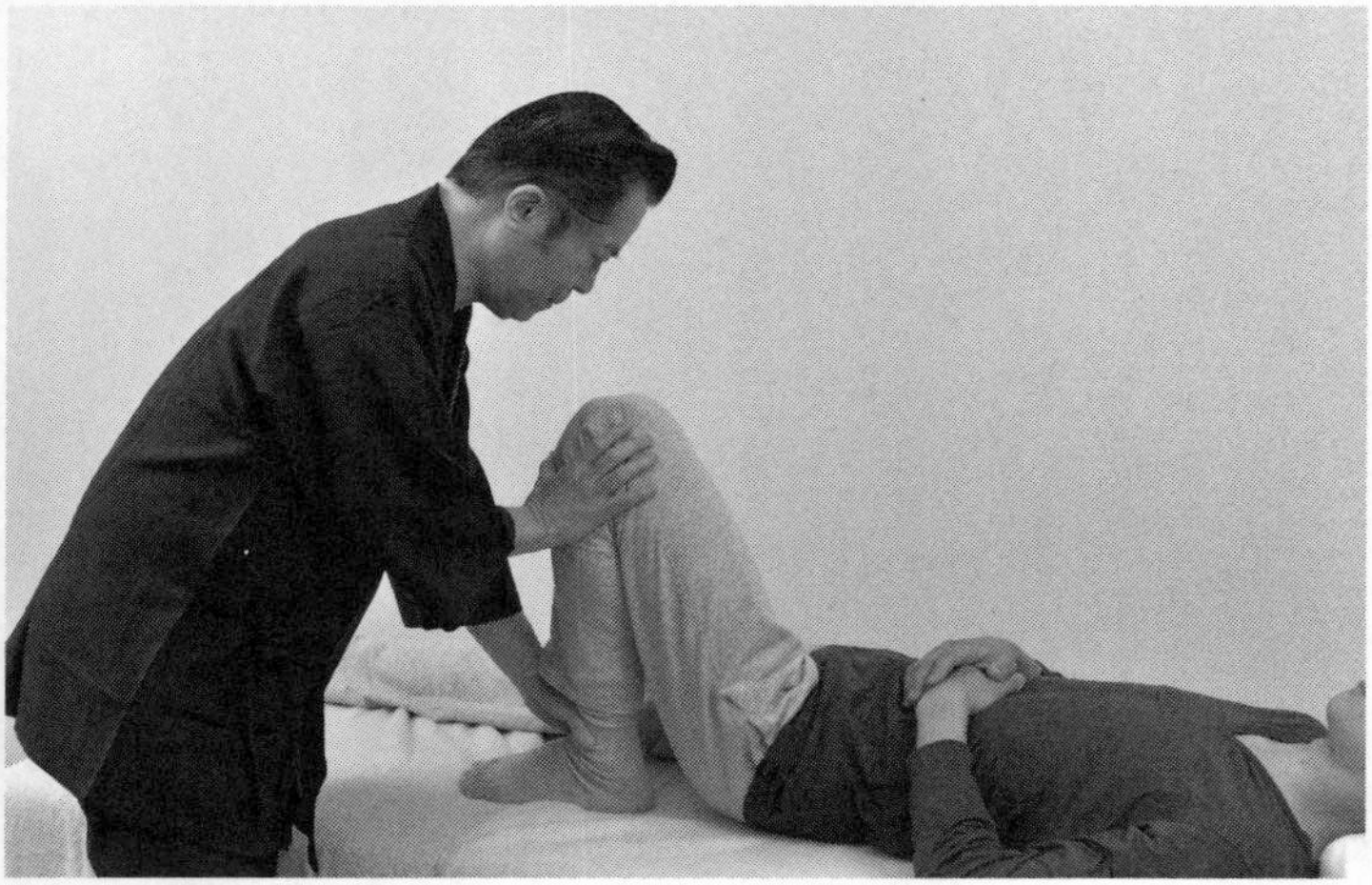

a．受ける側は仰臥位になってもらう
b．施術する側は横に位置し、受ける側には膝を立ててもらう

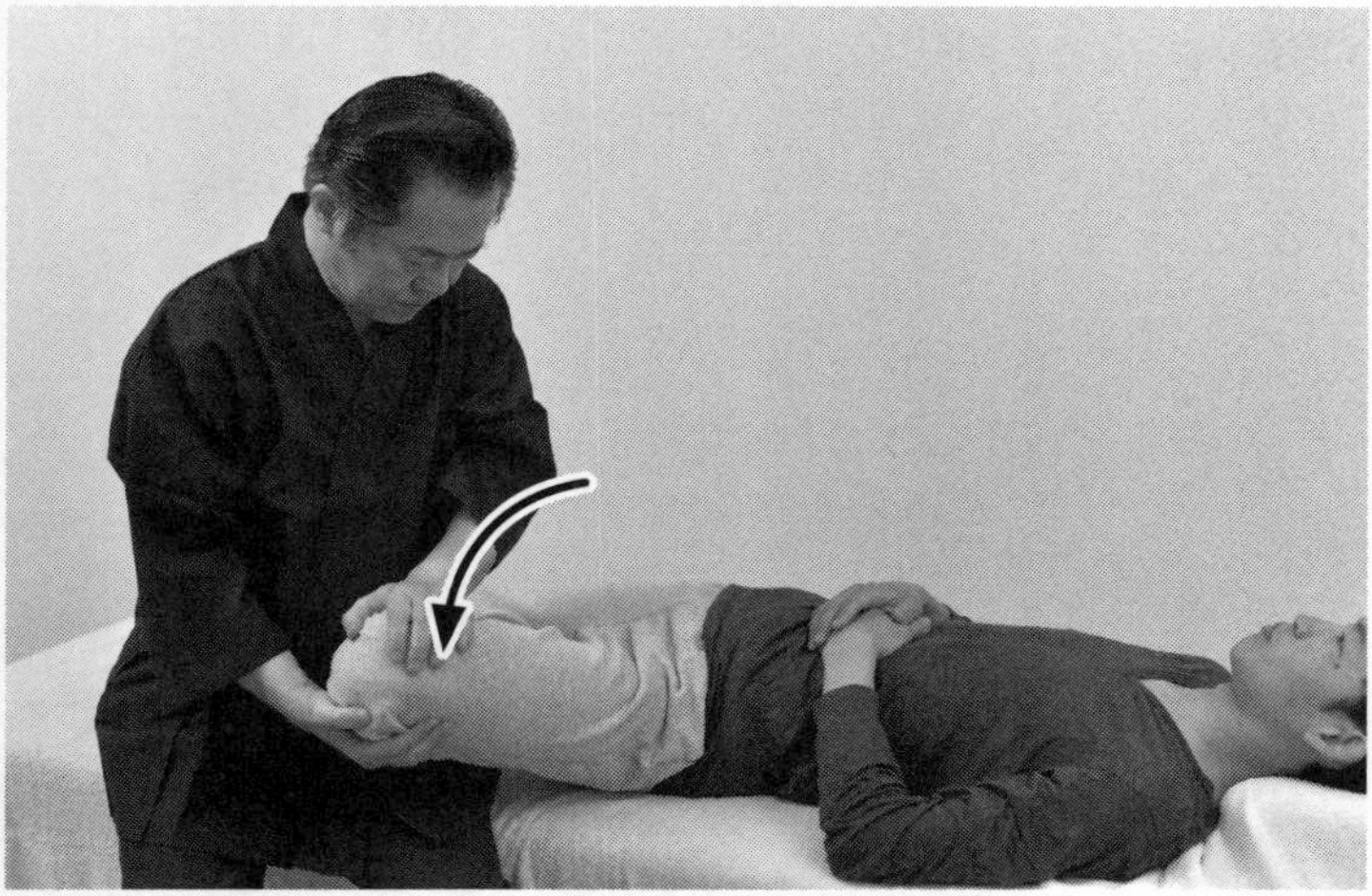

c．膝の内側に手を置き、そのまま外側に倒す
※この時、股関節に痛みが生じれば問題ありと判断する。

③自身で膝を曲げて胸に付ける

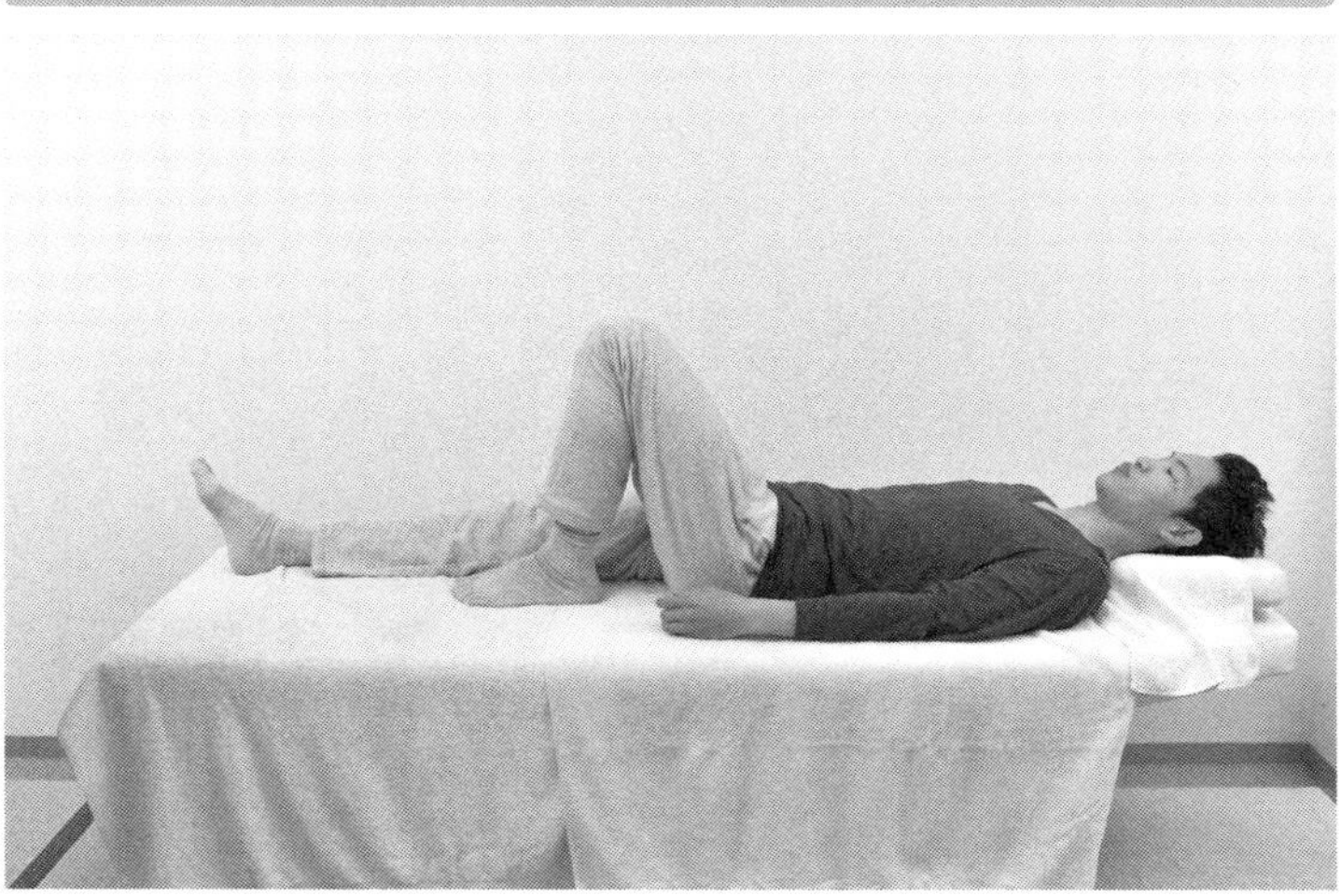

a．受ける側は仰臥位になってもらう［次頁へ］

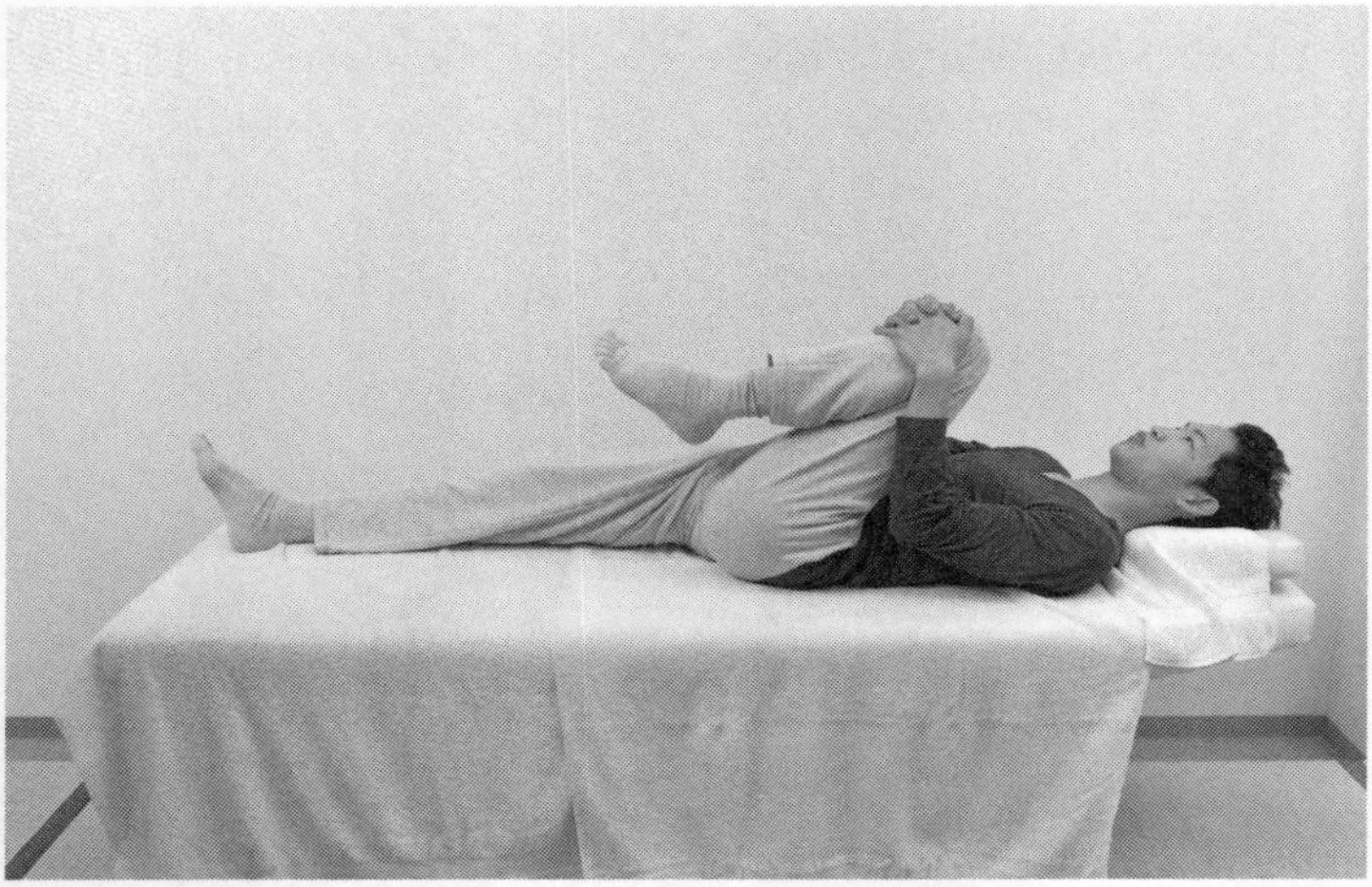

b．受ける側に膝を立ててもらい、それを自身の両手で掴んでもらう

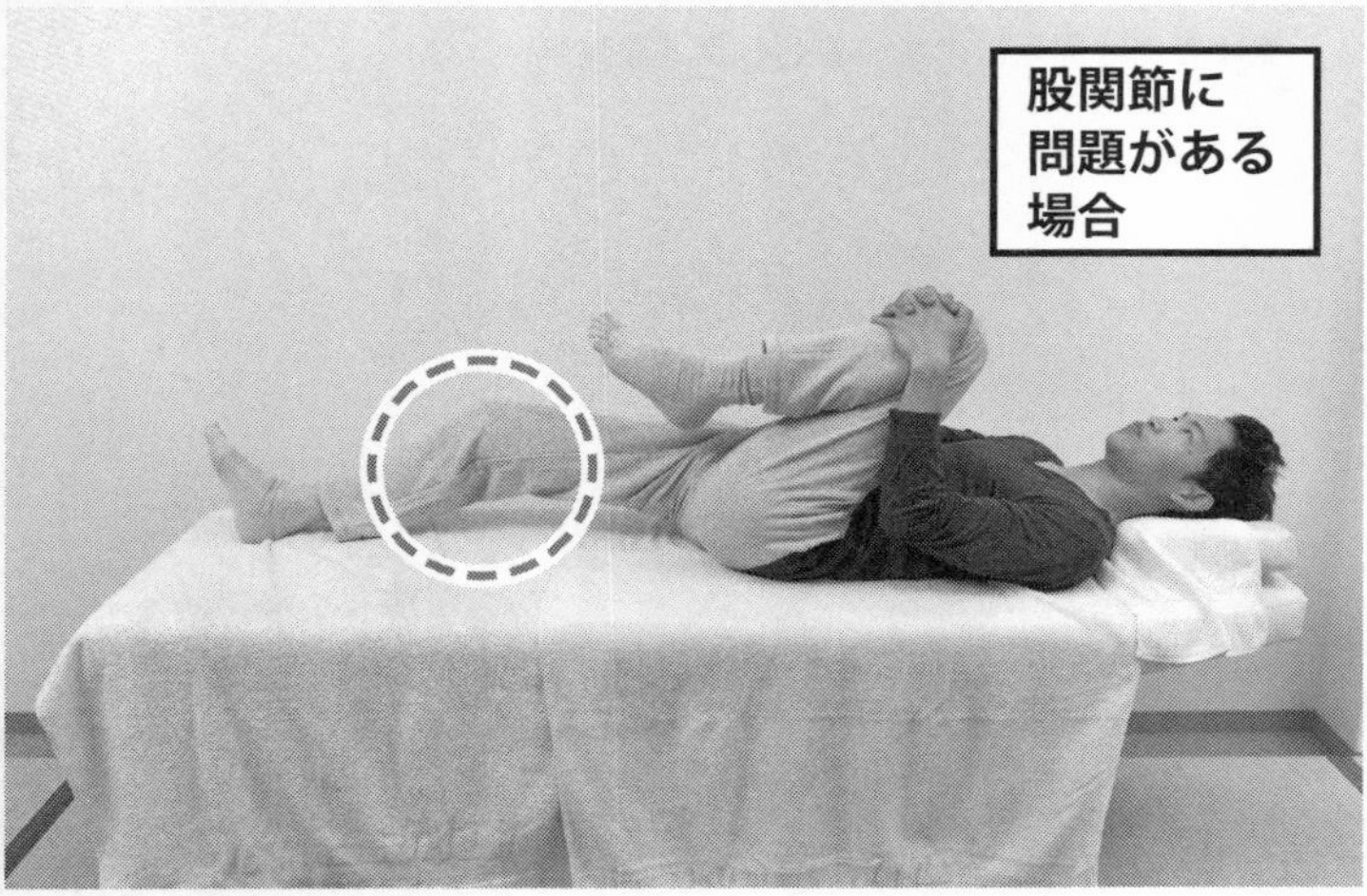

c．そのまま自分の胸に近づける

※股関節に問題がなければ反対側の膝は伸びたままになっているが、異常があると膝が浮き上がる。この場合、股関節を屈曲させる筋群の拘縮や、股関節そのものに問題がある。

5. 骨盤の状態を仙腸関節《せんちょうかんせつ》でチェックする

一般の方の認識では腰も骨盤も同じようなイメージでしょうが、プロとして現場に立つ以上、明確な調整箇所として骨盤の認識は重要です。

それは骨盤が身体を支える、あるいは動かす時の要という意味も含み、この歪み・狂いは全身に悪影響を及ぼすことになります。

もっとも、他の部位の問題が骨盤に波及することもありますので、どこが根本的な問題なのかは、問診なども含み、きちんと確認しなければなりません。思い込みで原因を捉えることは避けなければなりません。

ところで、骨盤は、仙骨と二つの寛骨《かんこつ》から成る骨格で、その接合は仙腸関節と恥骨結合《ちこつけつごう》によります。

中でも仙腸関節は体重を支える時に重要な役目を果たし、脊椎《せきつい》から荷重がかかった時には仙腸関節を介して仙骨底（腰椎5番に近い仙骨の部位）が前下方に移動するような回旋運動が発生します。

武道で技を出す時に「ハラ」の締めを意識するのは、腹圧をアップさせ、仙腸関節への過度の負担を軽減し、骨盤をガードする意味も含みます。

身体本来の仕組みとして、仙腸関節をガードするために働く「靭帯」を挙げると、「腸《ちょう》腰靭帯《ようじんたい》」「仙棘靭帯《せんきょくじんたい》」「仙結節靭帯《せんけっせつじんたい》」「前仙腸靭帯《ぜんせんちょうじんたい》」「後仙腸靭帯《こうせんちょうじんたい》」などがあります。

ここでは、仙腸関節のチェック法を説明します。いずれの場合も痛みを感じれば、仙腸関節に問題があると判断できます。

もっとも、チェックの操作の力加減が大きい場合、本来は問題がなくても何らかの反応が生じる可能性があります。このことは他のチェック法の場合も同様です。加減には十分な注意が必要です。

①骨盤を開く

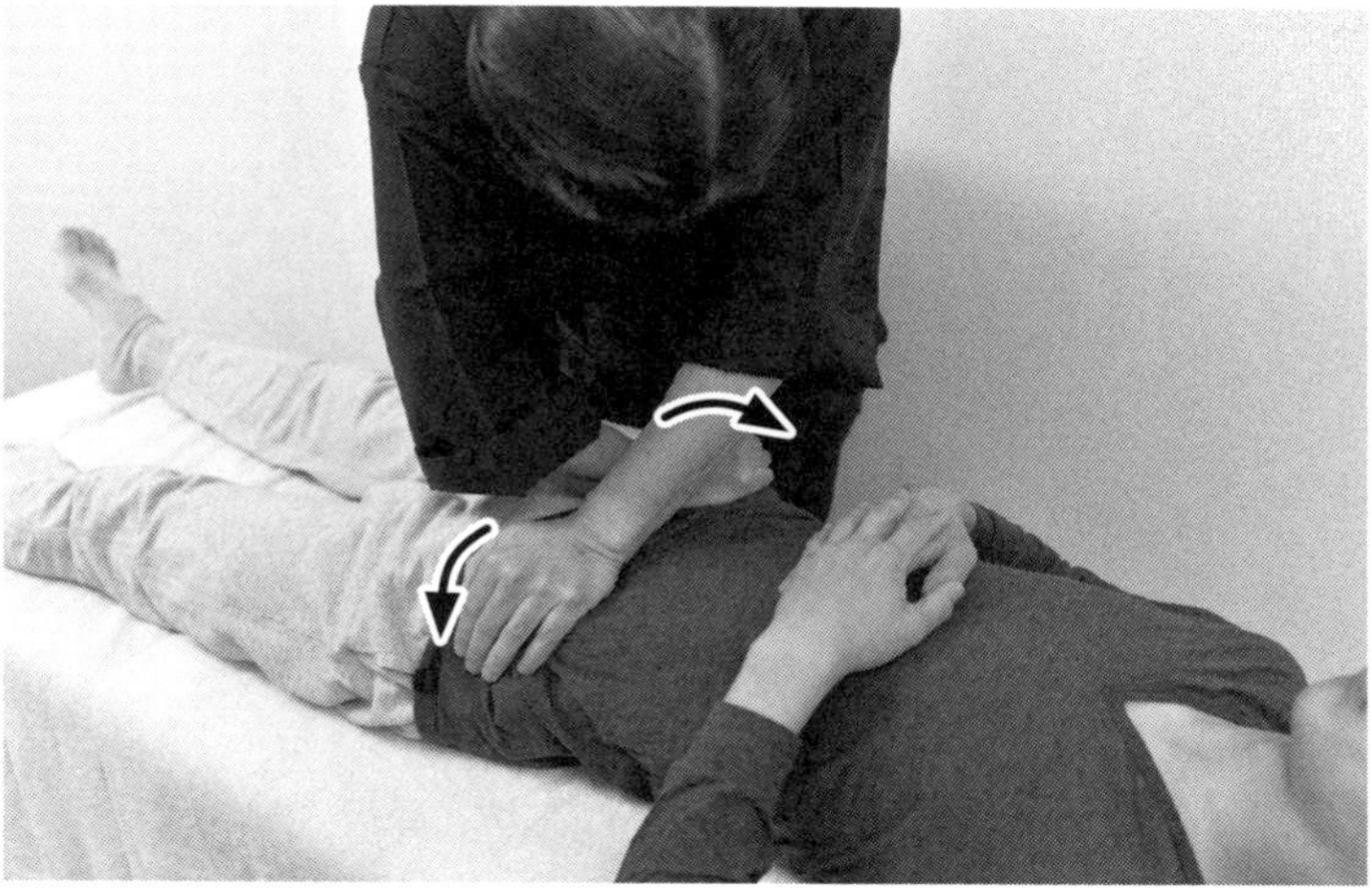

a．受ける側は仰臥位になってもらう
b．施術する側は両上肢を交差させ、左右の「上前腸骨棘」に手を当てる
c．骨盤を開くような感じで床方向、外側方向に圧をかける。この時、圧の加減は均等に行う

※痛みを感じた側に問題がある。

②横向きで骨盤を押す

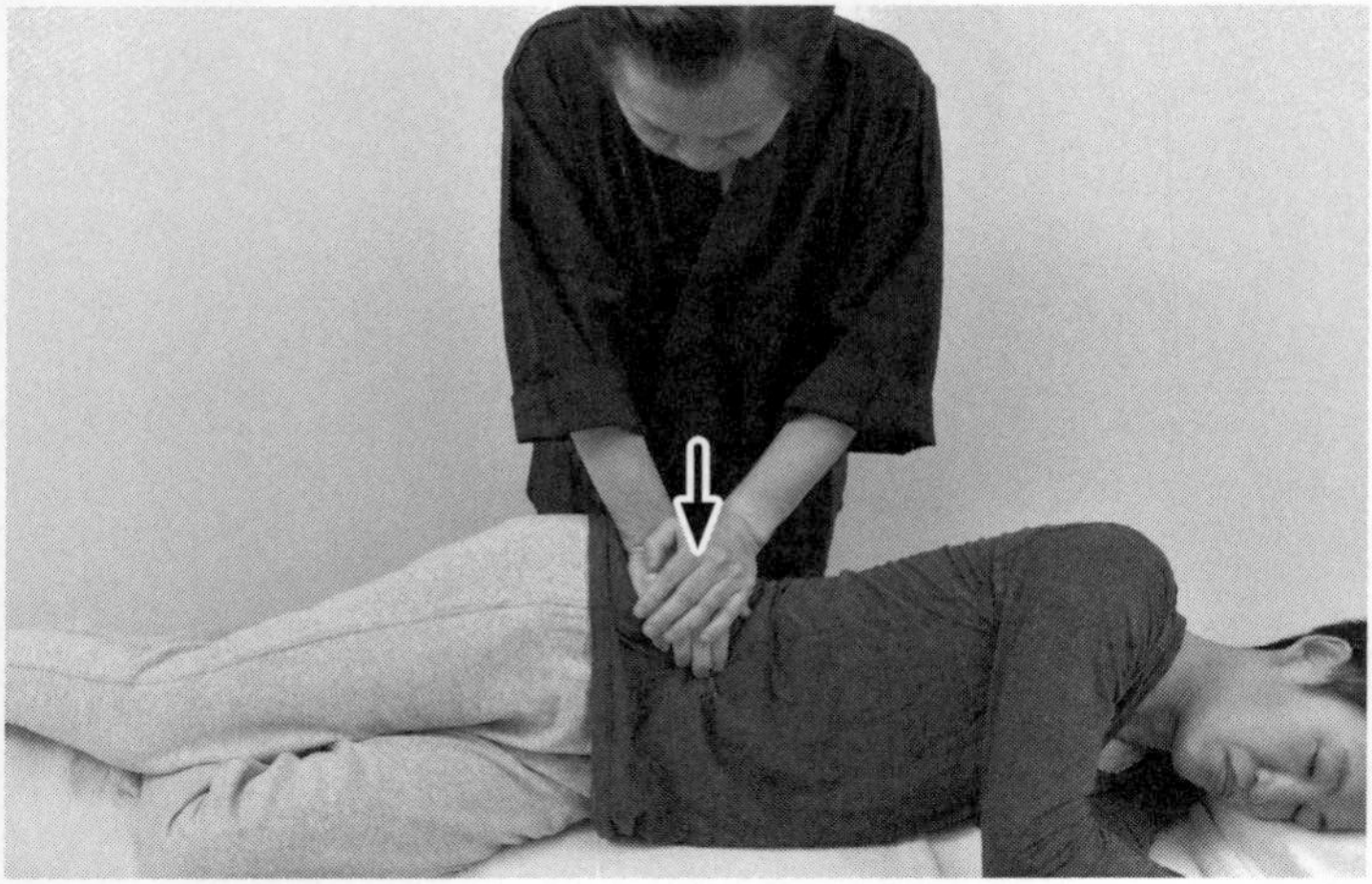

a．受ける側には側臥位になってもらう
b．施術する側は受ける側の背部に立ち、腸骨側面に手を重ねて当てる
c．そのまま床方向に圧をかける

※この時、痛みを感じた側の仙腸関節に問題がある。

③横向きで下肢を後方に伸展させる

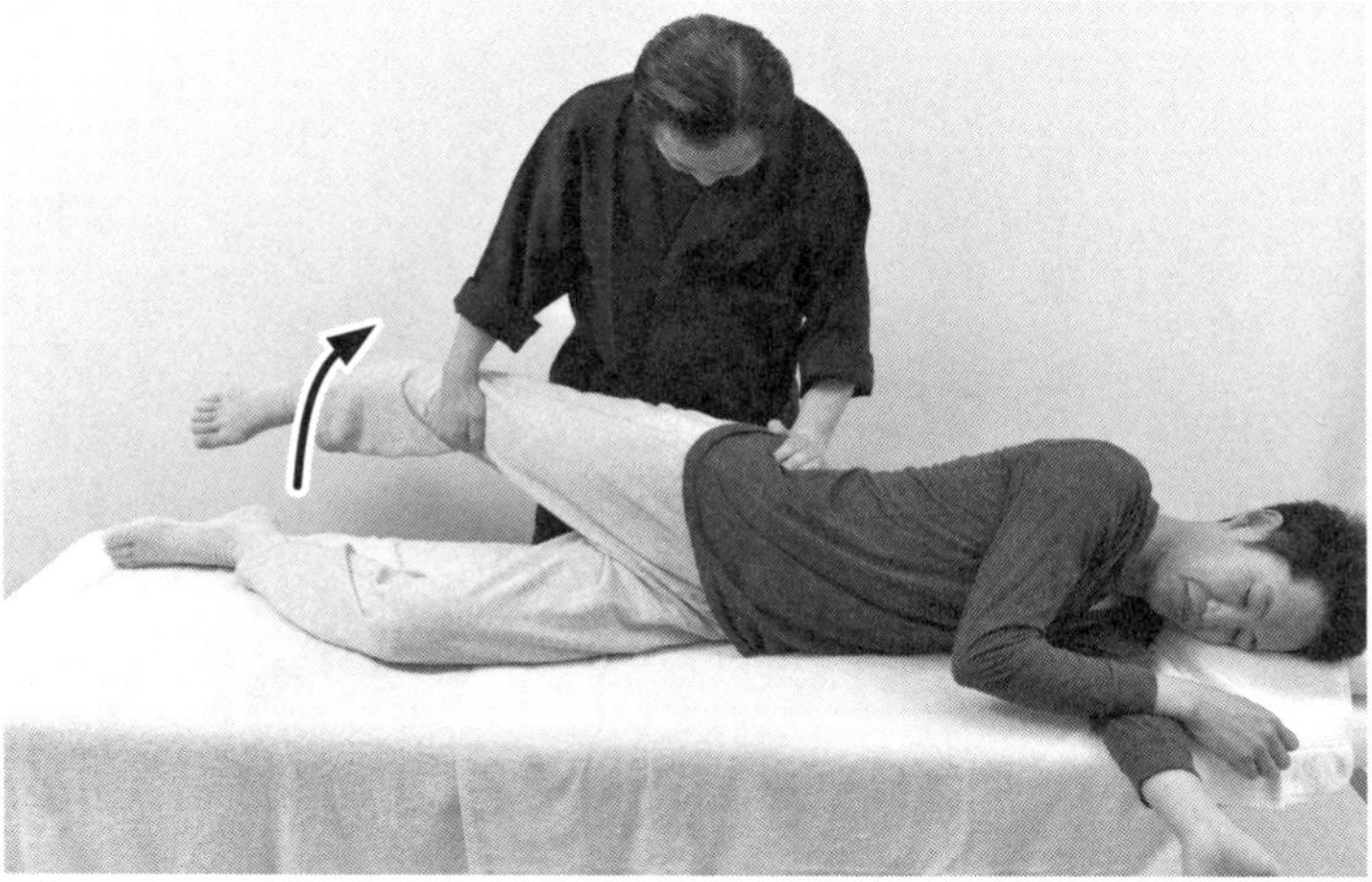

a．受ける側には、患側と思われる側を上にして側臥位になってもらう。下になっている健側の下肢は膝を曲げ、姿勢の安定を図ってもらう
b．施術する側は背部に立ち、一方の手を受ける側の臀部に当てる。他方の手は、受ける側の膝付近を軽く掴む
c．骨盤をきちんと支えた状態で、膝を受ける側の後方に動かし、伸展させる

※ここで痛みが生じれば、仙腸関節に問題ありと判断する。

6. 腰部に問題がないかを調べる

先ほどの骨盤も一般的には腰にあたるでしょうが、ここではその上の腰椎付近の状態をチェックする方法を紹介します。実際の現場では、腰のトラブルと判断される場合、腰椎と骨盤のいずれも施術することが多いですが、ここでは便宜上、分けて説明します。

整体院を訪れる方のご相談として、腰のトラブルは大変多いものです。だからこそ、どこに問題があるかをきちんと見極め、施術に活かすことが重要になります。

一口に腰と言っても、腰椎の問題は下肢に痛みが広がる座骨神経痛の原因になることがあります。それは、脊椎の状態が原因で、そこから出ている神経根を圧迫し、座骨神経痛として現れるのです。

腰が重い場合、腰部の周辺の筋肉の固さが関係していることもあり、触れてちょっと押してみればすぐにわかります。そういった筋肉が絡んだ腰の問題は本書の対象ではありませんが、軽い座骨神経痛、あるいは将来の神経痛の予備軍的な状態を確認する意味で、以下のチェック法を活用してみてください。

①下肢を伸展させる

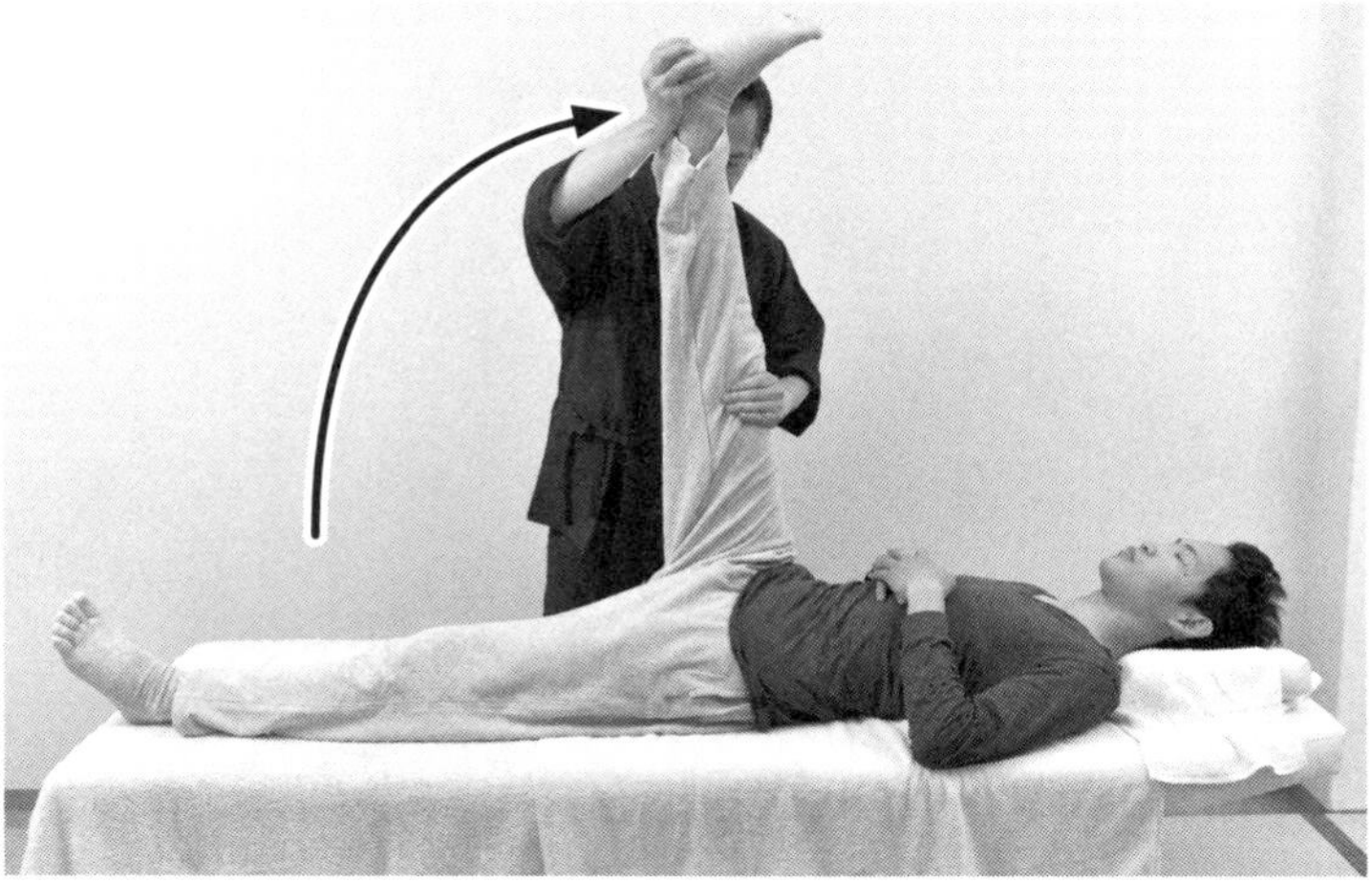

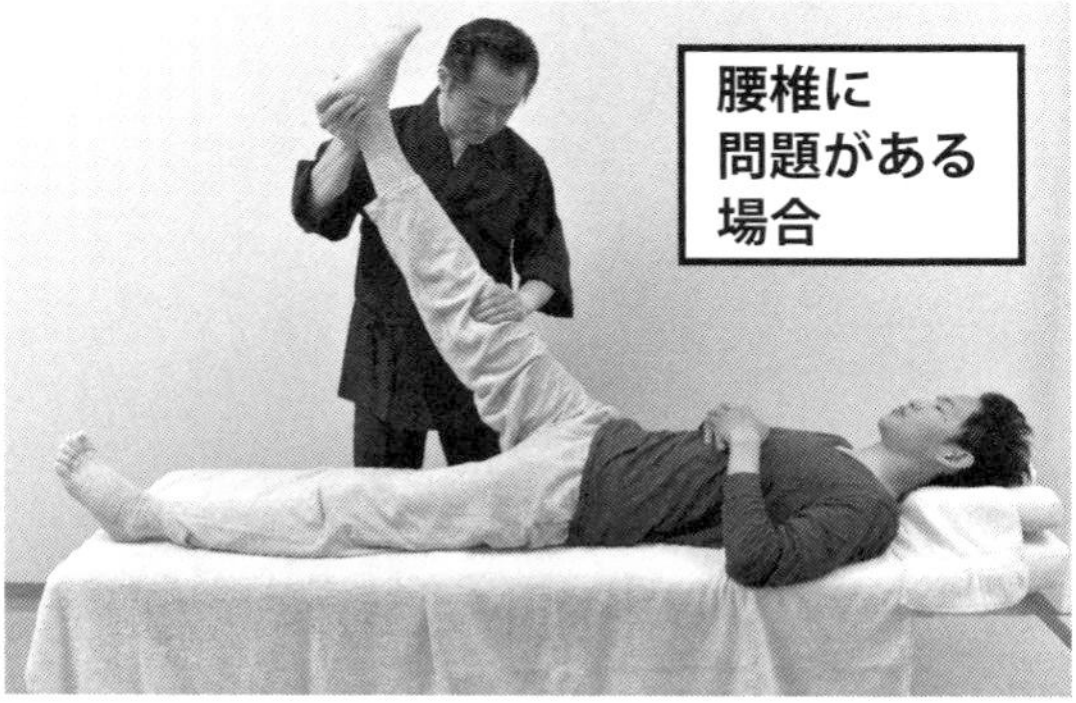

a．受ける側は仰臥位になってもらう

b．施術する側はかかとを持ち、もう一方の手は膝に当て、曲がらないようにする。その状態で下肢を股関節から屈曲させる

※身体が固く、屈曲の角度があまり大きくならない場合、腰椎の問題とは判断しない。しかし、下肢を屈曲させることで腰痛や座骨神経痛が増せば、問題がある。問題がなければ、90度くらいまで屈曲は可能。

②うつ伏せで膝を屈曲する

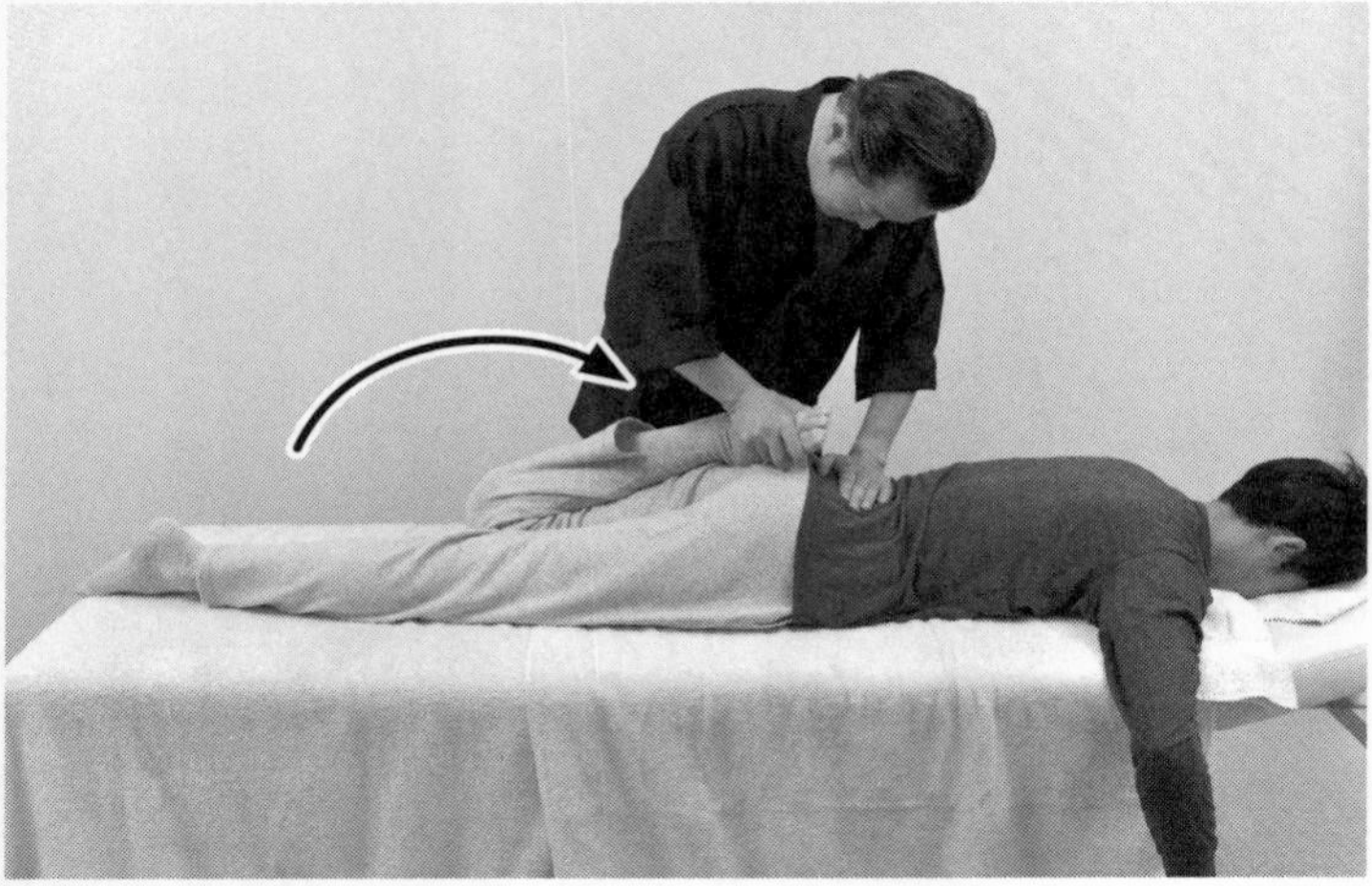

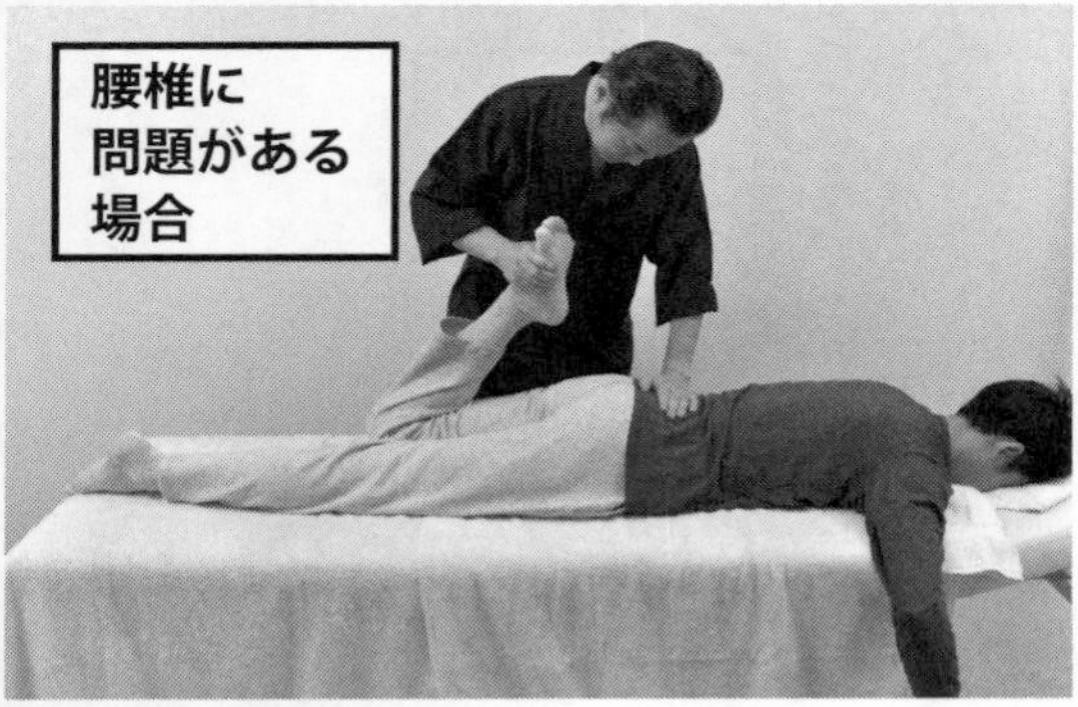

a．受ける側は伏臥位になってもらう

b．施術する側は受ける側の横に位置し、一方の手で骨盤を押さえ、もう一方の手は足首を持つ

c．その状態で、可能な限り膝を屈曲させる

※この状態で仙腸部に痛みがあれば、仙腸関節に問題がある。腰部の痛みは腰椎に問題があると判断する。

7．ゴルフ肘・テニス肘のチェック

上肢は大変可動範囲が大きく、複雑な作業ができます。そのためには、肘の状態も重要です。肘の屈曲・回旋とその組み合わせにより、その自在性は大変大きくなります。その特徴は「肘関節《ちゅうかんせつ》」の独特の構造であり、上腕骨《じょうわんこつ》と尺骨・橈骨で作る関節です。具体的には、腕尺関節《わんしゃくかんせつ》、腕橈関節《わんとうかんせつ》、上腕尺関節《じょうわんしゃくかんせつ》の三つです。

上腕骨と尺骨については「内側側副靭帯《ないそくそくふくじんたい》」で連結され、安定性は高くなっています。しかし、上腕骨と橈骨はそのようになっていません。上腕骨に付着する「外側側副靭《がいそくそくふくじん》帯《たい》」は「橈骨輪状靭帯《とうこつりんじょうじんたい》」と合流しておらず、直接的には付着していません。つまり、直接連結しておらず、前腕が回内・回外する際、橈骨頭は「橈骨輪状靭帯」の内側で回旋します。それにより上肢の大きな自在性を発揮しますが、強い力で回旋させた場合、肘関節のガードという視点からは脆弱性が心配されます。

ここでは、ゴルフ肘・テニス肘のチェック法を紹介しますが、この両者は痛める箇所が異なります。ゴルフ肘は上腕骨内側で、テニス肘は上腕骨外側です。

①ゴルフ肘のチェック〈前腕の回外で確認〉

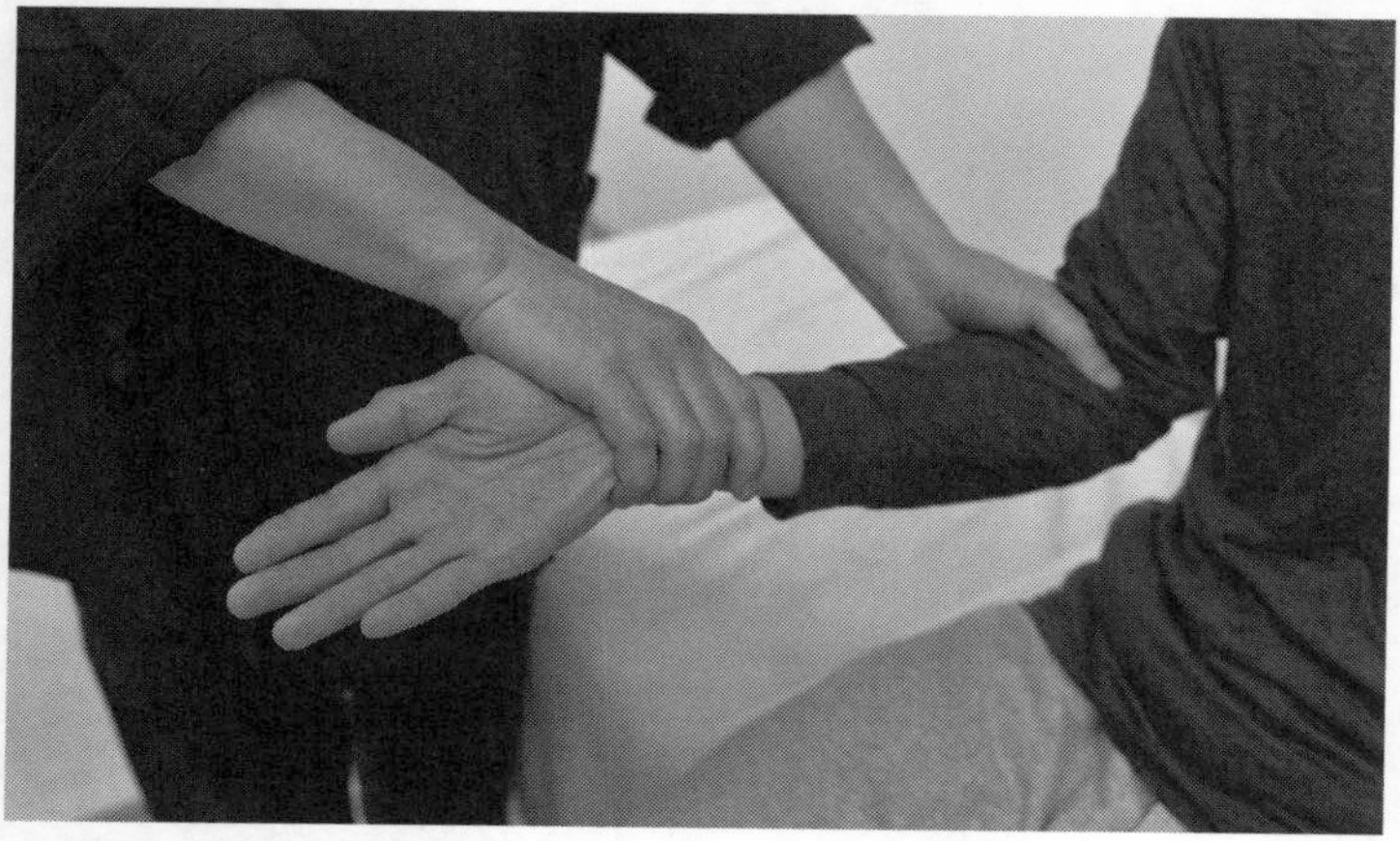

a．受ける側には座位になってもらう

b．受ける側は上腕を体側につけ、肘を直角に曲げ、掌を上に向ける

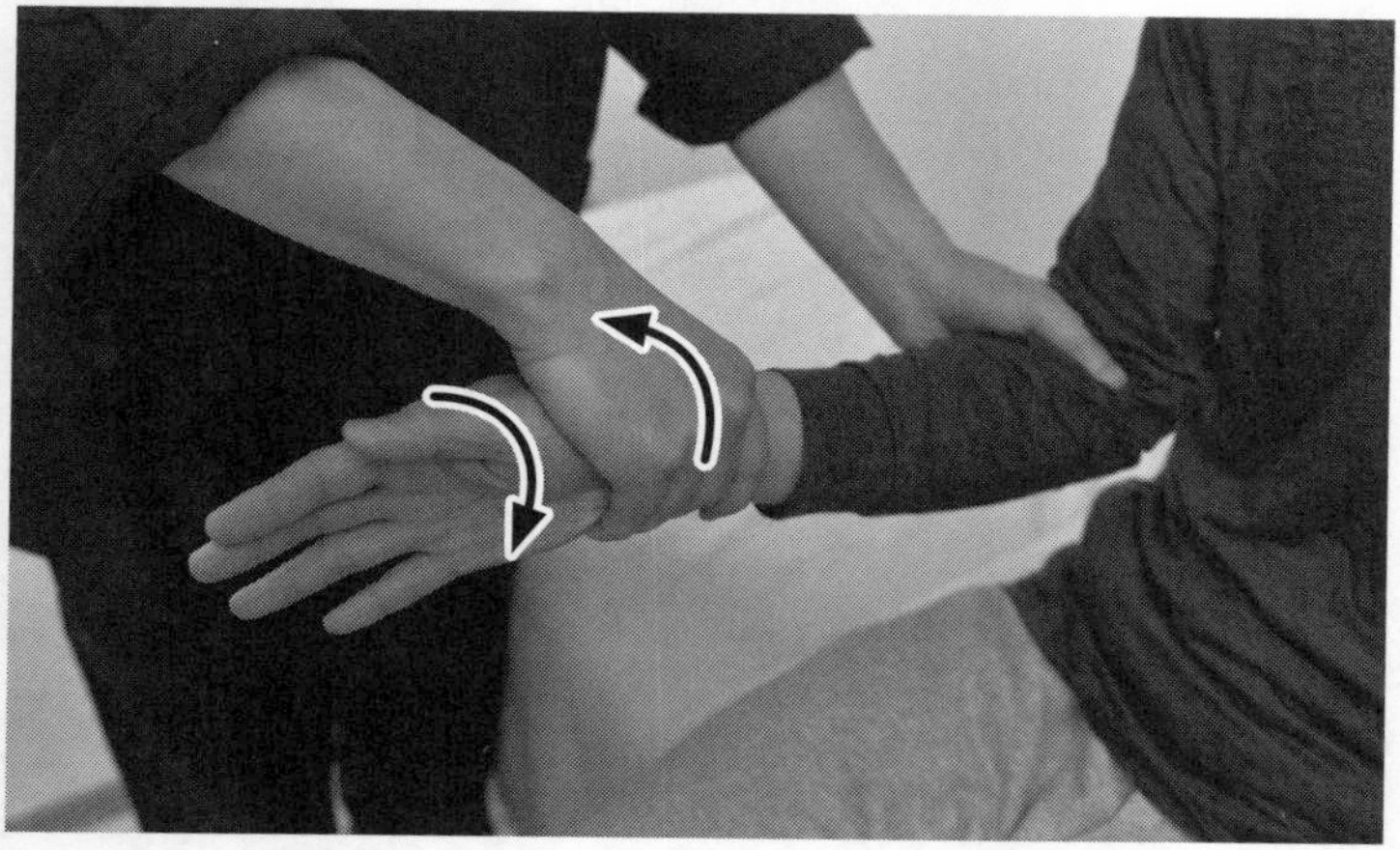

c．その状態で施術する側は上腕と前腕を軽く掴み、受ける側が掌を下に向けようとすることに抵抗を加える

※抵抗時に肘関節の内側に痛みを感じたら問題ありと判断。

②テニス肘のチェック〈手首の背屈で確認〉

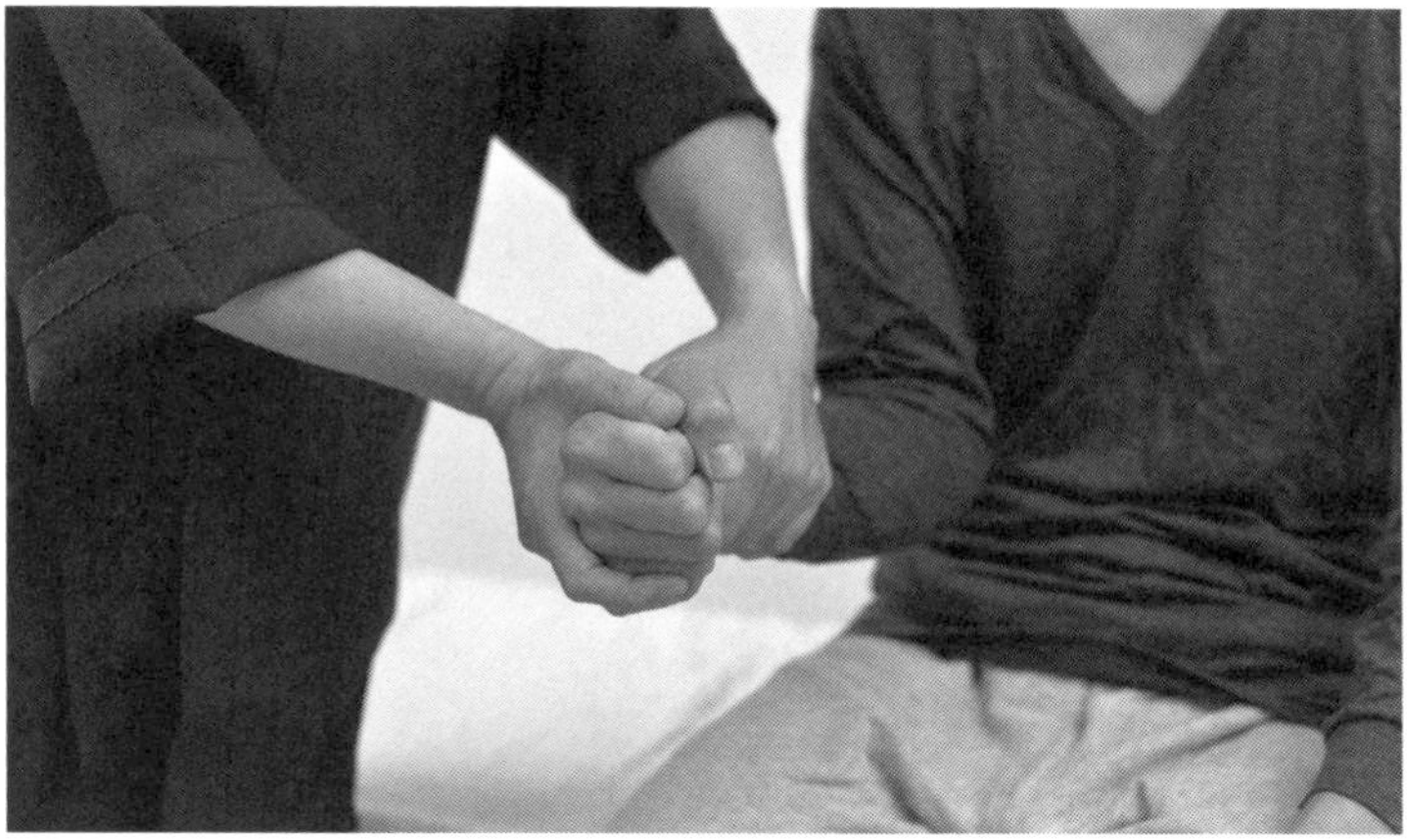

a．受ける側には座位になってもらう
b．受ける側は、身体の前面に肘を曲げた状態になる。この時、軽く拳を握ってもらう
c．施術する側は一方の手で手首付近を軽く握り、他方の手は受ける側の拳を手の甲側から軽く押さえる

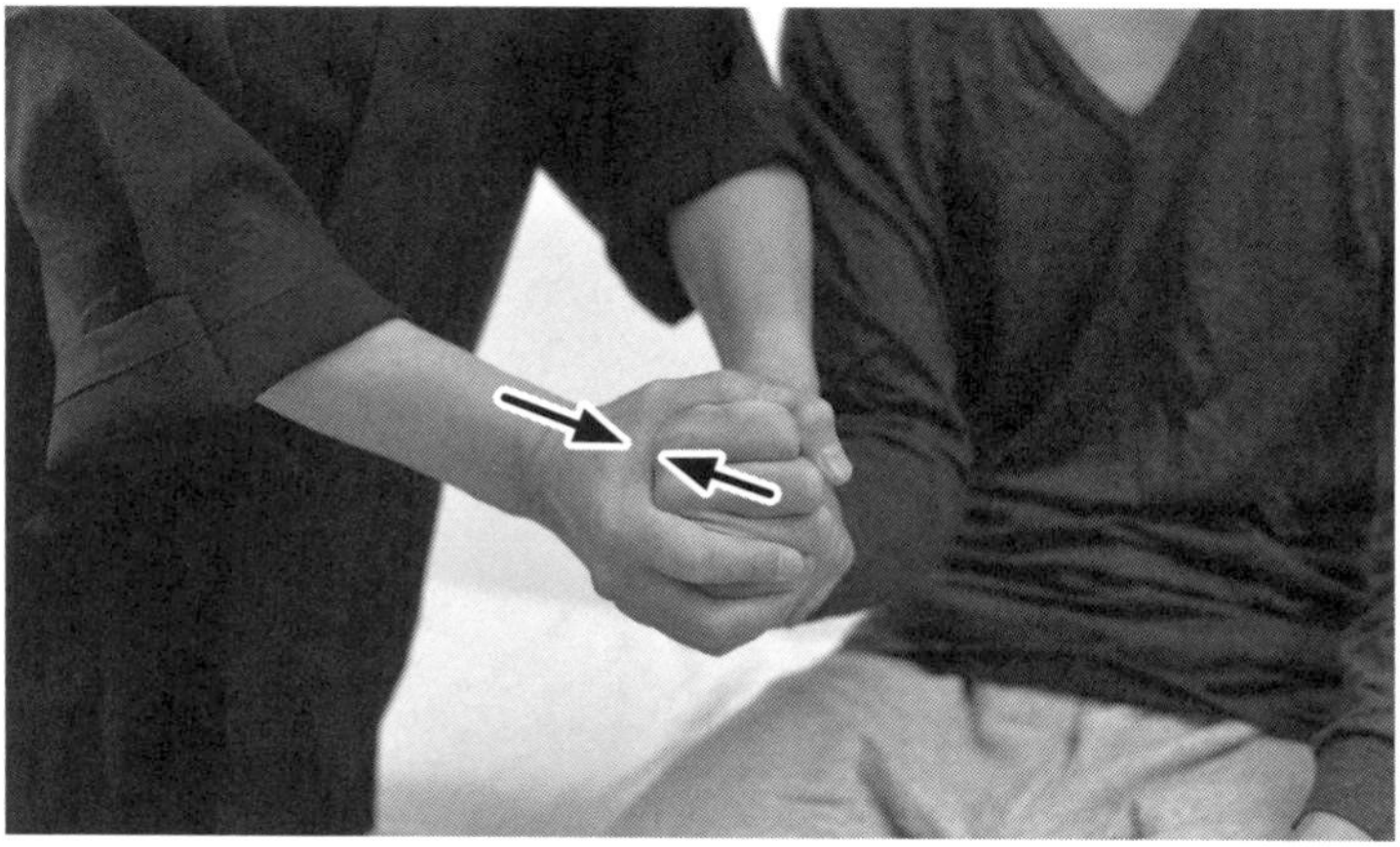

d．受ける側はその拳を手の甲側に曲げようとし、施術する側はその力に抵抗する

※抵抗時に肘関節の外側に痛みを感じれば問題ありと判断。

8. 肩関節のズレの確認

肩関節の状態も肘関節同様、上肢の動きに大きく関与します。特に、体幹部と上肢をつなぐ関節として、全体的な動作についてはこの部位の状態次第で日常生活にも支障をきたします。

例えば、四十肩・五十肩のように肩の状態に問題があれば、上着を着る動作も難しくなります。

肩関節と股関節は構造的に似ていますが、骨頭の関節窩の関係は浅い連結であり、その分、自在性は確保されています。また、肩の動きには複数の関節が関与しており、それも肩の可動域の大きさに関係しています。これは上肢と下肢の役割の違いによりますが、そういうことも頭に入れて施術することが必要になります。

ですから、肩に関係するトラブルの場合、その周辺部位まで意識して対応すべきですが、ここでは肩関節の状態を把握するチェック法について説明します。

その前に肩関節付近の構造を知る必要がありますので、簡単に説明します。

前述のように、肩の状態に関わる骨と関節は複数あり、具体的には鎖骨《さこつ》と肩甲骨《けんこうこつ》があります。

上腕骨の骨頭は肩甲骨の関節窩に接しますが、その周囲は「関節上腕靭帯《かんせつじょうわんじんたい》」がサポートし、肩関節の上部には「烏口上腕靭帯《うこうじょうわんじんたい》」があります。

肩甲骨の烏口突起《うこうとっき》と肩峰《けんぽう》の間には「烏口肩峰靭帯《うこうけんぽうじんたい》」があり、肩関節の上方への過度な動きをガードしています。

ただ、肩関節の下方にはこのようなガードする組織がないため、その方向に脱臼しやすい構造になっています。

また、肩甲骨と鎖骨を連結するための「靭帯」も存在し、それらの連携で肩の自在性と共に補強を行っています。ただ、股関節に比べると、その補強の程度は強くありません。

ここで、上肢を動かす際に知っておくべきことを付け加えます。肩関節の自在性を補強する四つの筋肉についてであり、棘上筋《きょくじょうきん》、棘下筋《きょくかきん》、小円筋《しょうえんきん》、肩甲下筋《けんこうかきん》です。

これらの筋の腱は関節包に付着し、関節の前面、後面、上面を取り囲む腱板《けんばん》を形成します。下方にはないため、これもその方向へ脱臼しやすい理由になります。過剰な反復運動などで断裂することもありますので、これらも施術の可否を判断する大切な情報になります。

①上肢を横に上げ、手を放す

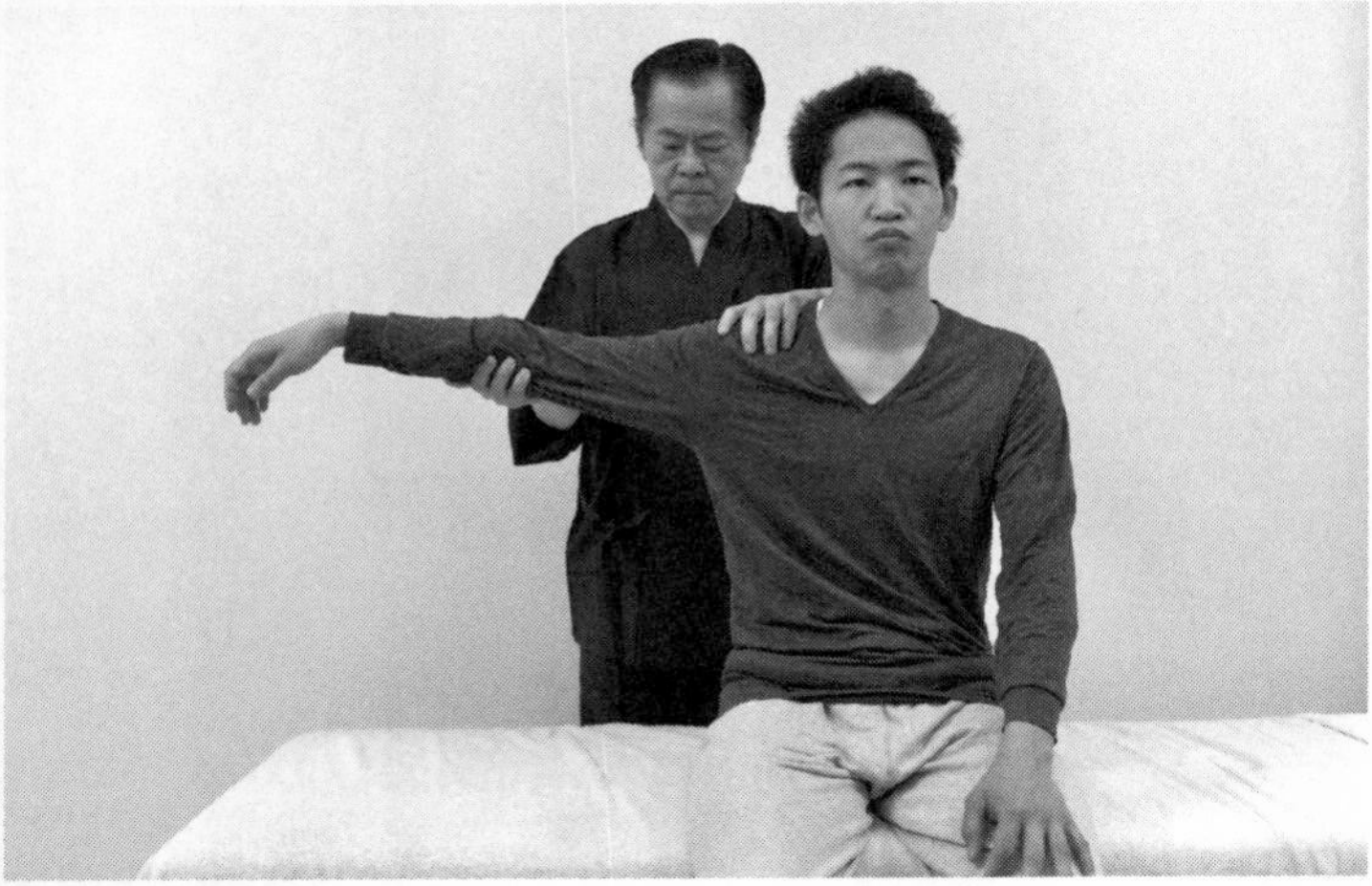

a．受ける側には座位になってもらう

b．施術する側は後方に立ち、片方の上肢の手首を持って肩の高さまで持ち上げる。この時、上肢は肘を伸ばしたままにしてもらう

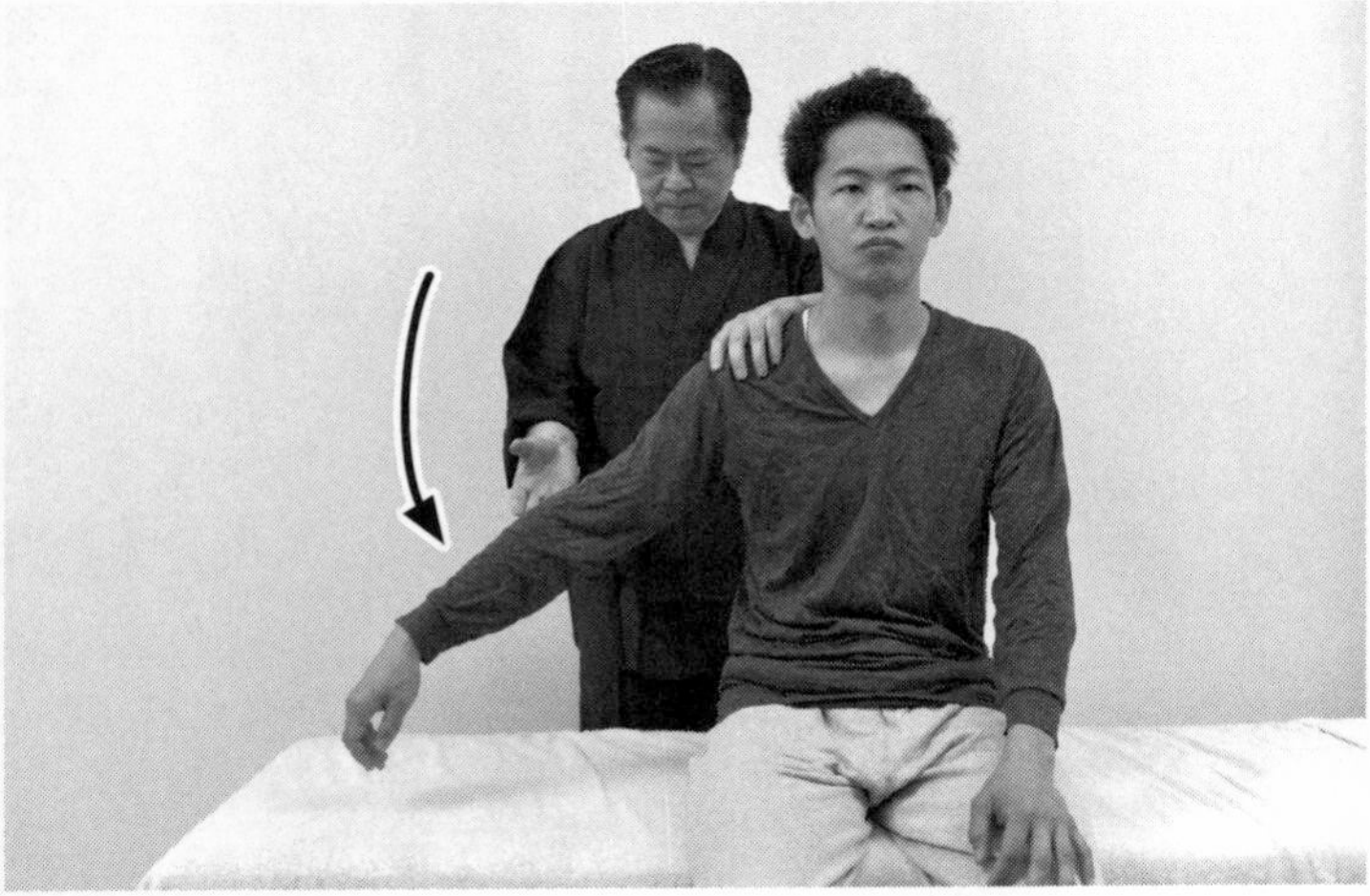

c．手を放し、ゆっくり下ろしてもらう

※ここではゆっくり下ろしてもらうことが大切で、ゆっくり下ろせない、あるいは急に落ちれば腱板に問題ありと判断。断裂の場合、整体術としては対象外になる。

②上肢を肩関節、肘関節で屈曲させる

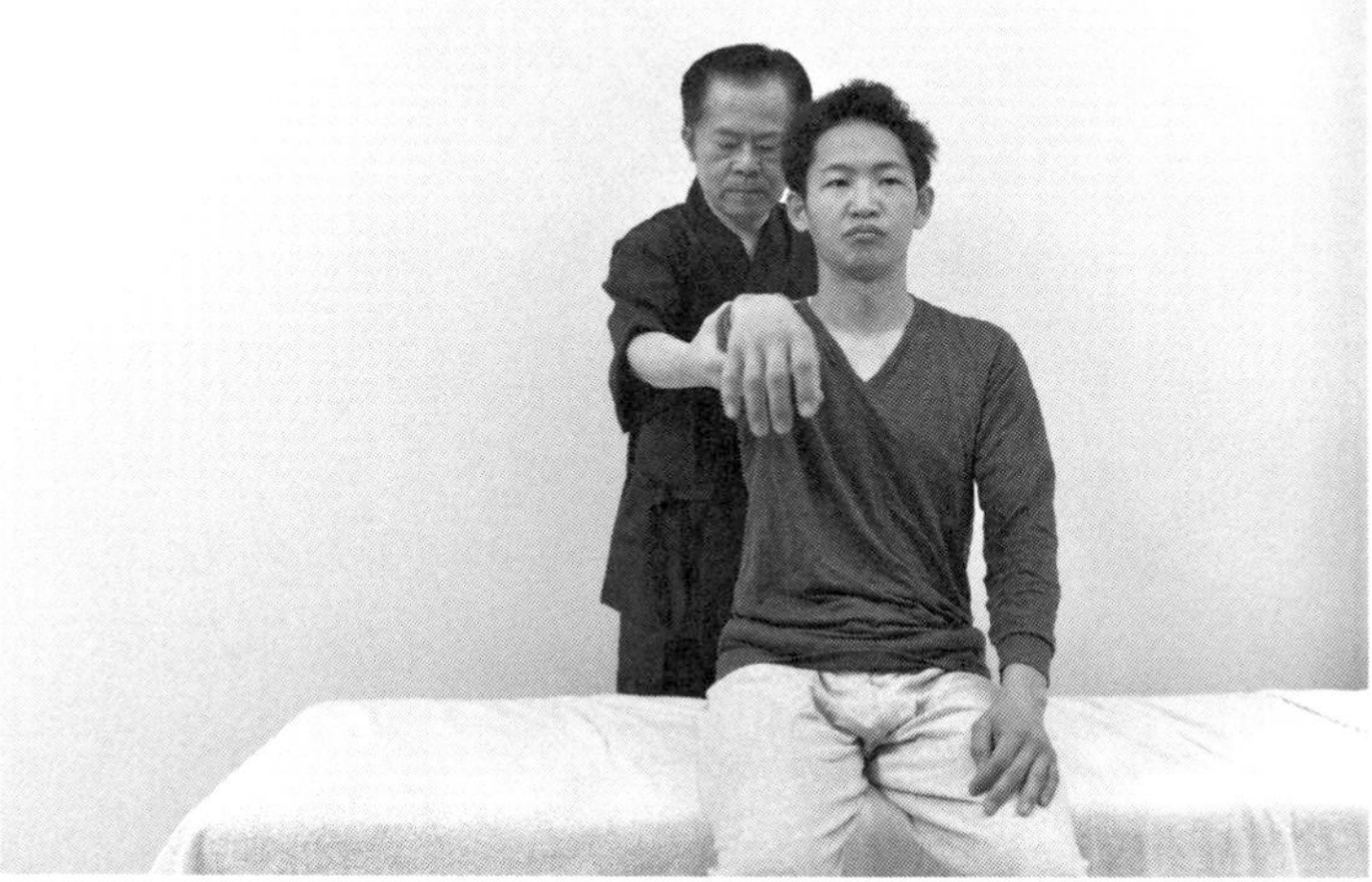

a．受ける側は座位

b．施術する側は後方に立ち、受ける側の手首を持ち、前方に肩の高さまで持ち上げる

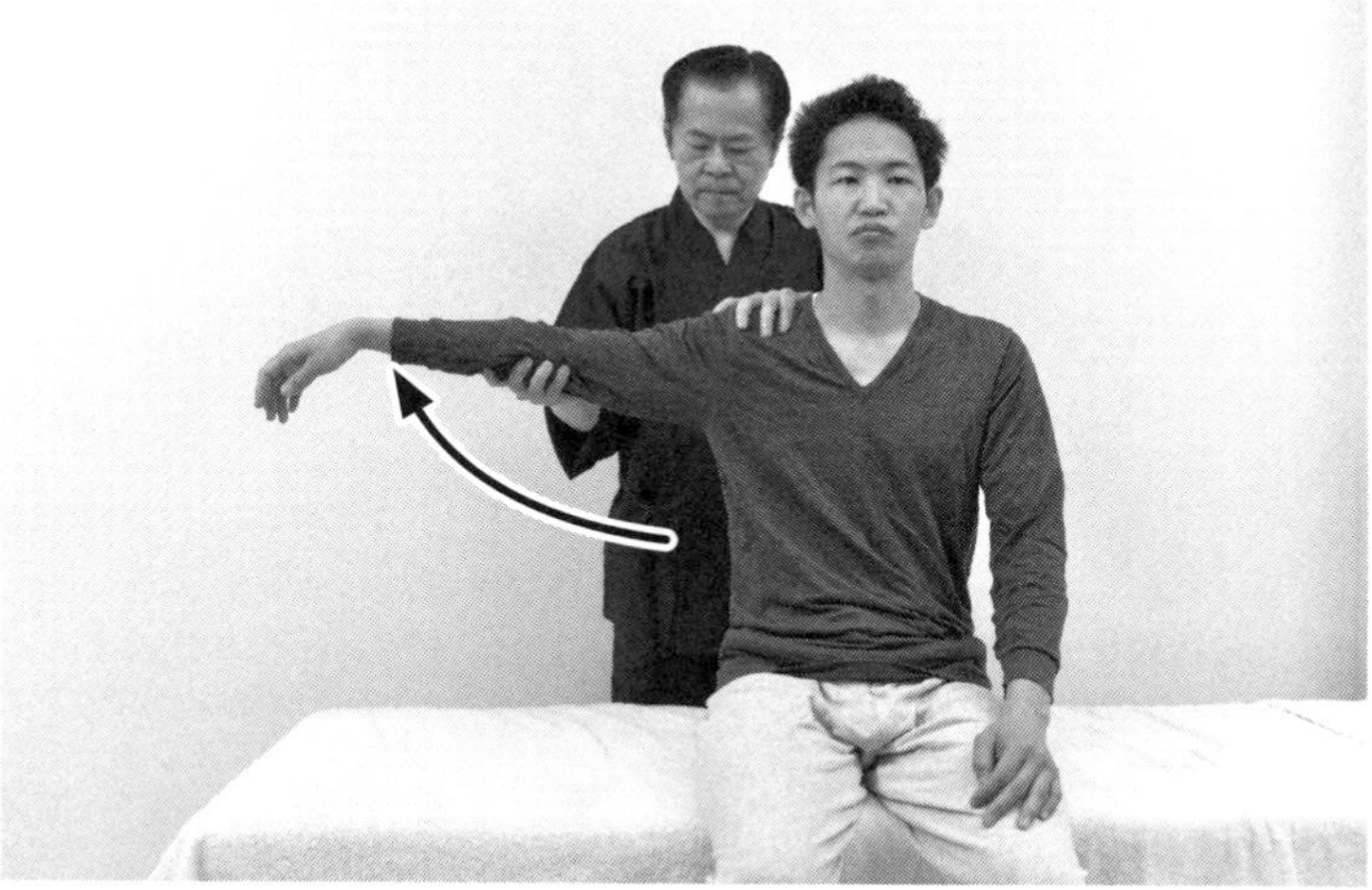

c．bの状態から横方向に開く

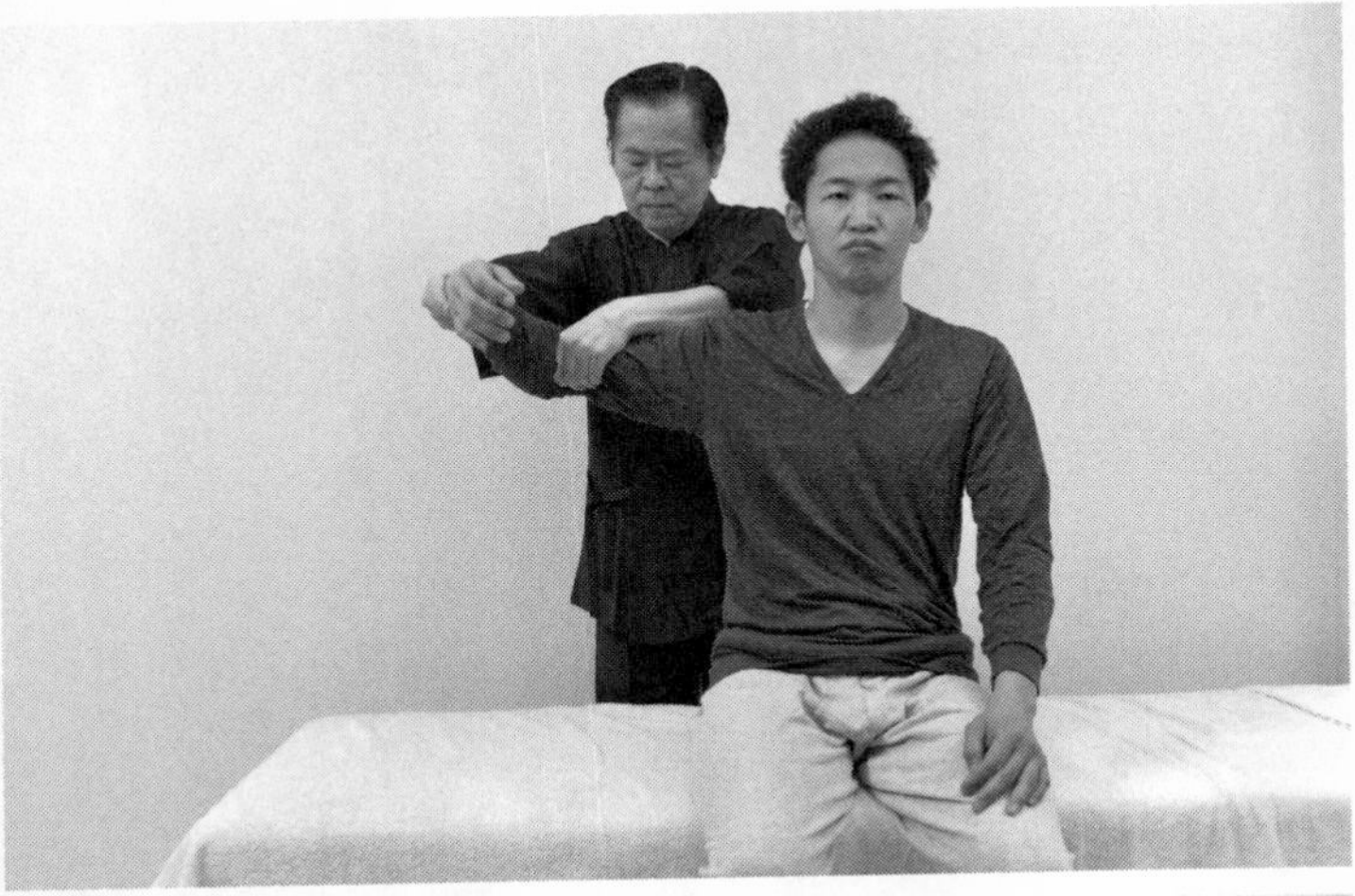

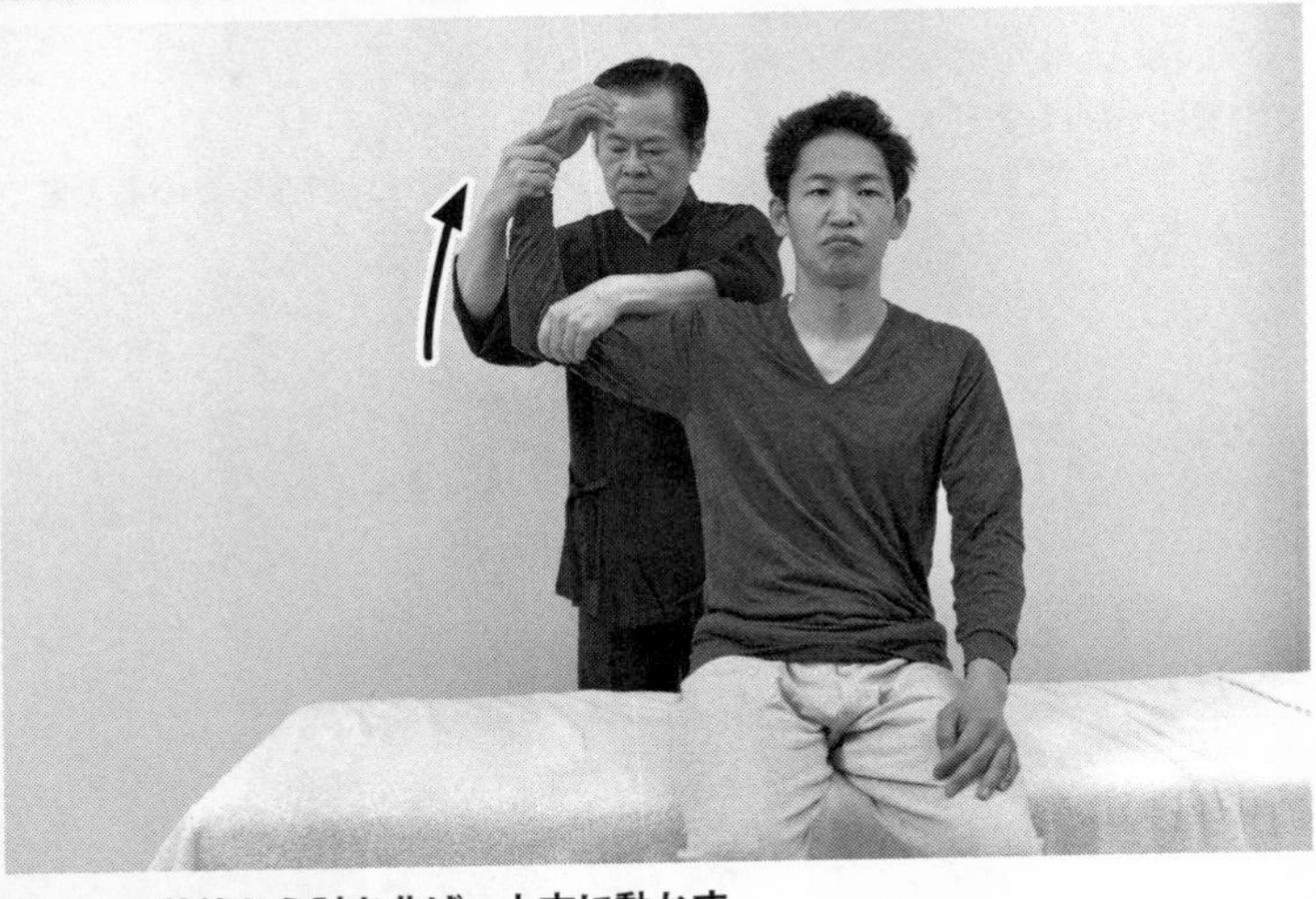

d．ｃの状態から肘を曲げ、上方に動かす

※この状態で肩に痛みを感じたり、不安な様子が見えれば、肩関節の「靭帯」に問題ありと判断。

9. 頸椎周りの「靭帯」・筋肉の状態をチェックする

頸椎は頭部を支える大切な脊椎です。体幹部同様、頸椎周辺には「靭帯」、筋肉が存在して本来の状態をキープしようとしています。

ただ、この部位のサポート状況は、腰に比べると脆弱で、何かの拍子に痛めてしまうことがしばしばです。交通事故のような大きな力が加わった場合は「ムチウチ症」になる可能性がありますし、日常生活の中では「寝違え」が具体例になります。

首が支える頭部の重さは、体重の8パーセント程度ですが、急激な衝撃が加わった時には支えることができず、「ムチウチ症」になってしまいます。

頸椎に限らず、脊椎の内側には中枢神経である脊髄が通っており、そこにダメージを受ければ全身に多大な影響があります。だからこそ、正しい状態をキープすることが必要であり、施術もその意識でしっかり行うことが大切です。

ところで、頸椎も脊椎の一部ですから他の部位と似たところもありますが、頭部との関係でも見ていくことが必要です。

「靭帯」の視点から見れば、「項靭帯《こうじんたい》」のように、「棘上靭帯《きょくじょうじんたい》」が魚のヒレのように広がり、後頭骨から頸椎7番の棘突起《きょくとっき》まで張っています。

また、「前環椎後頭膜《ぜんかんついこうとうまく》」や「後環椎後頭膜《こうかんついこうとうまく》」のように後頭骨と頸椎1番（環椎）を連結する「靭帯」もあり、他の脊椎とは異なるところもあります。

このようなことを念頭に、具体的なチェック法について説明していきます。

①頭を横に倒してもらい、上から軽く押す

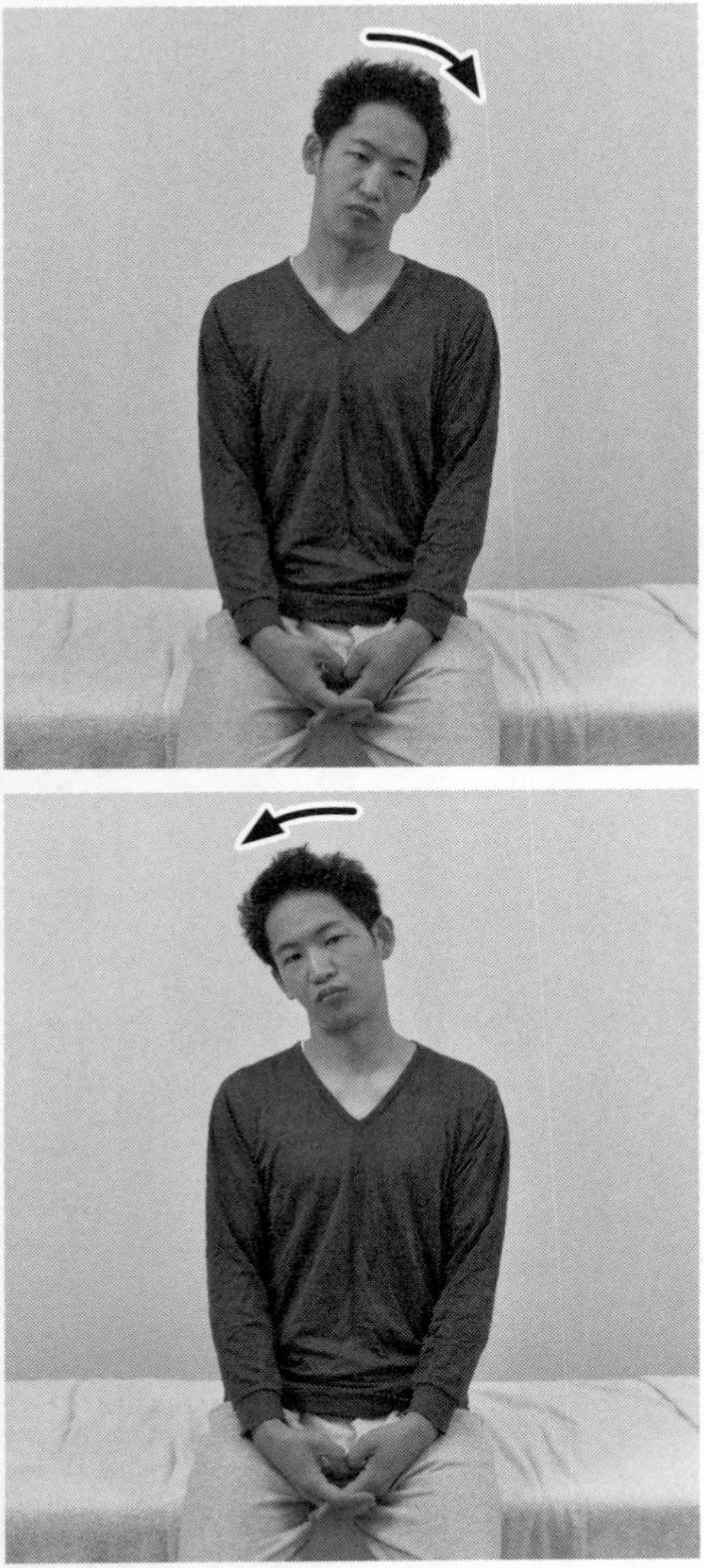

a．受ける側は座位
b．左右に首を倒してもらう

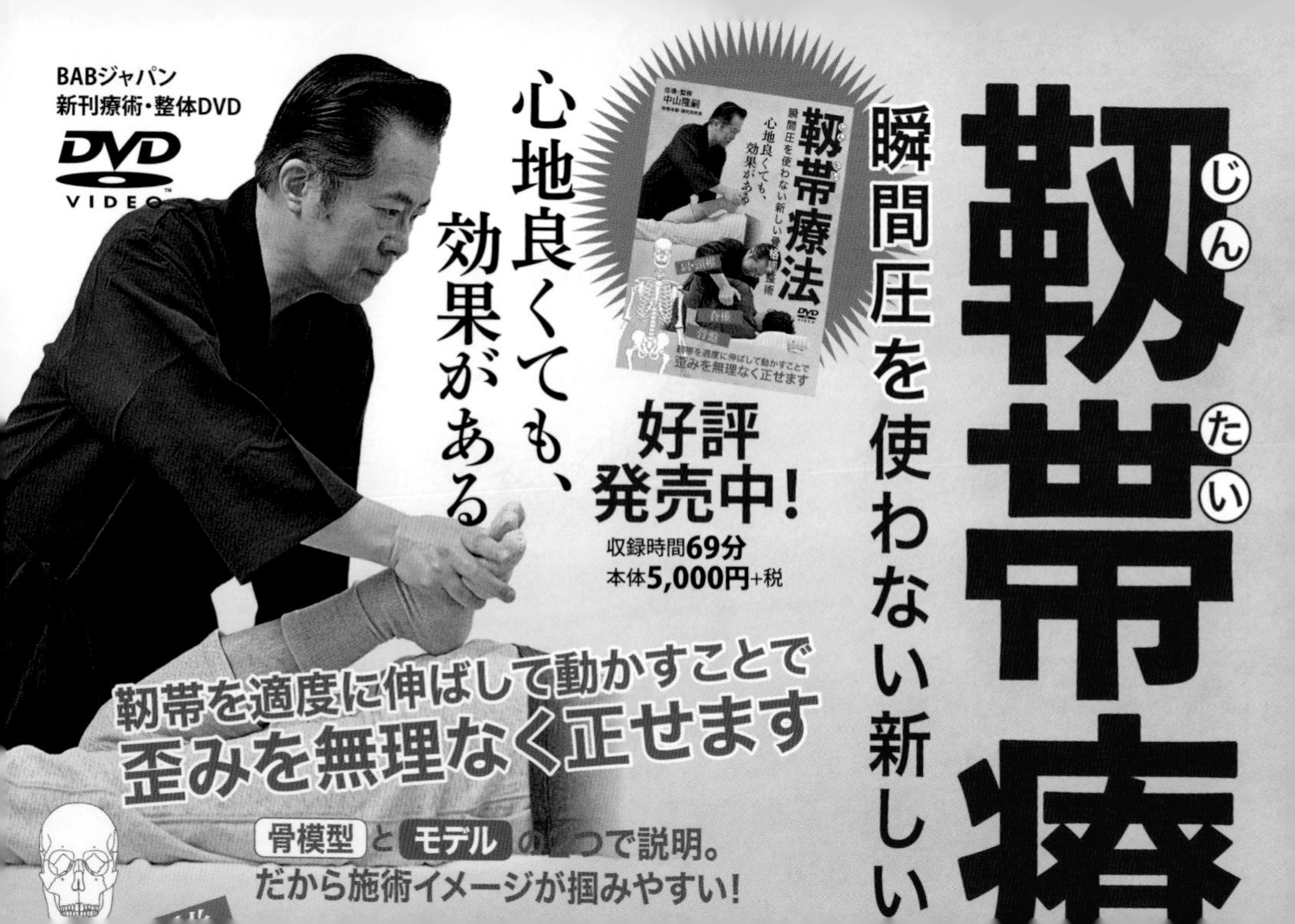
BABジャパン
新刊療術・整体DVD
DVD VIDEO
靭《じん》帯《たい》療
瞬間圧を使わない新しい
心地良くても、効果がある
好評発売中！
収録時間69分
本体5,000円+税
靭帯療法
瞬間圧を使わない新しい
心地良くても、効果がある
靭帯を適度に伸ばして動かすことで
歪みを無理なく正せます
骨模型 と モデル の つで説明。
だから施術イメージが掴みやすい！

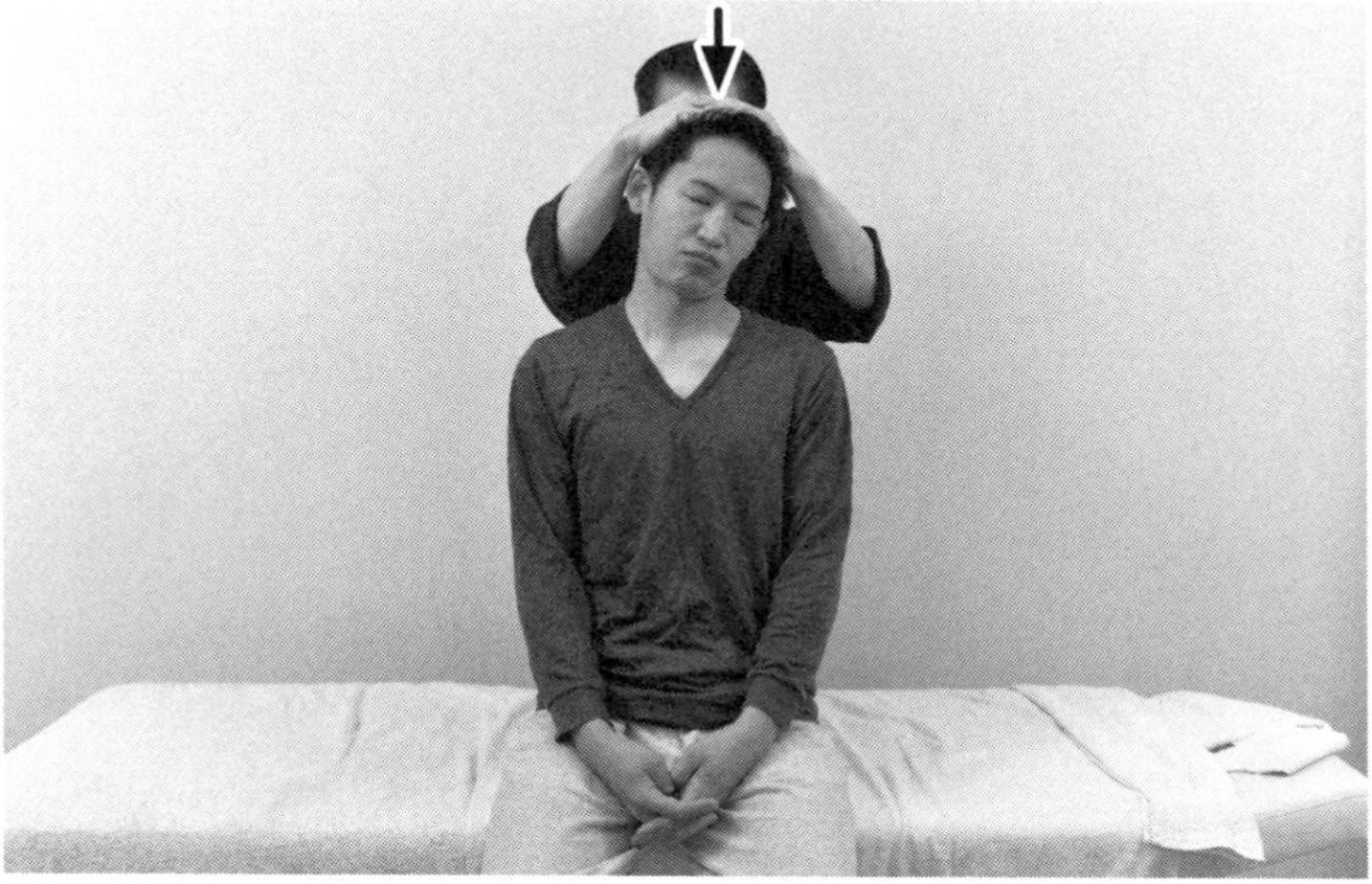

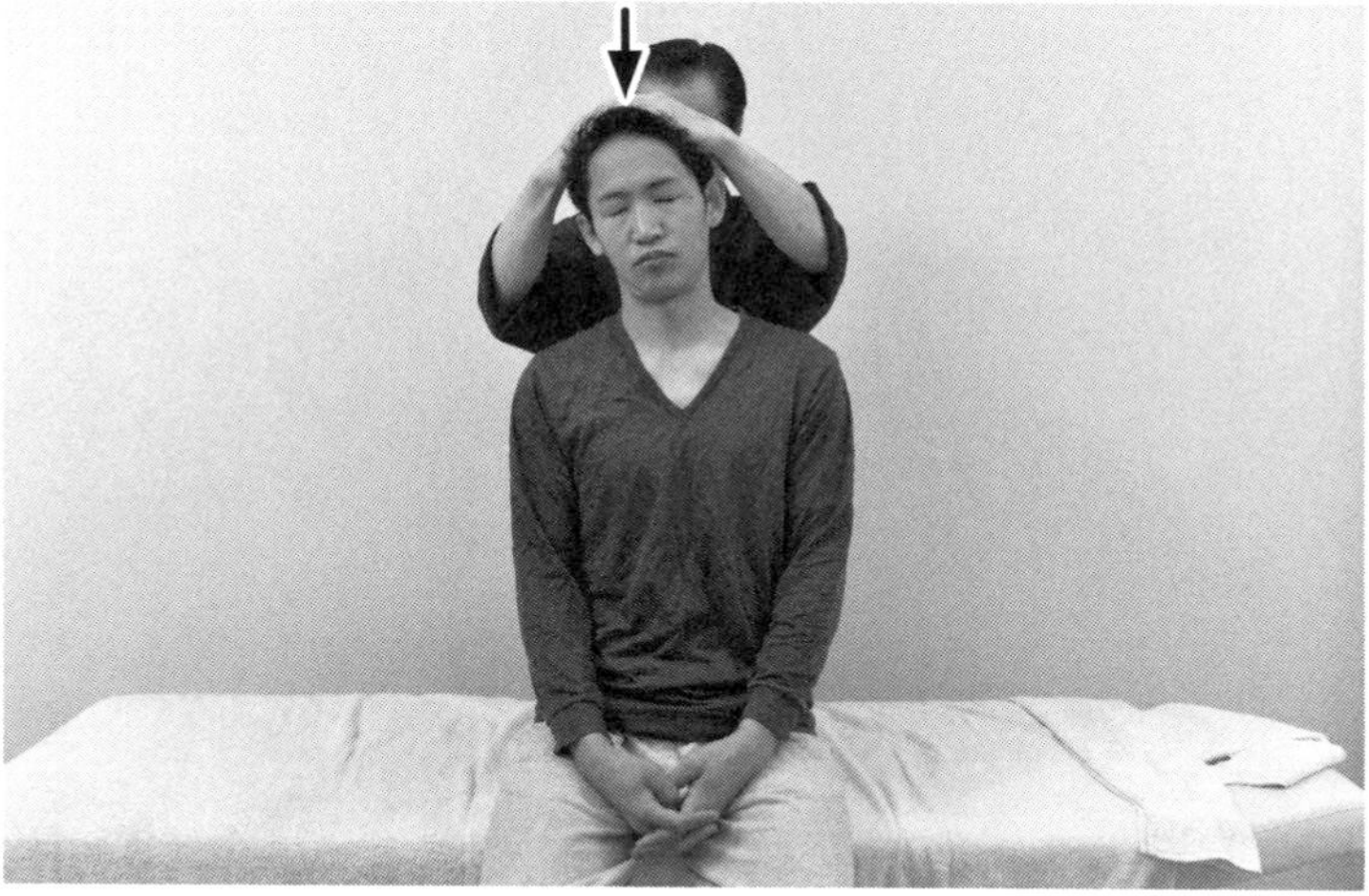

c．施術する側は後方に立ち、頭の上に両手を重ねて置き、首を倒した時、下方に軽く圧を加える

※圧の加減には十分注意する。屈曲した側の痛みが増加すれば、その側の椎間孔の圧迫が疑われる。

②左右を見るように頭を動かす

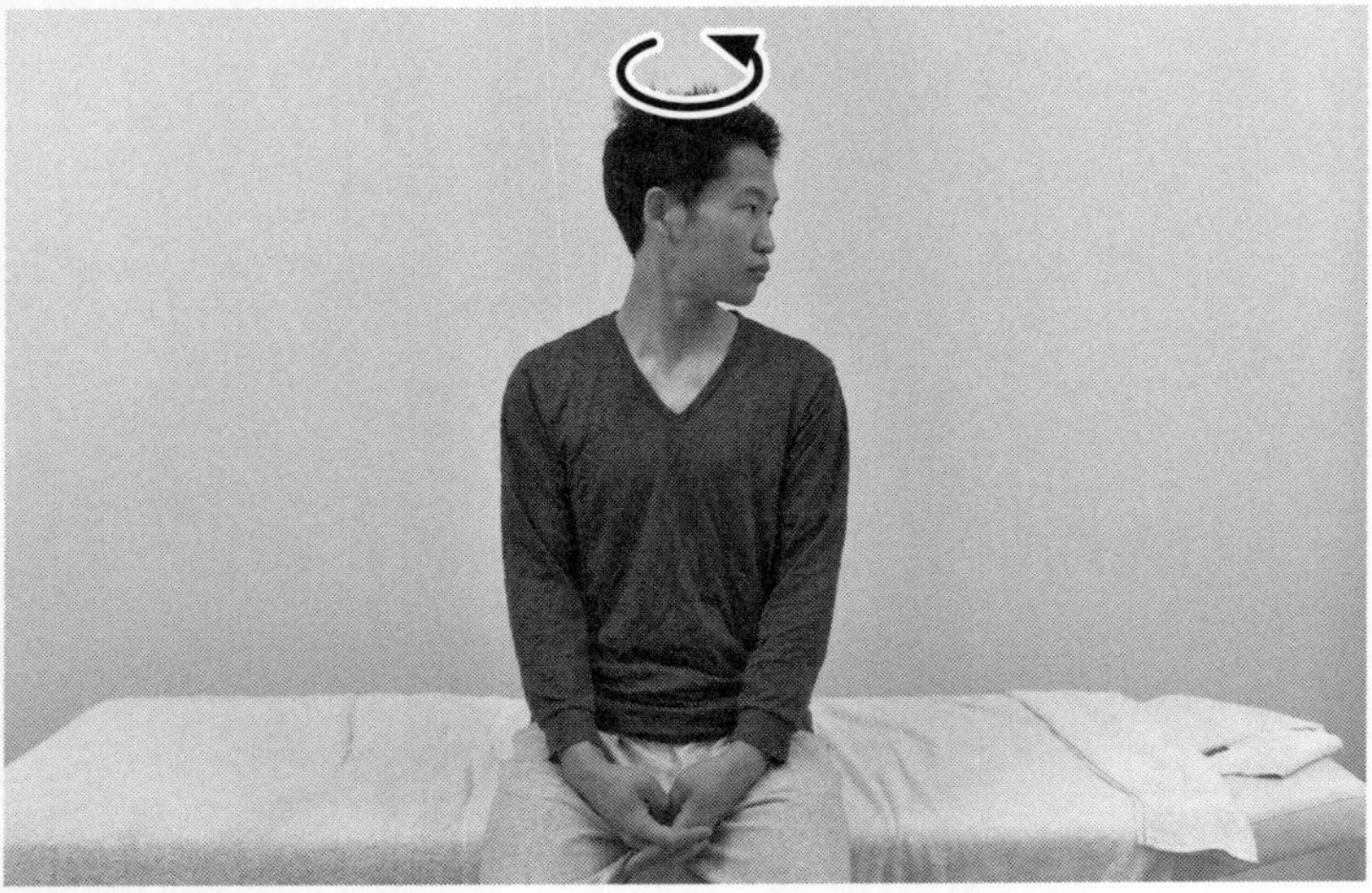

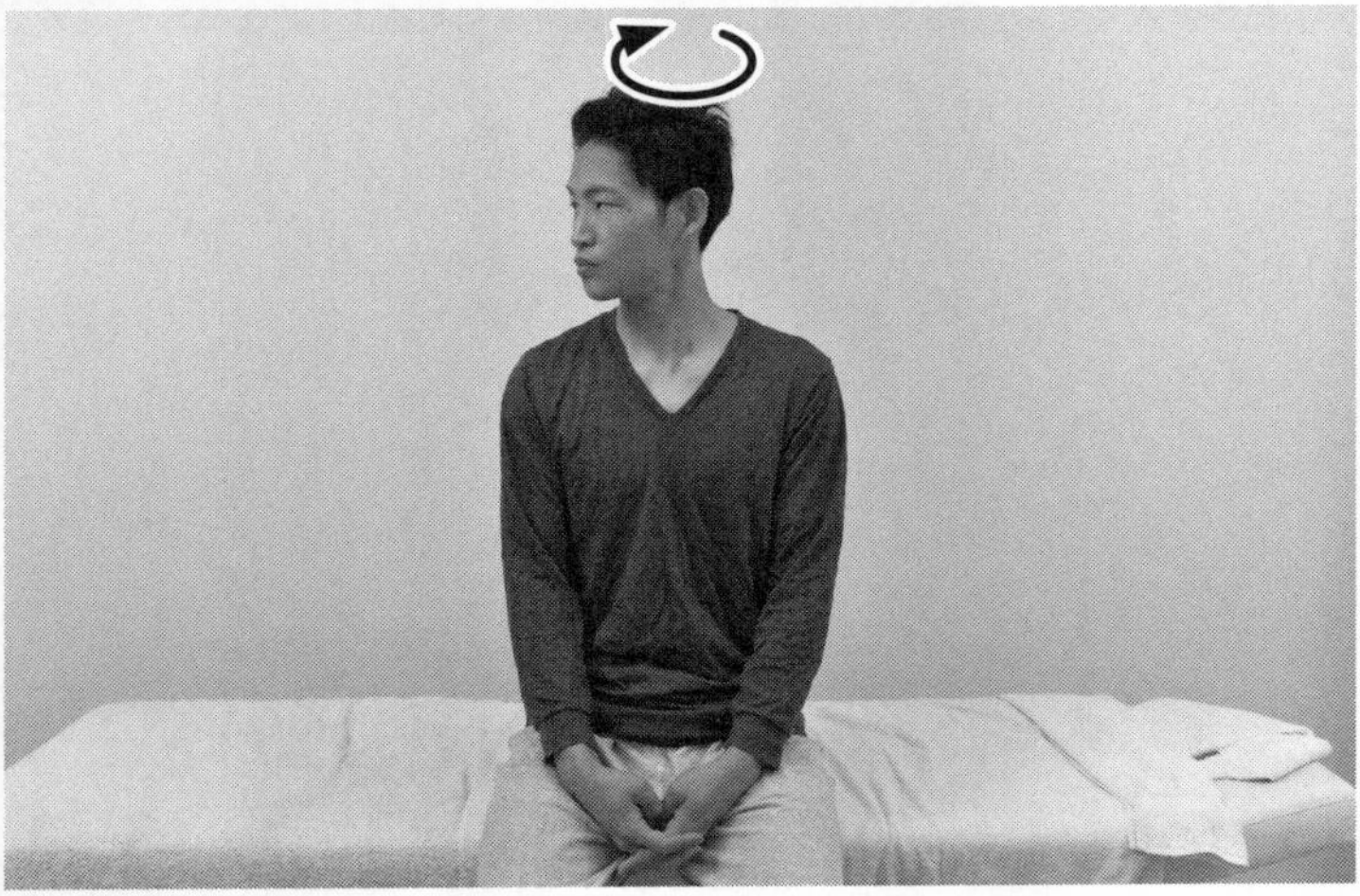

a．受ける側は座位

b．受ける側は横を見るような感じで限界まで左右に頭を動かす。この時、痛みがあるようであれば、次のチェックを行う

※痛みがなければ問題ないため、ここで終了。

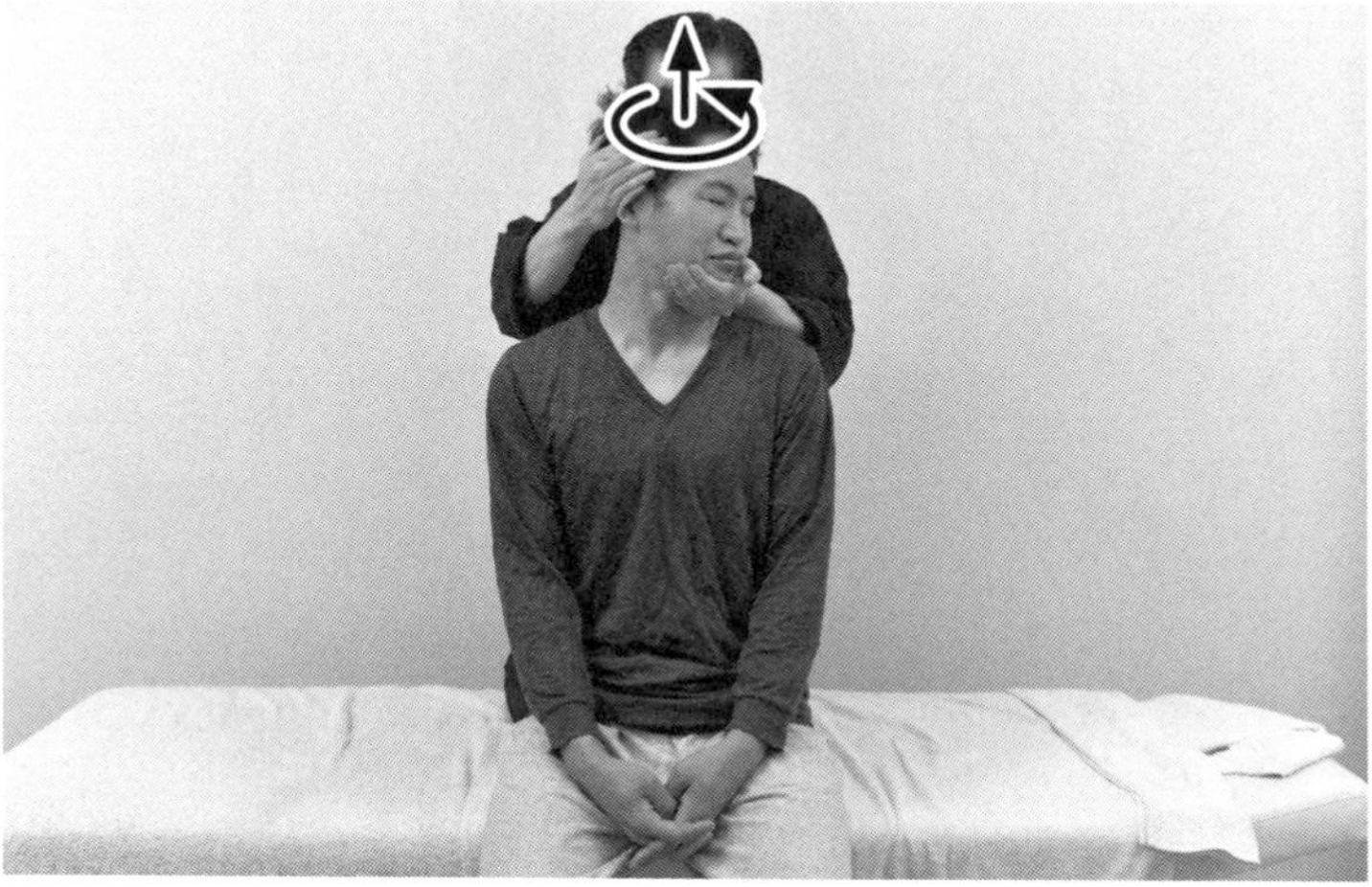

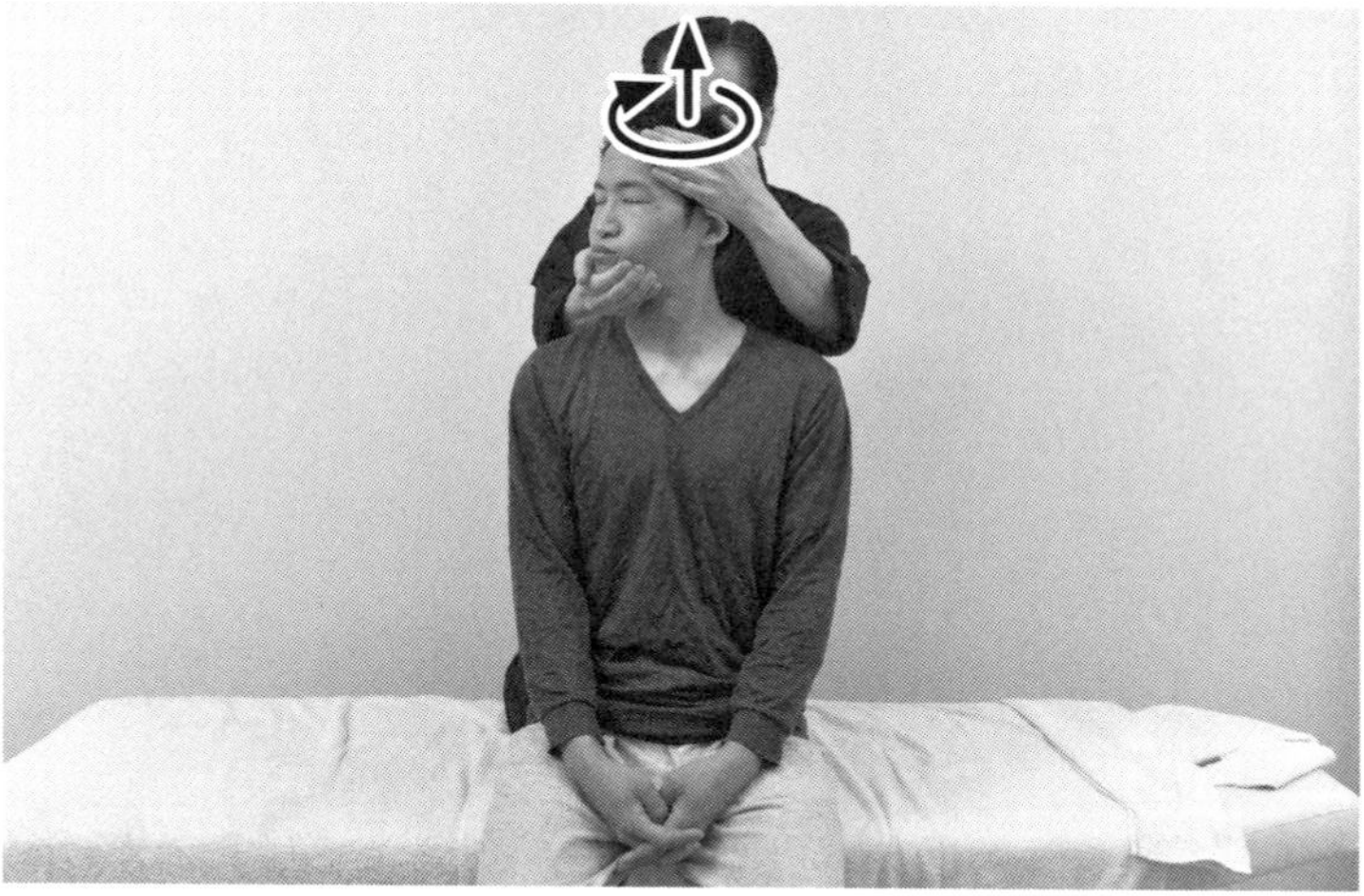

c．痛みがある場合、手で顎と後頭部を支えて上方に軽く伸展させ、痛みを感じたところまで軽く回旋させる

※伸展させたほうが、痛みの軽減、動きが楽になるのであれば、椎間孔の圧迫が疑われる。もし痛みが増幅する場合は、首の筋肉に問題があると考えられる。

③頭部に抵抗を加えて横に倒す、あるいは圧を加えて横に倒す

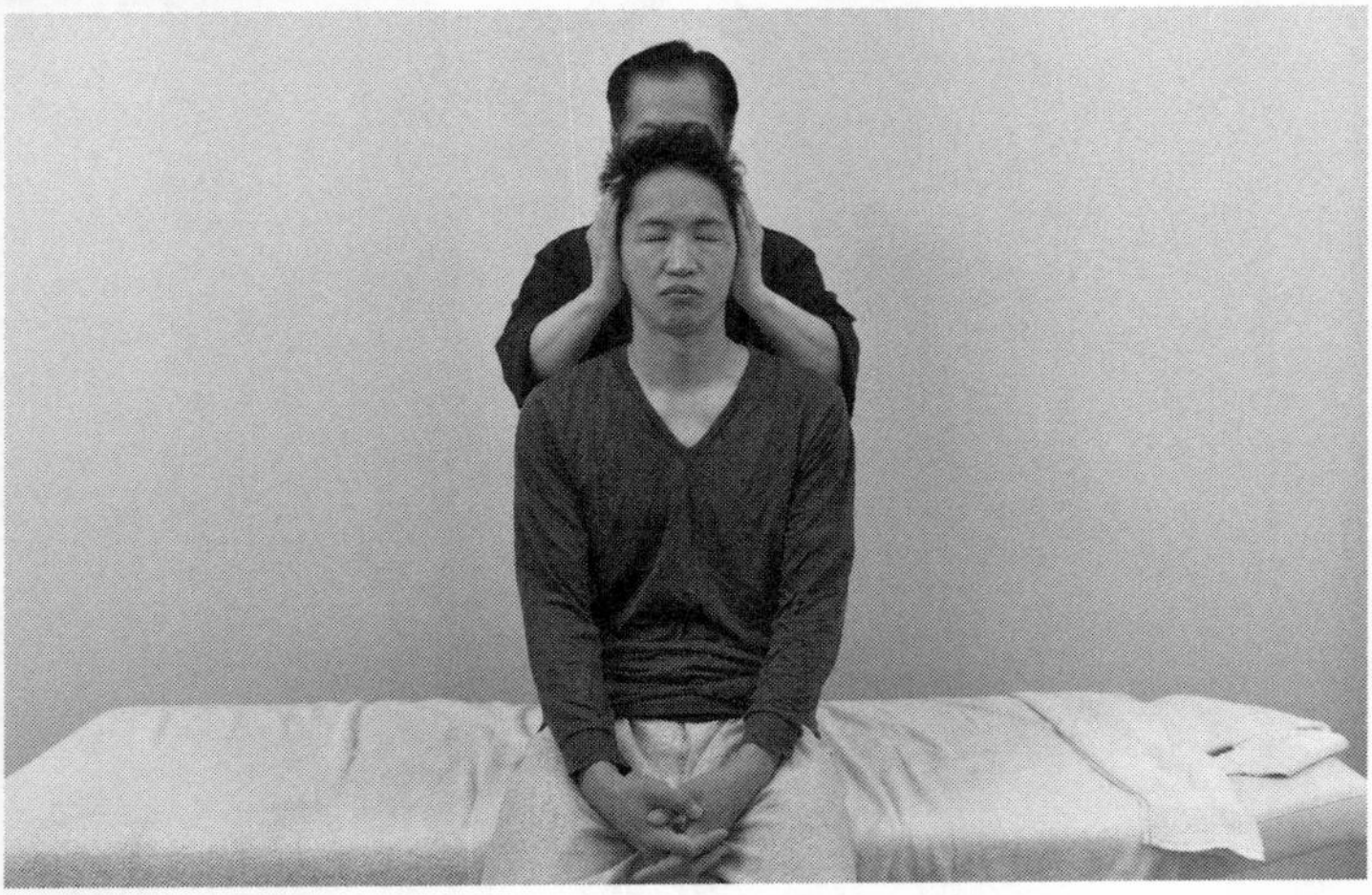

a．受ける側は座位

b．施術する側は後方に立ち、両手を軽く受ける側の側頭部に当てる

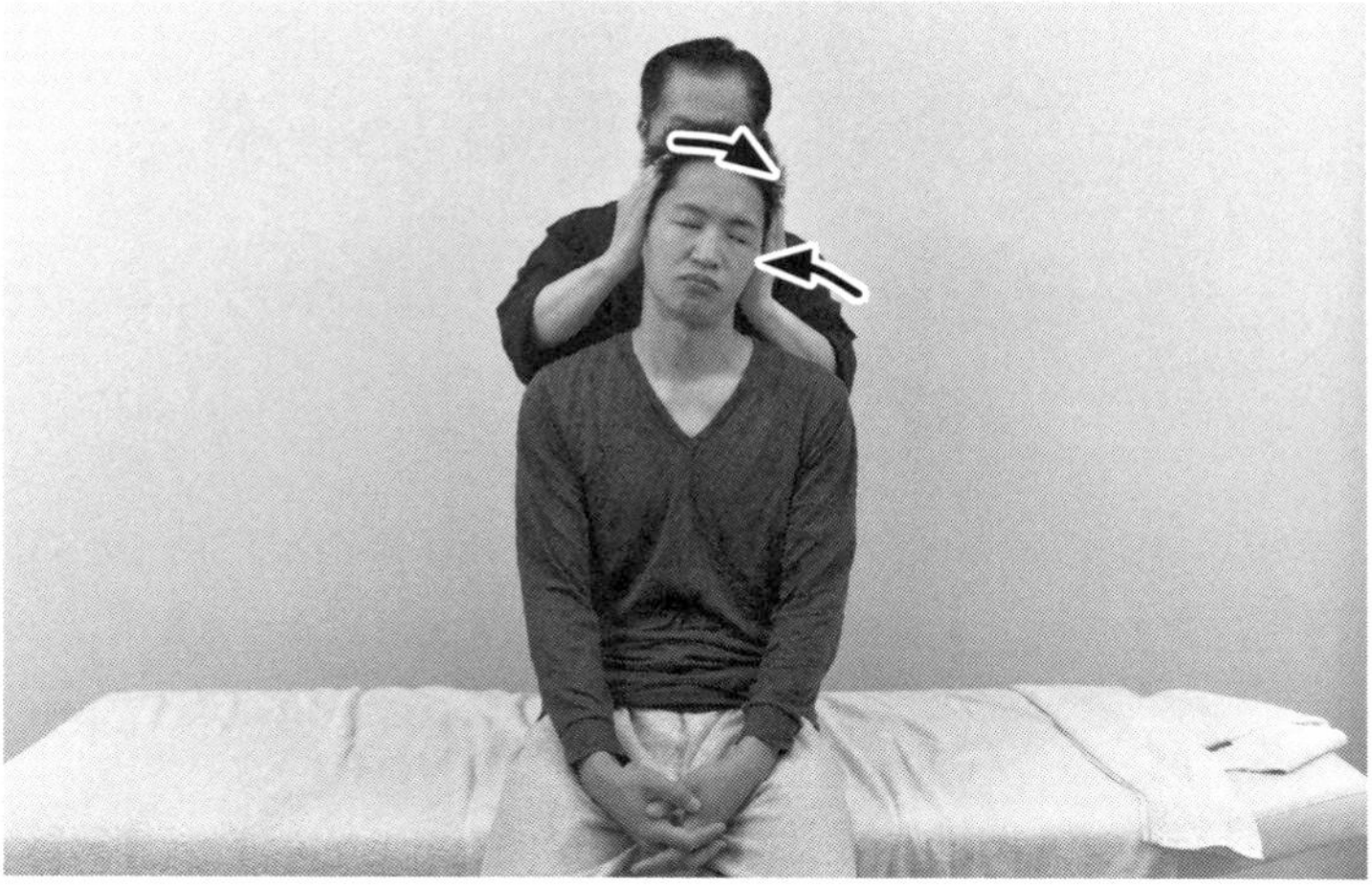

c．bの状態で受ける側に横に倒してもらうが、この時に抵抗を加える

※ここで痛みが生じれば、筋肉の問題が疑われる。

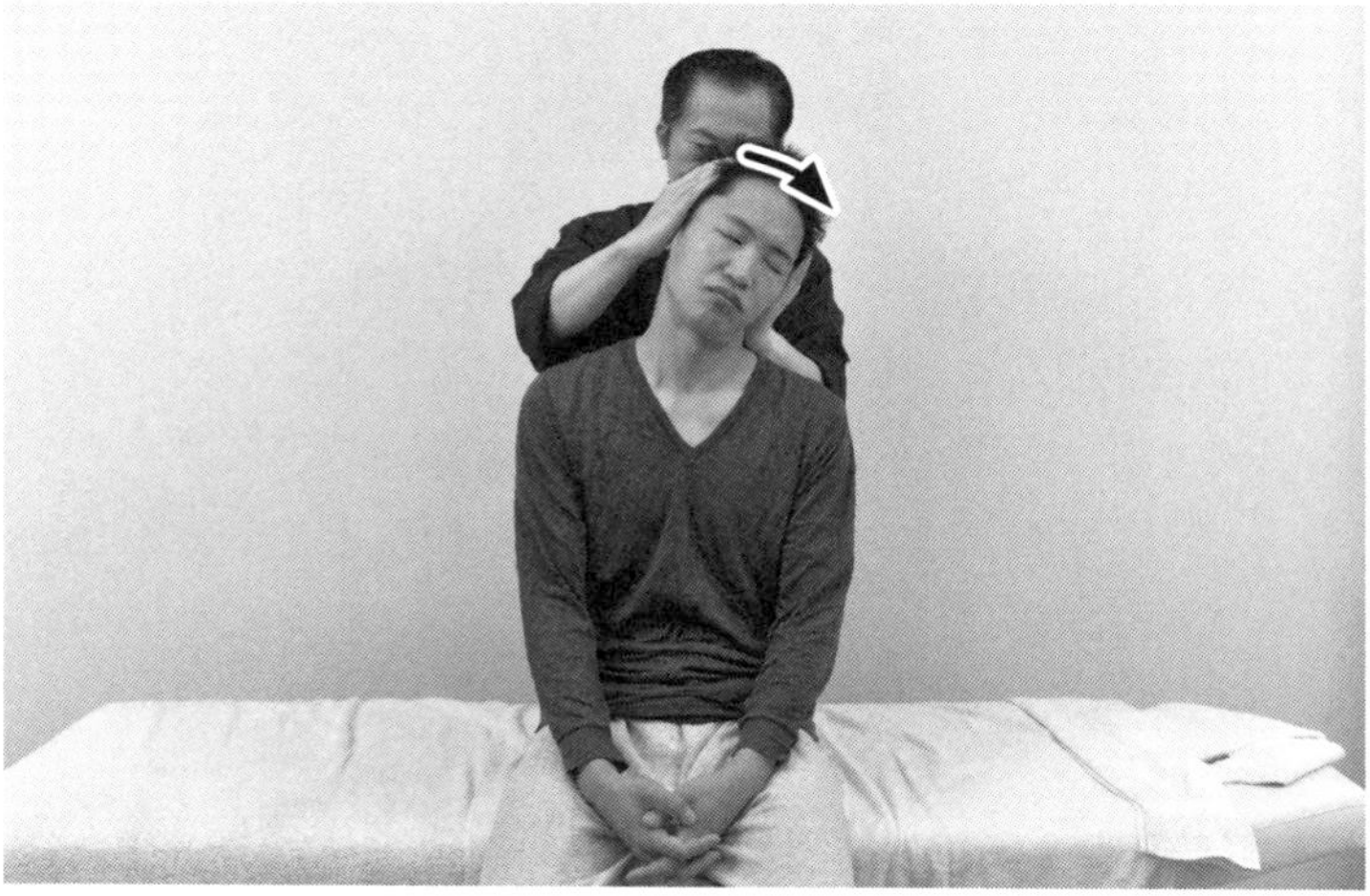

d．同じくbの状態で受ける側に脱力してもらう。その状態で頭部を横に倒してもらう

※この状態で痛みが生じれば、「靭帯」の問題が疑われる。

column 3

情報収集は施術の基本

「効果的な施術とは?」と考える時、具体的なテクニックを想起する方が多いと思います。

でも事前に、その技の使用の是非や効果について理解しておくことが必要です。間違った選択をすれば効果が期待できないどころか、逆におかしくしてしまうかもしれないのです。

これは施術の構成にもいえることで、どのような技術の組み立てが最も効果的か、クライアント一人一人を前提に考えなければなりません。そのために必要なのが情報収集であり、具体的には問診と触診です。

その前に観察という段階がありますが、問診も触診も観察による情報から実際に行う内容が決まってきます。

問診では主訴については当然として、その背景も探っていかなければなりません。そのために必要な項目もありますが、マニュアル的に尋ねるだけでは効果的な問診とはいえません。ちょっとした情報から深く手繰っていく技術が必要になります。

その上で触診となりますが、本編で紹介した静的診断と動的診断の二つのパターンがあります。動的診断のほうはいろいろな方法があり、観察力も必要になります。

第4章

下肢を整える

身体を支える足関節・膝関節・股関節

ここからは具体的な調整法の説明になりますが、この章では身体の土台になる下肢が対象です。

私は技術指導の際、技術の前にその意義について説きます。目の前のことだけでなく、その先を見てもらいたいからですが、下肢の問題は人が動物としての活動を行う時に欠かせない箇所であり、まさに土台なのです。

下肢のトラブルでご相談される方は、正常な日常を送れないためにお越しになっていることを意識し、施術にあたることが大切です。

この業界で活躍しようとする場合、受ける方の体調を好転させ、その結果を出した時にやりがいを感じる気持ちが大切と考えています。そういう意識で現場に立つ時、魂を入れた施術ができると考えますが、そのためにも技術をハウツーで学ぶのではなく、その奥にあるものを見ながら行うことが大切と理解しています。

下肢の調整の場合、歩くという基本的な行為に直結するため、普通の生活ができるよう

足裏の靭帯

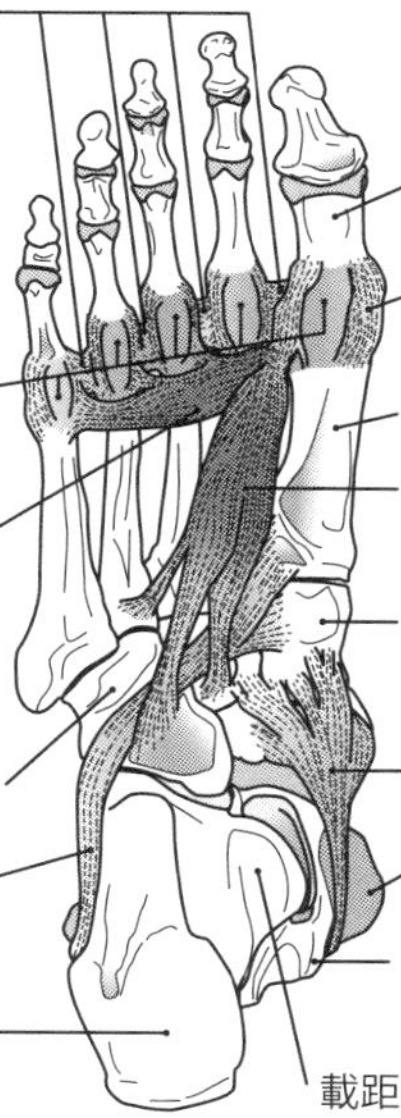

になるためのお手伝いになります。だからこそ、自分が持っている能力をすべて投入するくらいの意識で対応することが必要です。

その思いが手にも表れ、結果も出しやすくなると考えています。

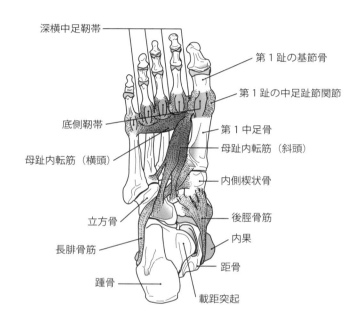

足の靱帯

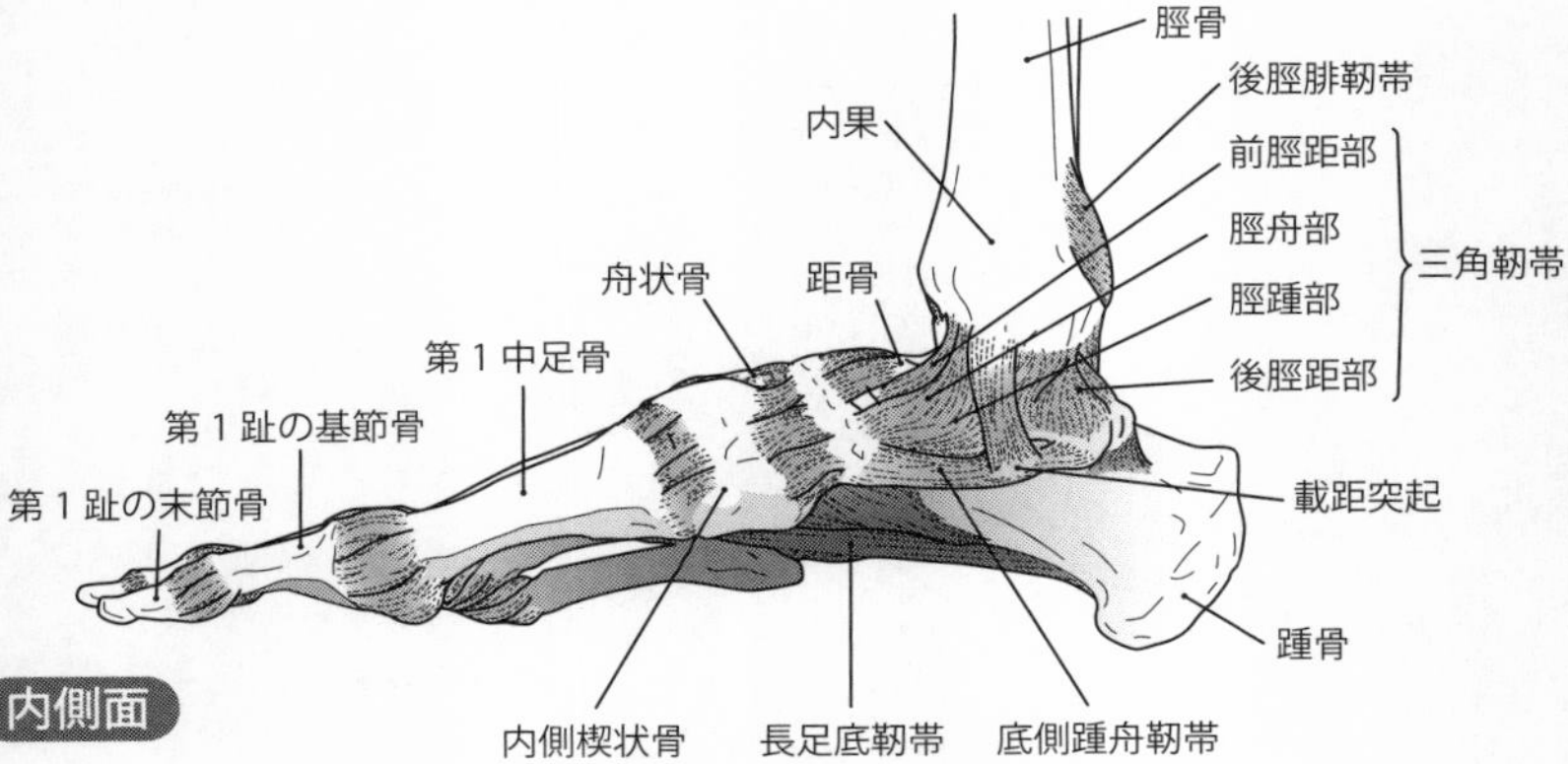
脛骨
後脛腓靱帯
内果
前脛距部
脛舟部
脛踵部
後脛距部
三角靱帯
舟状骨
距骨
第１中足骨
第１趾の基節骨
第１趾の末節骨
載距突起
踵骨
内側楔状骨
長足底靱帯
底側踵舟靱帯

内側面

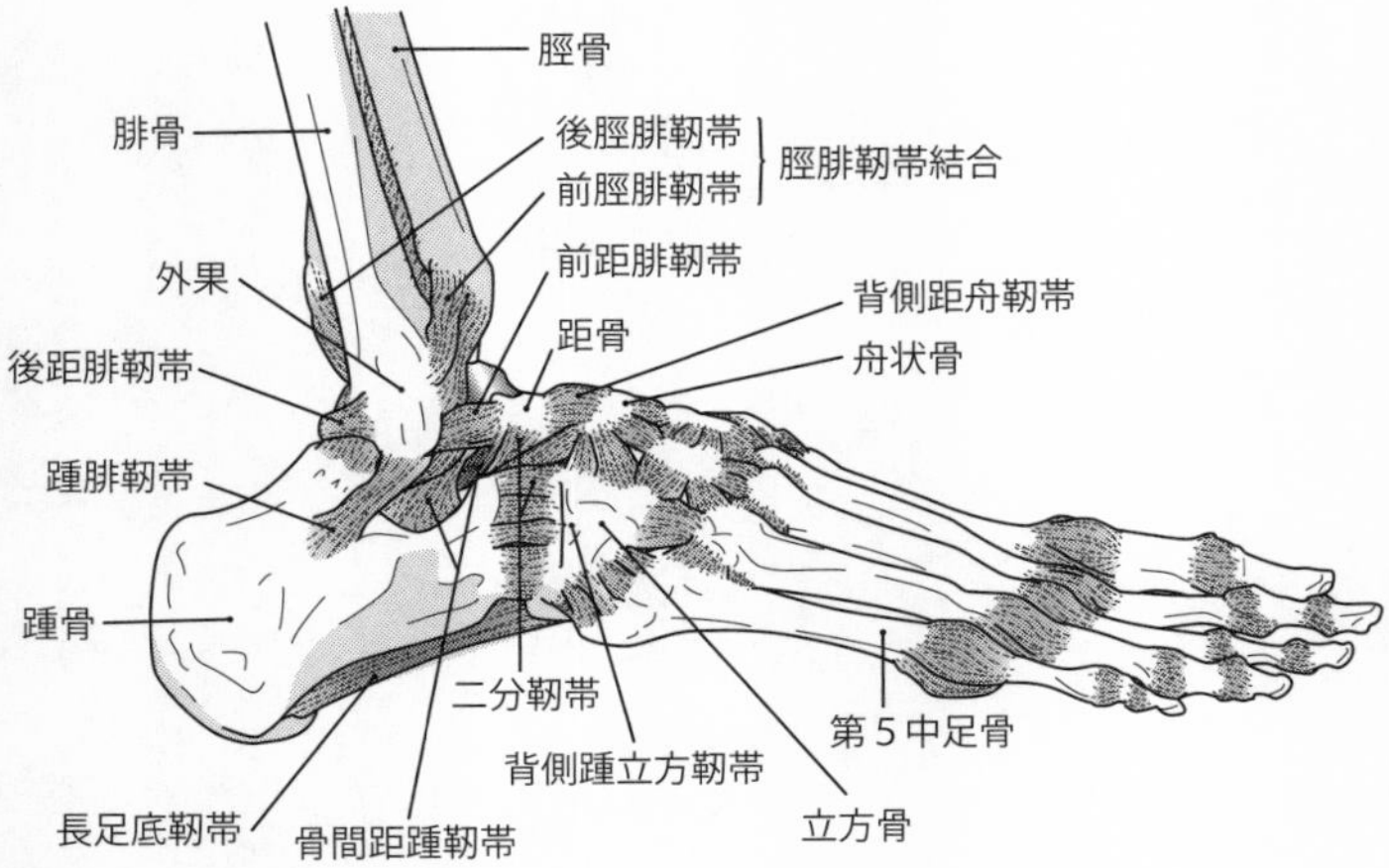
脛骨
腓骨
後脛腓靱帯
前脛腓靱帯
脛腓靱帯結合
前距腓靱帯
外果
背側距舟靱帯
距骨
後距腓靱帯
舟状骨
踵腓靱帯
踵骨
二分靱帯
第５中足骨
背側踵立方靱帯
長足底靱帯
骨間距踵靱帯
立方骨

外側面

膝の靭帯

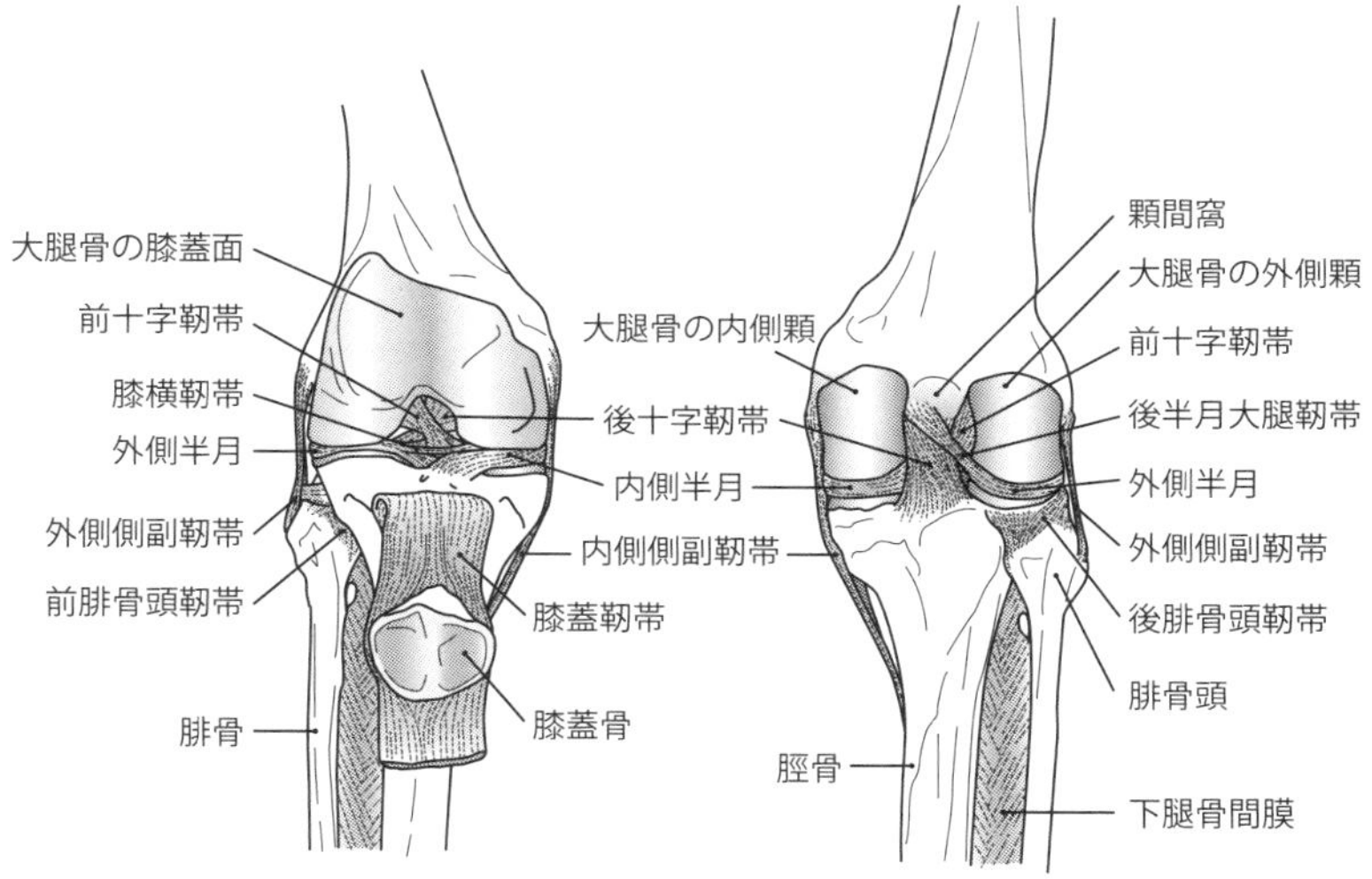
大腿骨の膝蓋面
前十字靭帯
膝横靭帯
外側半月
外側側副靭帯
前腓骨頭靭帯
腓骨
後十字靭帯
内側半月
内側側副靭帯
膝蓋靭帯
膝蓋骨
顆間窩
大腿骨の外側顆
大腿骨の内側顆
前十字靭帯
後半月大腿靭帯
外側半月
外側側副靭帯
後腓骨頭靭帯
腓骨頭
脛骨
下腿骨間膜

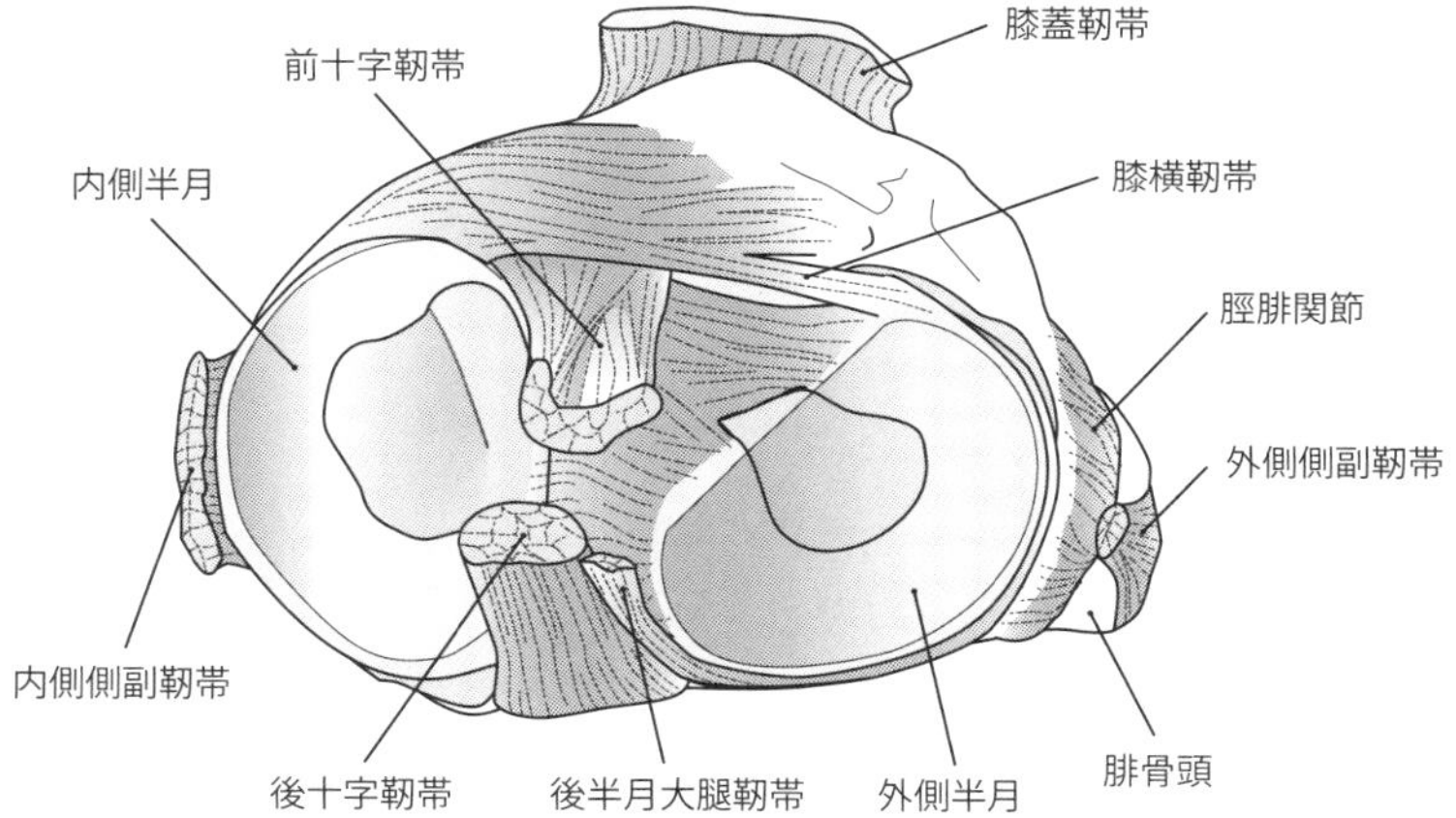
膝蓋靭帯
前十字靭帯
内側半月
膝横靭帯
脛腓関節
外側側副靭帯
内側側副靭帯
後十字靭帯
後半月大腿靭帯
外側半月
腓骨頭

股関節周辺の靭帯

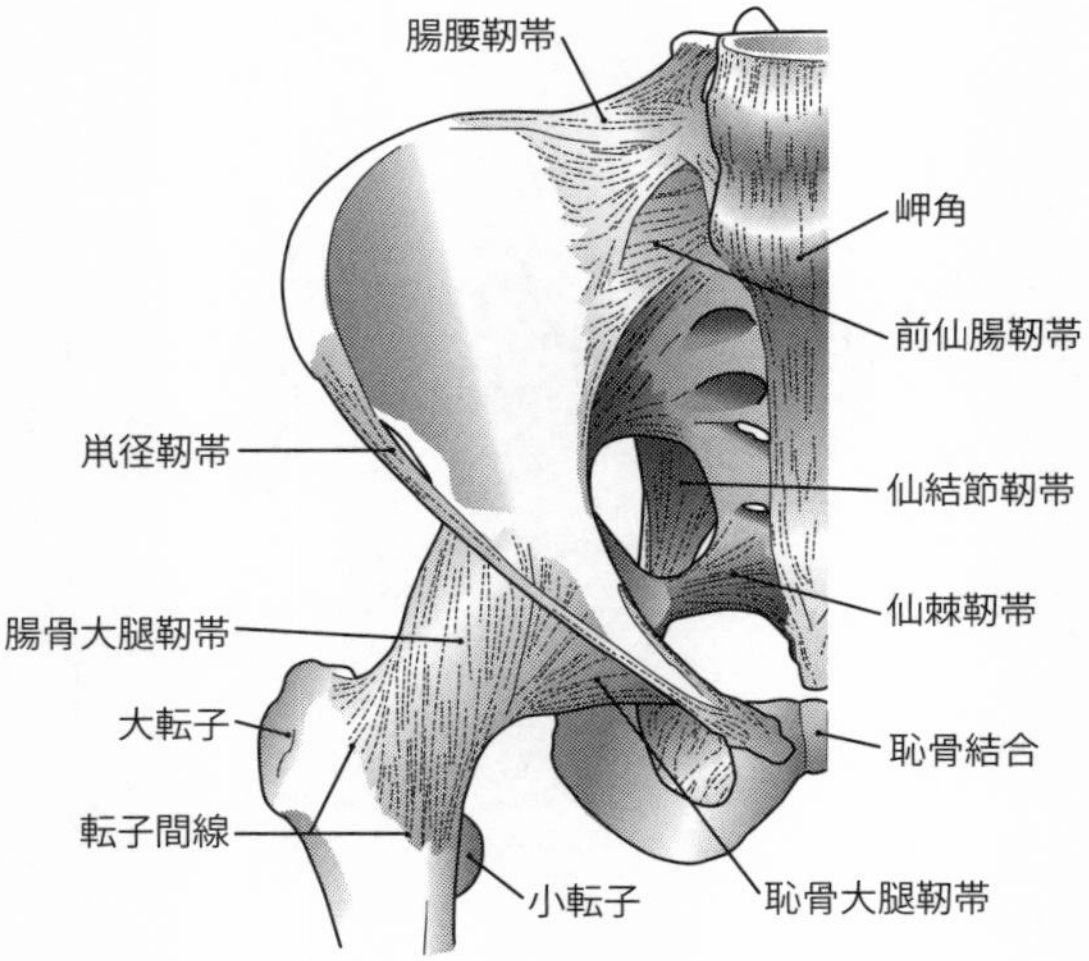
腸腰靭帯
岬角
前仙腸靭帯
鼡径靭帯
仙結節靭帯
仙棘靭帯
腸骨大腿靭帯
大転子
恥骨結合
転子間線
小転子
恥骨大腿靭帯

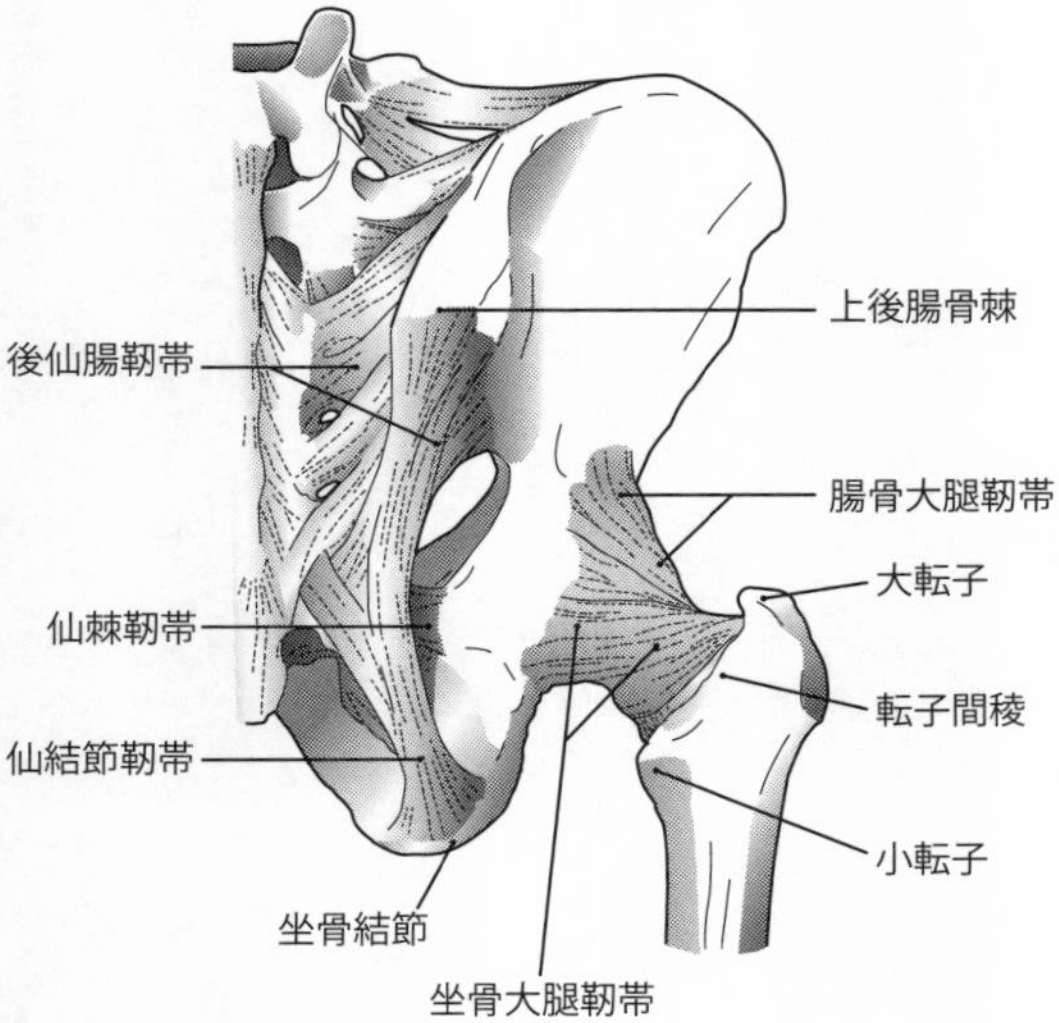
上後腸骨棘
後仙腸靭帯
腸骨大腿靭帯
大転子
仙棘靭帯
転子間稜
仙結節靭帯
小転子
坐骨結節
坐骨大腿靭帯

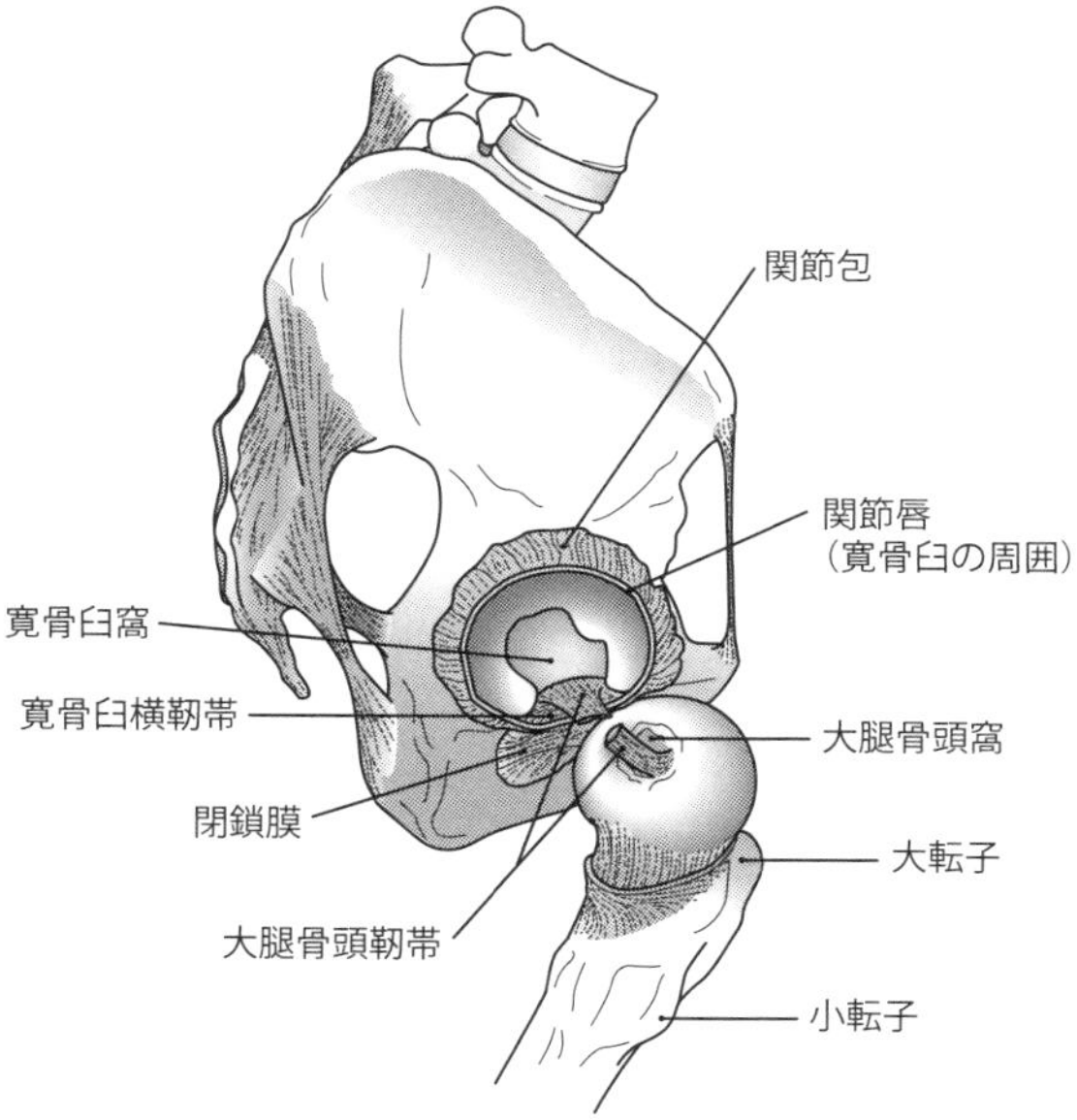
関節包
関節唇
(寛骨臼の周囲)
寛骨臼窩
寛骨臼横靭帯
大腿骨頭窩
閉鎖膜
大転子
大腿骨頭靭帯
小転子

1. 足の衝撃緩和力をアップさせる《曲蹠《きょくせき》》

▼足底の構造

健康な方はあまり感じないでしょうが、人は歩くたびに身体に大きな荷重がかかっています。それをそのまま受け止めていたら大変な負担です。人体は構造的にそういった衝撃を改善するシステムを擁しています。

その一つが足裏で、土踏まずがその役目を果たします。土踏まずは内側が大きく彎曲し、外側は比較的小さな彎曲になっています。

具体的な骨で言えば、内側は距骨《きょこつ》、舟状骨《しゅうじょうこつ》、三つの楔状骨《けつじょうこつ》、中足骨《ちゅうそくこつ》で形成されます。外側は踵骨《しょうこつ》、立方骨《りっぽうこつ》、外側の中足骨《ちゅうそくこつ》で形成されます。

そうしてできた土踏まずのアーチにより、荷重をかかとと母指球に分散する、歩行時の衝撃を吸収する、凹凸の地面に接地する際の足の柔軟性をアップさせる、といった効果が期待できます。

技の名称の由来

本書で使用している各技法名は、独自の名称です。ここでは漢字の持っている意味に着目し、イメージを膨らませて、活用、応用していただくために、あえて「和の意識」を込めました。そして、技のイメージと重なる古語、言葉を技名として用いています。

そのため、技の名称の解説を設けてあります。

最初に紹介する技法「曲蹠」の「曲」の字については、文字通り曲線の「曲」であり、曲がっているということを表します。

「蹠」は、名詞では「足裏」を意味します。動詞では「足裏で土を踏む」という意味があり、その部位が適切なアーチを描けるようにする技、という意味で名付けました。

▼施術法

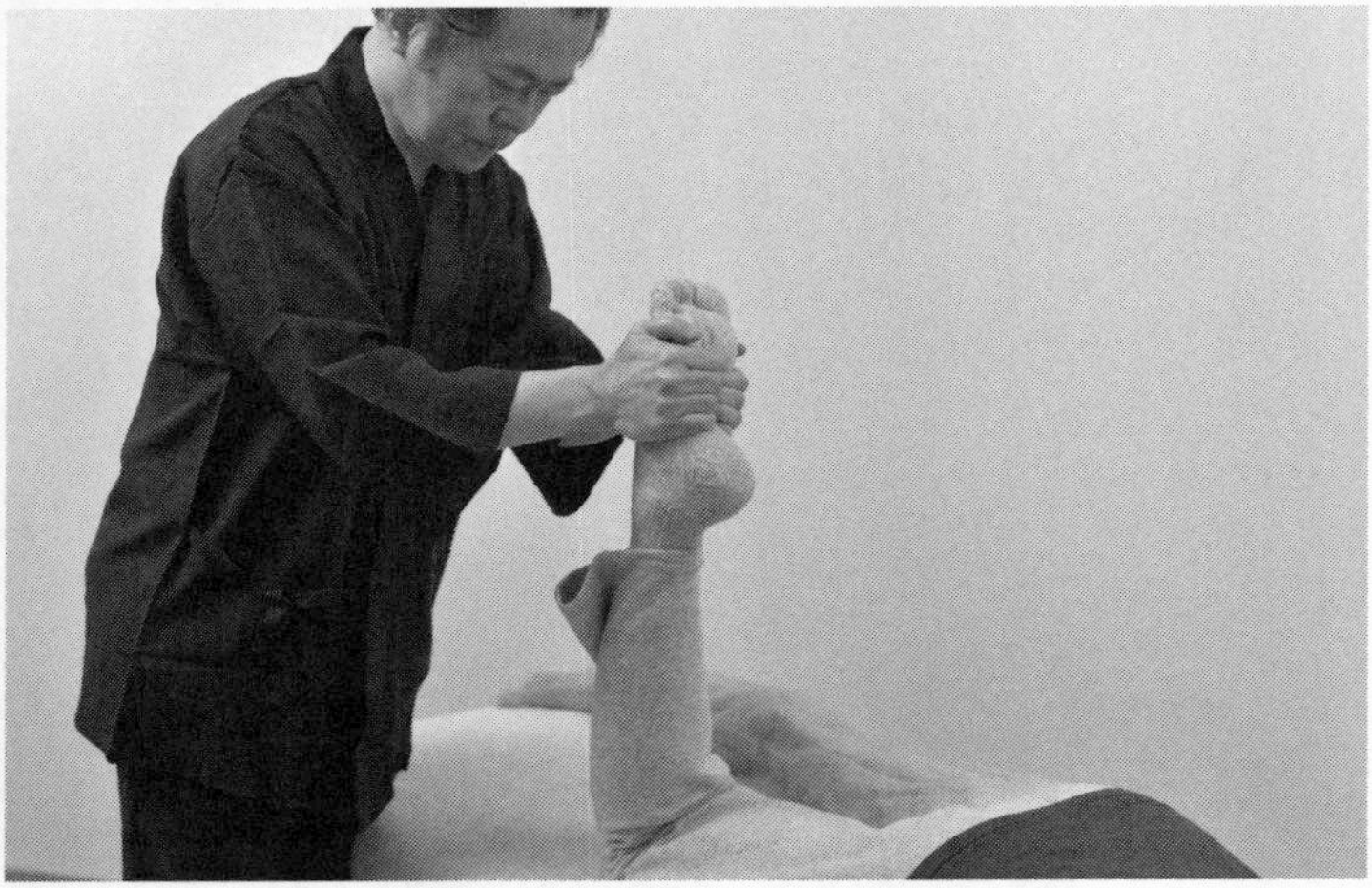

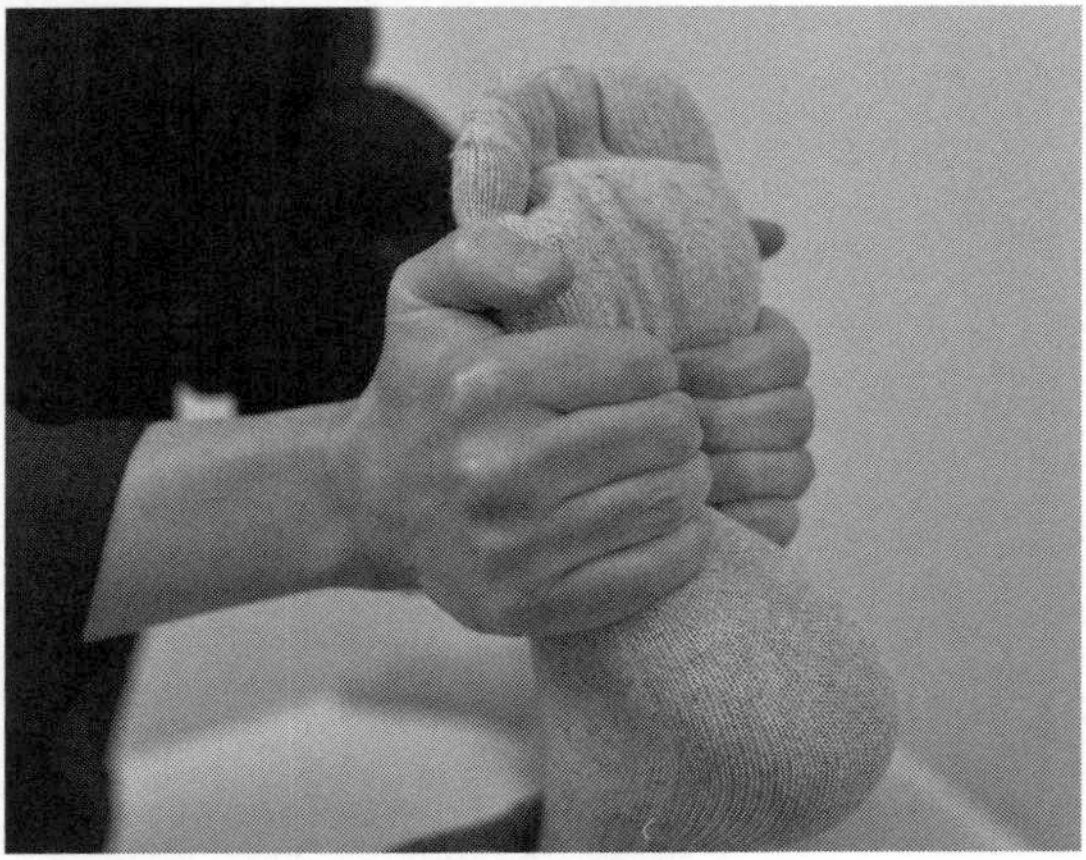

①受ける側は伏臥位
②施術する側は、受ける側の足元に位置する
③その状態で膝を 90 度立ててもらい、施術する側は両手で足の甲側から包むように持ち、指先を足裏に立てる

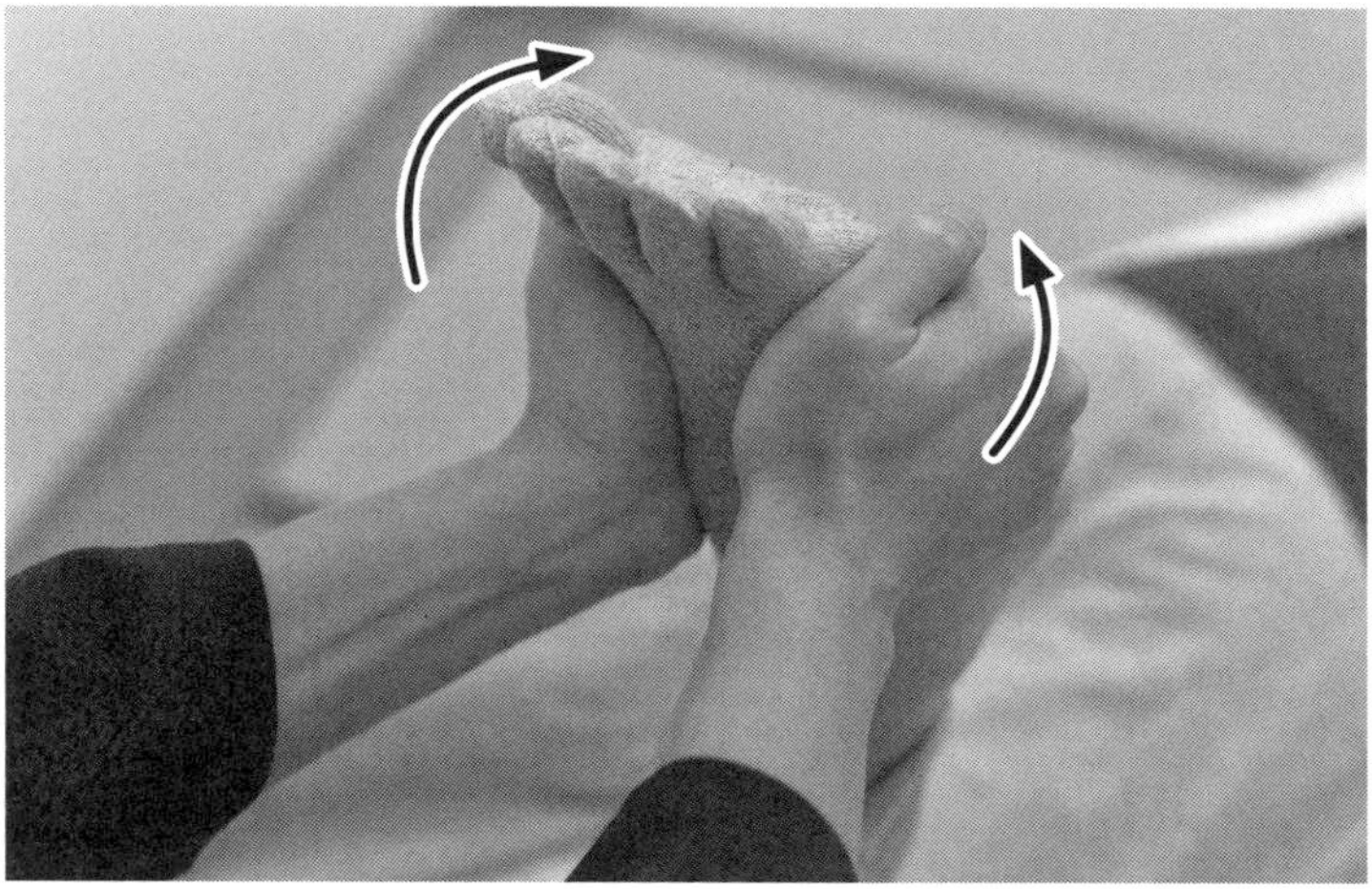

④足裏のアーチをしっかり整えるイメージで、足裏を凹ませる

※この時、足の底にある筋肉だけでなく、「足底腱膜」「長足底靭帯」などまで指が届いているイメージで動かす。その時の圧の方向に気を付け、つぶすような感じではなく、伸ばす意識で行う。

2. 外反母趾を改善する《延節《えんせつ》》

▼足指の関節部の構造

ここでは外反母趾に関係する部位を中心に説明します。

外反母趾が発症する親指の基節骨《きせつこつ》と第1中足骨《だいいちちゅうそくこつ》にも「靭帯」は存在しています。具体的には「底側靭帯《ていそくじんたい》」で、前述の二つの骨をつなぐようになっています。

ところで、指の付け根については横方向に過度に広がらないように「深横中足靭帯《しんおうちゅうそくじんたい》」があり、靭帯性外反母趾《じんたいせいがいはんぼし》の場合、この「靭帯」の問題が原因になります。

この場合、土踏まずのアーチの形成にも関係しますので、「曲蹠」技法も併用して対応します。

なお、外反母趾は他にも原因があるとされ、例えば、第1中足骨の母指球側の骨が変形し、外側に出っ張ったケースがあります。仮骨性外反母趾《かこっせいがいはんぼし》と呼ばれますが、この場合はここでご紹介する方法での対象外になります。

技の名称の由来

「延」は、字の通り「のばす」「のびる」という意味です。同様の意味を持つ漢字「伸」は、もともと人が腰に手を当て身体を伸ばすところからできた会意文字です。

それに対して「延」には人を引っ張る、引き込むという意味があります。この技では、引っ張るという意味からこの漢字を用いました。

また、「節」は関節の「節」でもあり、古語でも関節を表す言葉として用いられています。そこから、この技法名を「延節」としました。

拇指の基節骨と第1中足骨の軸をイメージして行うことで、効果アップが期待できます。

▼施術法

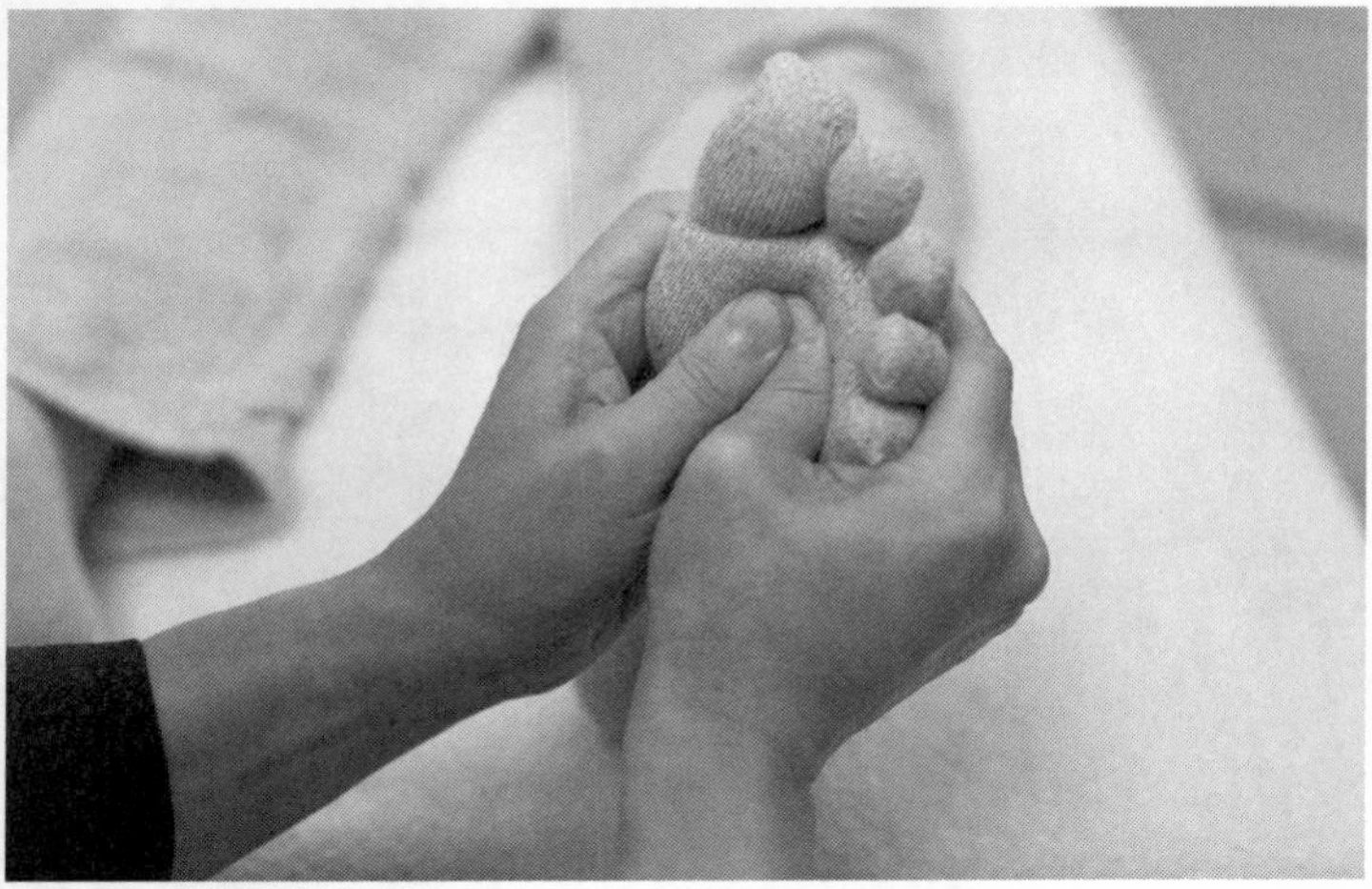

①受ける側は仰臥位

②施術側は足元に立ち、指の付け根を関節を中心にほぐす

※この時、「底側靭帯」「深横中足靭帯」などの存在をイメージしながら行う。

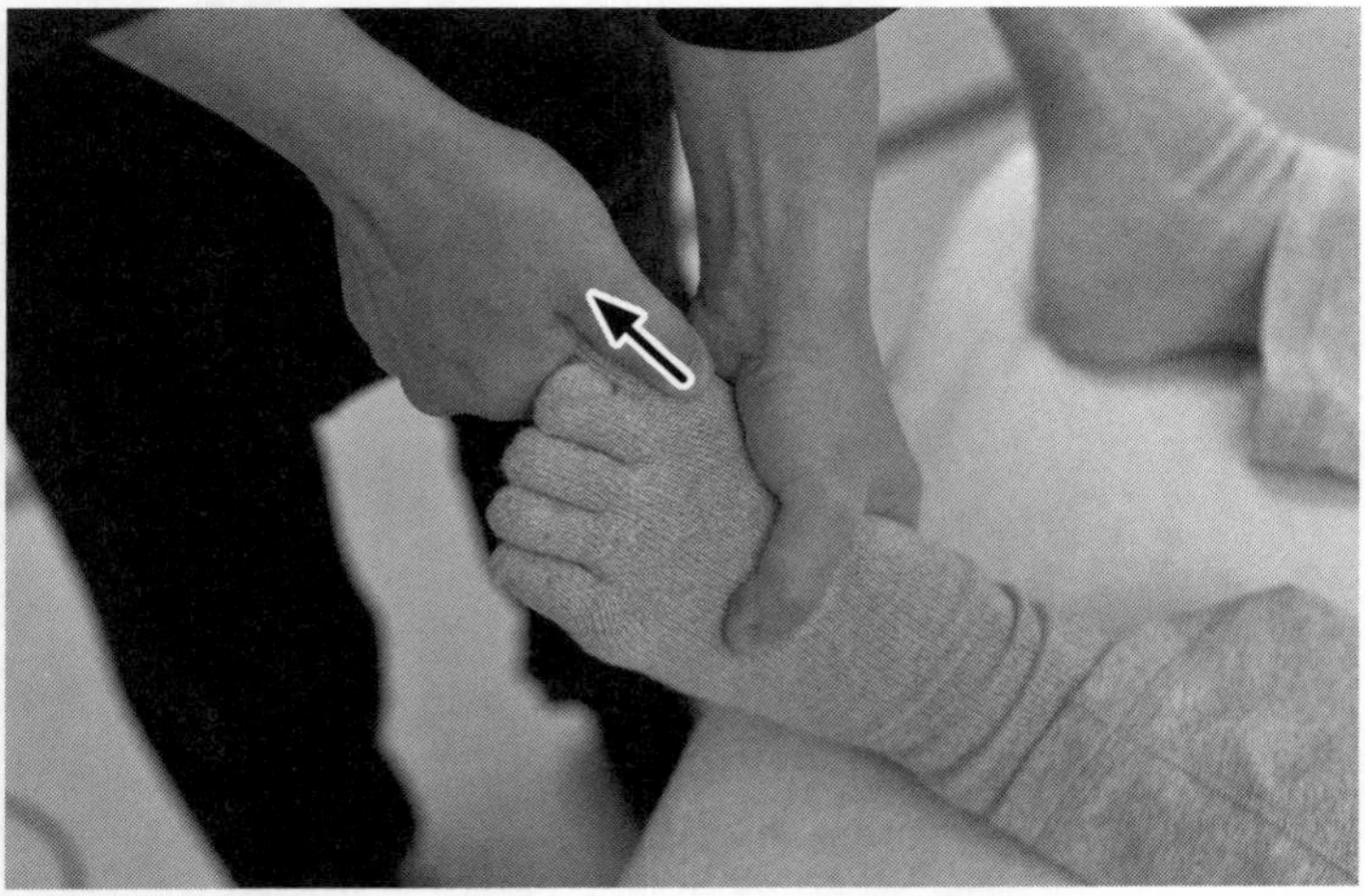

③足の甲と親指をそれぞれ左右の手で掴み、指先方向に引っ張る

※この時、第１中足骨と親指の基節骨の中心軸を意識し、まっすぐ引っ張るようにする。場合によってはわずかに内転・外転を行う。

3．体重を支える足関節を整える《月踞《げっきょ》》

▼足関節の構造

足関節と表記していますが、一般的には足首と認識されている部位です。具体的には下腿部の脛骨《けいこつ》と腓骨《ひこつ》、そして足の距骨《きょこつ》から成る関節で、正式には距腿関節《きょたいかんせつ》と呼ばれます。

この関節は体重を直接的に、かつ最終的に支える部位になるため、強固な骨格と「靭帯」によって安定化が図られ、体重の効率的な伝達がなされます。

もっとも、それは固定的なものではなく、適度な遊びも有しており、いろいろな方向転換や咄嗟の時に柔軟に対応できるようになっています。その限界を超えた時に捻挫や骨折が起こりますが、それは他の関節でも同様です。

ちなみに、その遊びの部分については伸展で20度、屈曲で45度、足底を床に着け小指側を上げる時には20度、逆に親指側を上げる時は30度、また、つま先を外側に向ける時は10度、内側に向ける時は20度が標準とされます。

施術はこういうところを意識して行いますが、この動きに関係する「靭帯」は、内くるぶし側にある「三角靭帯《さんかくじんたい》」、外くるぶし側にある「後距腓靭帯《こうきょひじんたい》」「後脛腓靭帯《こうけいひじんたい》」「前距腓靭帯《ぜんきょひじんたい》」「前脛腓靭帯《ぜんけいひじんたい》」「踵腓靭帯《しょうひじんたい》」「外側距踵靭帯《がいそくきょしょうじんたい》」「骨間距踵靭帯《こっかんきょしょうじんたい》」などがあります。その他、足根骨《そっこんこつ》のそれぞれの骨をつなぐ「靭帯」があります。

技の名称の由来

この名称の場合、最初にきちんと断りを入れておかなければなりません。「月」という偏は、「つきへん」という場合と「にくづき」という場合があります。「腰」という字の場合は「にくづき」になります。その場合、「月」は身体を意味する部首となります。

一般的に「つきへん」の場合、天文的事象の「月」や暦などに関係する漢字に使用され、「にくづき」は身体に関係する漢字に使用されています。

今回、「月」の文字は「にくづき」の意味を込めて用いましたが、発音は「つきへん」のもとになった「月」によるものになっています。この文字を単独で用いた場合の一般的な読み方として、そのようにしました。

「裾」は「すそ」とも読みます。衣服の垂れた部分や物の下の部分を指す言葉ですが、足首が人の身体の最も下にあることから、その部位の調整法として名付けました。

▼施術法

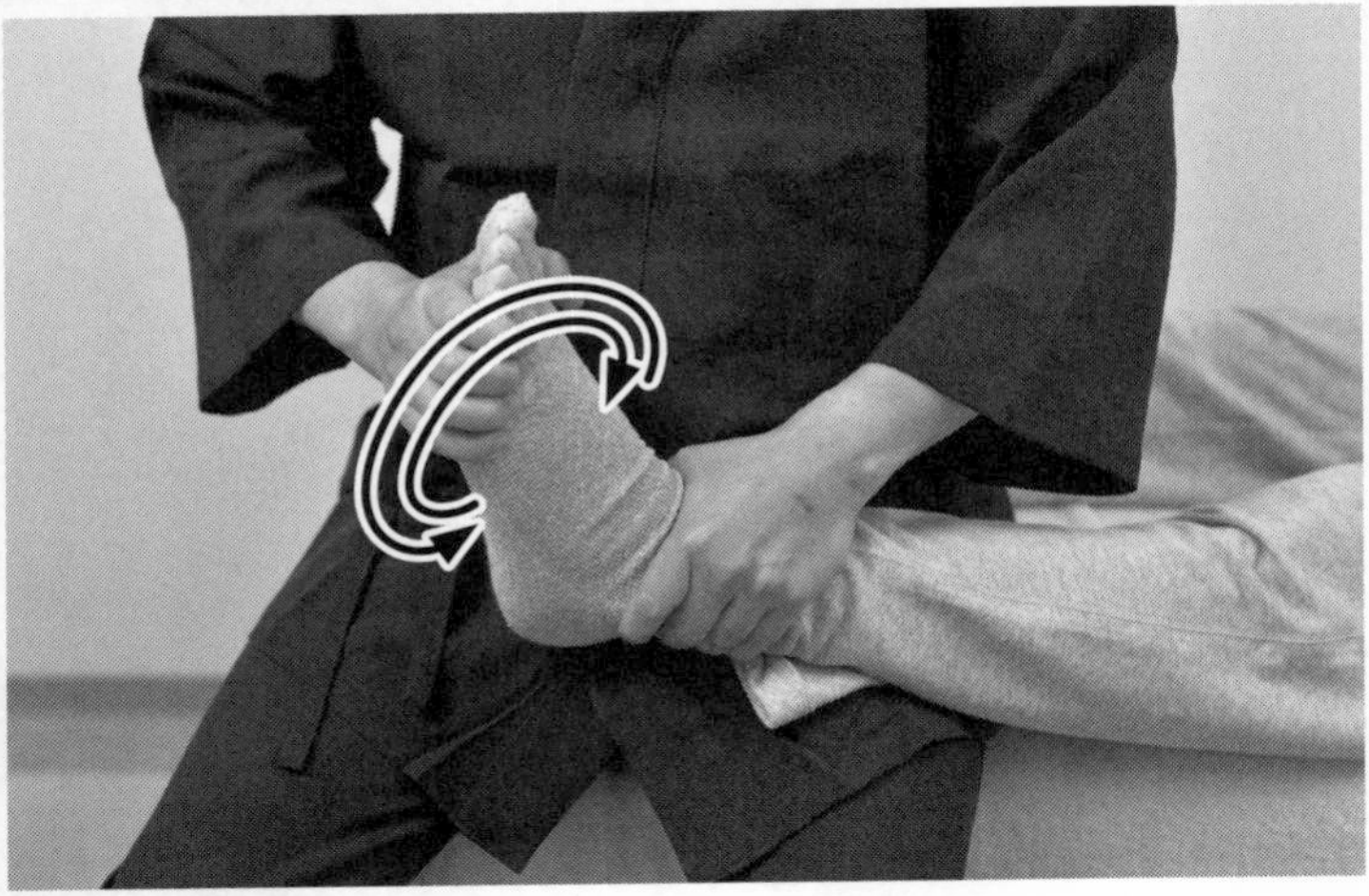

①受ける側は仰臥位
②施術する側は足元に座り、足首を自身の大腿部の上に置く
③施術する側は受ける側の上足底を足裏から掴み、他方の手は足首を固定する。そして、大きく右回り・左回りに動かす
※足首の固定の際、掴み方が強くならないように注意する。

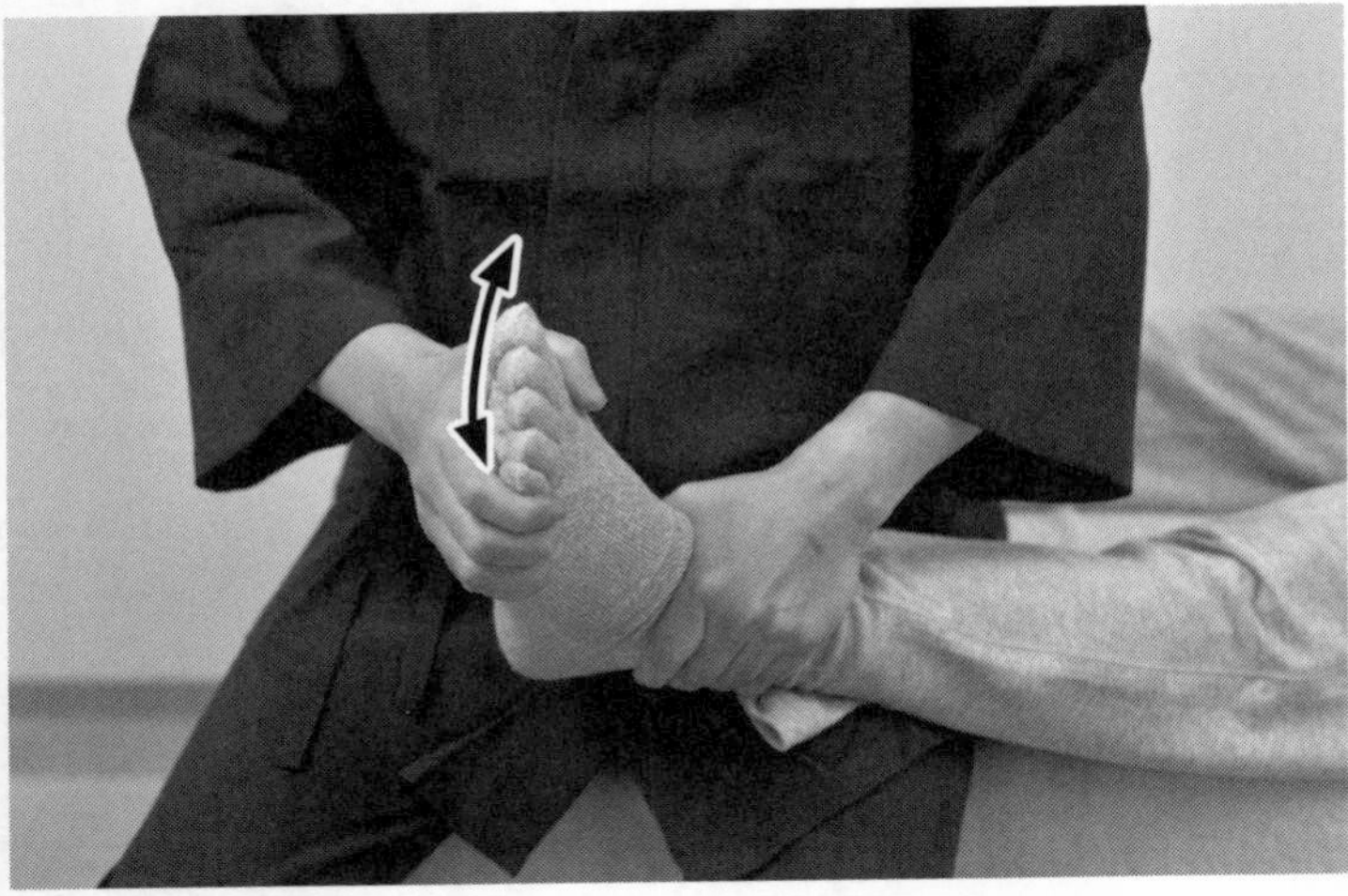

④先の③と同じ状態のまま、つま先を内側・外側にゆっくり倒す
※直線的な動かし方ではなく、やや曲線を描くように動かす。

4．脛骨《けいこつ》と腓骨《ひこつ》をスムーズに機能させる《波返《なみがえ》し》

▼脛骨と腓骨の構造

脛骨と腓骨は下腿部に存在し、膝関節部と距腿関節《きょたいかんせつ》部で連結しています。膝関節部では「前腓骨頭靭帯《ぜんひこつとうじんたい》」「後腓骨頭靭帯《こうひこつとうじんたい》」が補強していますが、大腿骨《だいたいこつ》と腓骨をつなぐ「外側側副靭帯《がいそくそくふくじんたい》」も存在します。同様に、大腿骨と脛骨をつなぐ「内側側副靭帯《ないそくそくふくじんたい》」もあり、膝関節の構造とも合わせて覚えておくと良いでしょう。

距腿関節は、「後脛腓靭帯《こうけいひじんたい》」「前脛腓靭帯《ぜんけいひじんたい》」で連結の補強がなされています。

ちなみに、脛骨と腓骨の関節は膝付近の連結である脛腓関節《けいひかんせつ》だけで、外くるぶし付近は「靭帯」による結合となり、関節ではありません。

下腿部の特徴としては、脛骨と腓骨の間をつなぐ「下腿骨間膜《かたいこつかんまく》」が存在することです。それにより、外くるぶし付近にある脛腓靭帯結合《けいひじんたいけつごう》と距腿関節の安定化を図ることができます。

技の名称の由来

これは漢字の意味からの命名ではなく、水面の「波」を意識したものです。寄せては返す「波」を、技法の動きに重ねたものです。

施術の際にも、該当部位を「波」のように動かします。かなり小さな「波」ですが、そのようなイメージが技の質に関係してきます。

▼施術法

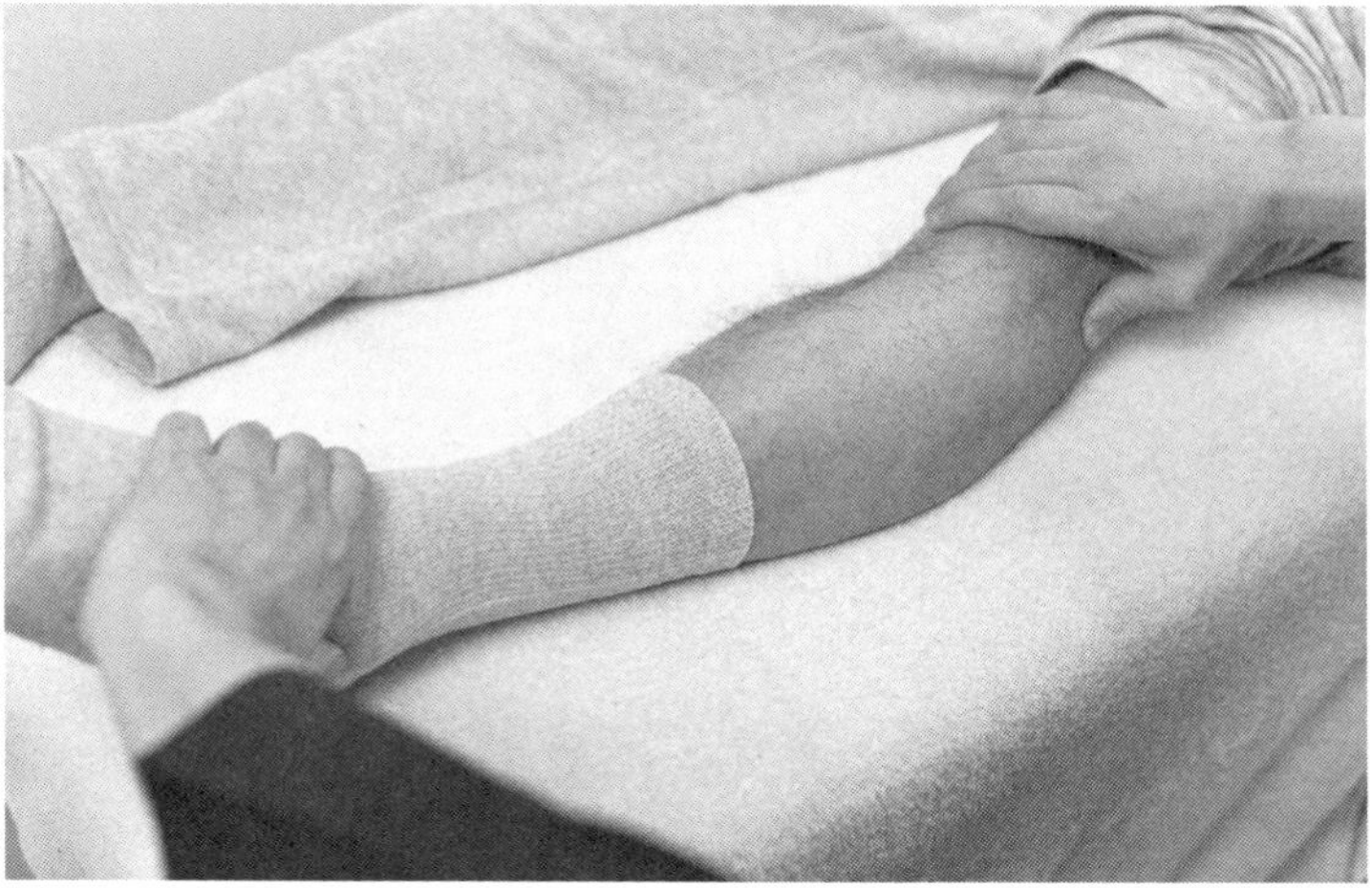

①受ける側は仰臥位

②施術側は受ける側の横に位置し、一方の親指で脛腓関節の腓骨頭、もう一方の親指を外くるぶしの下端に触れる

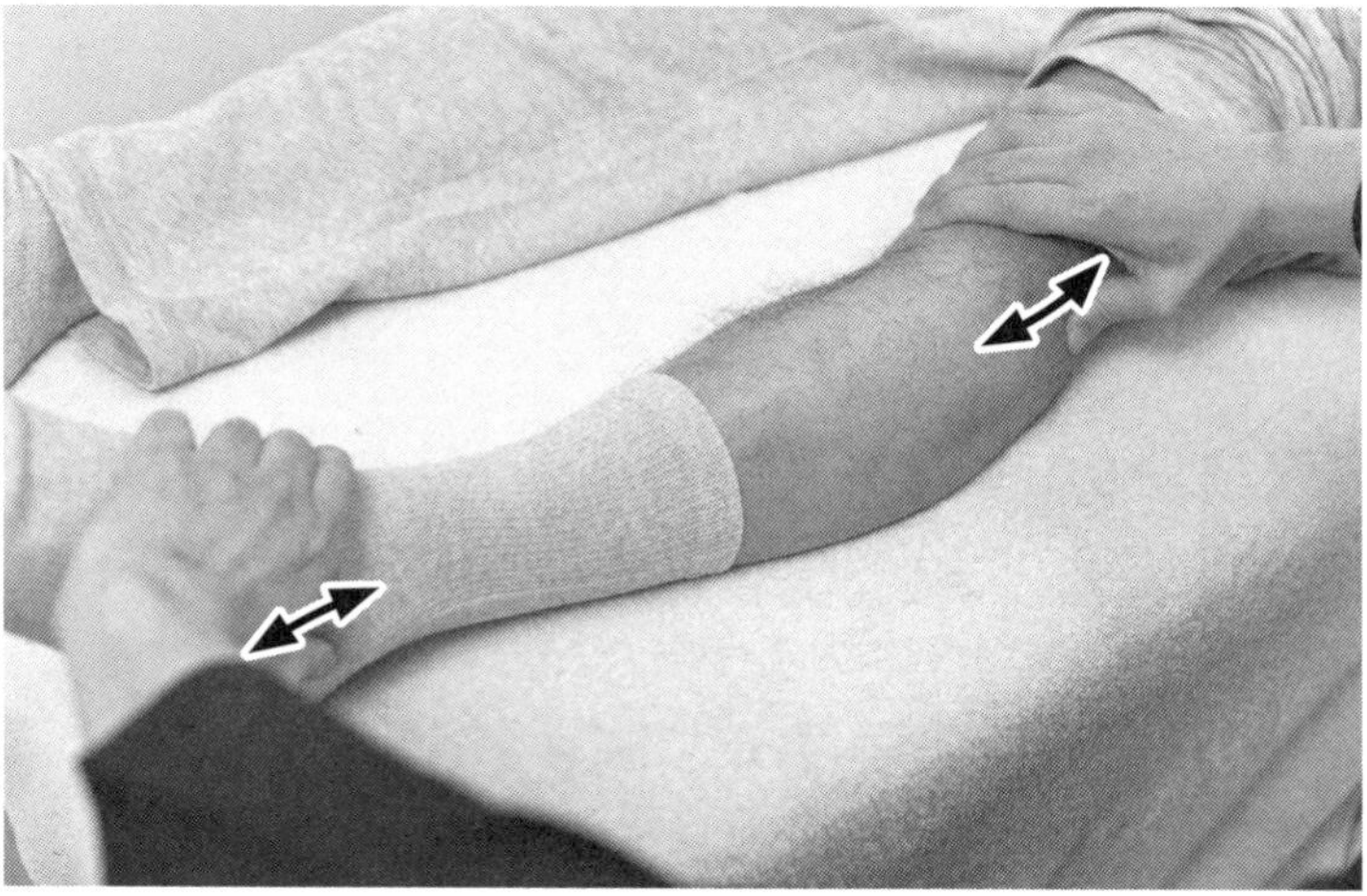

③両親指を腓骨と平行に頭方向、足方向に動かす

※実際に動く大きさはわずかなので、変に力を入れないように注意する。

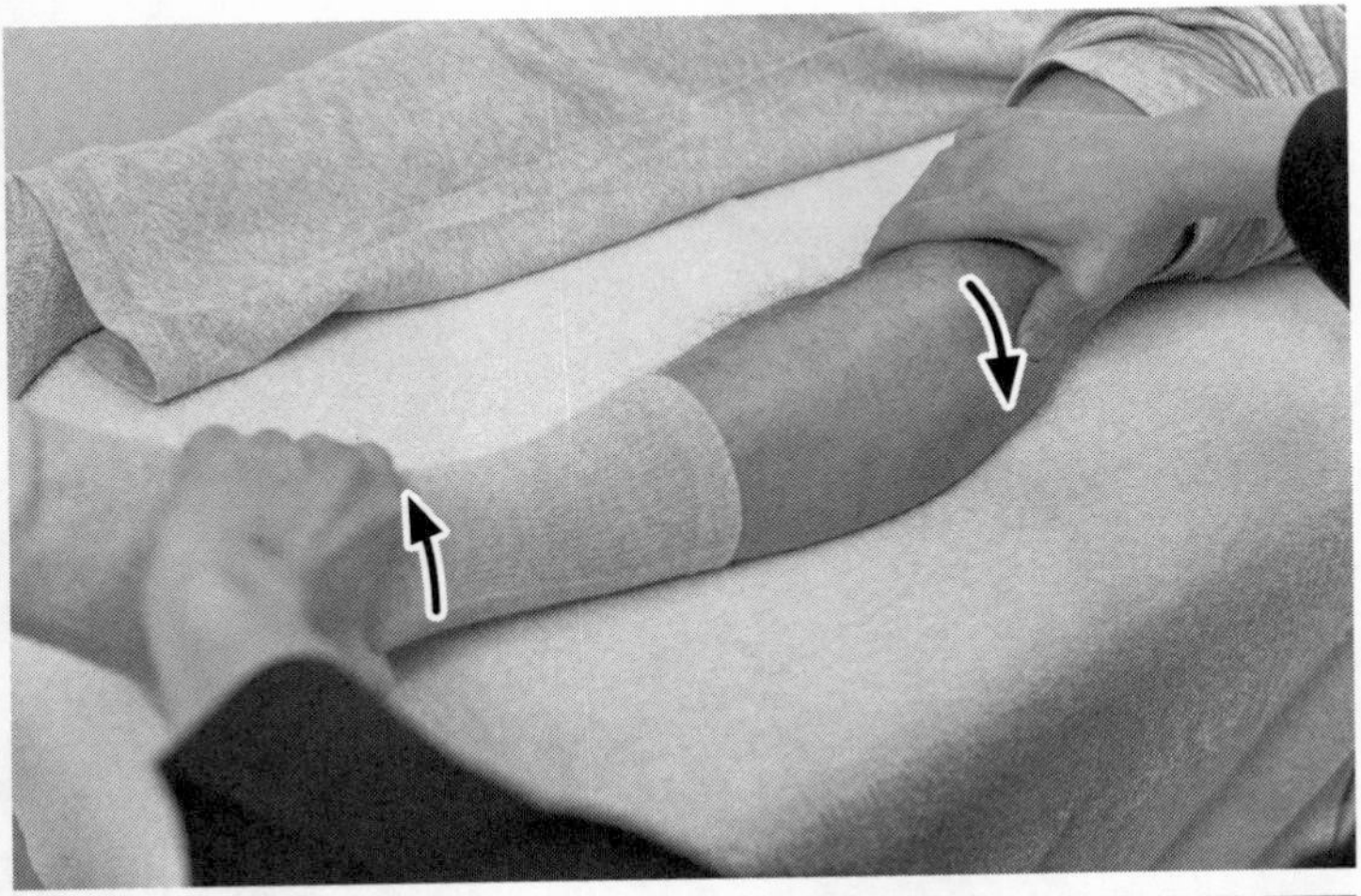

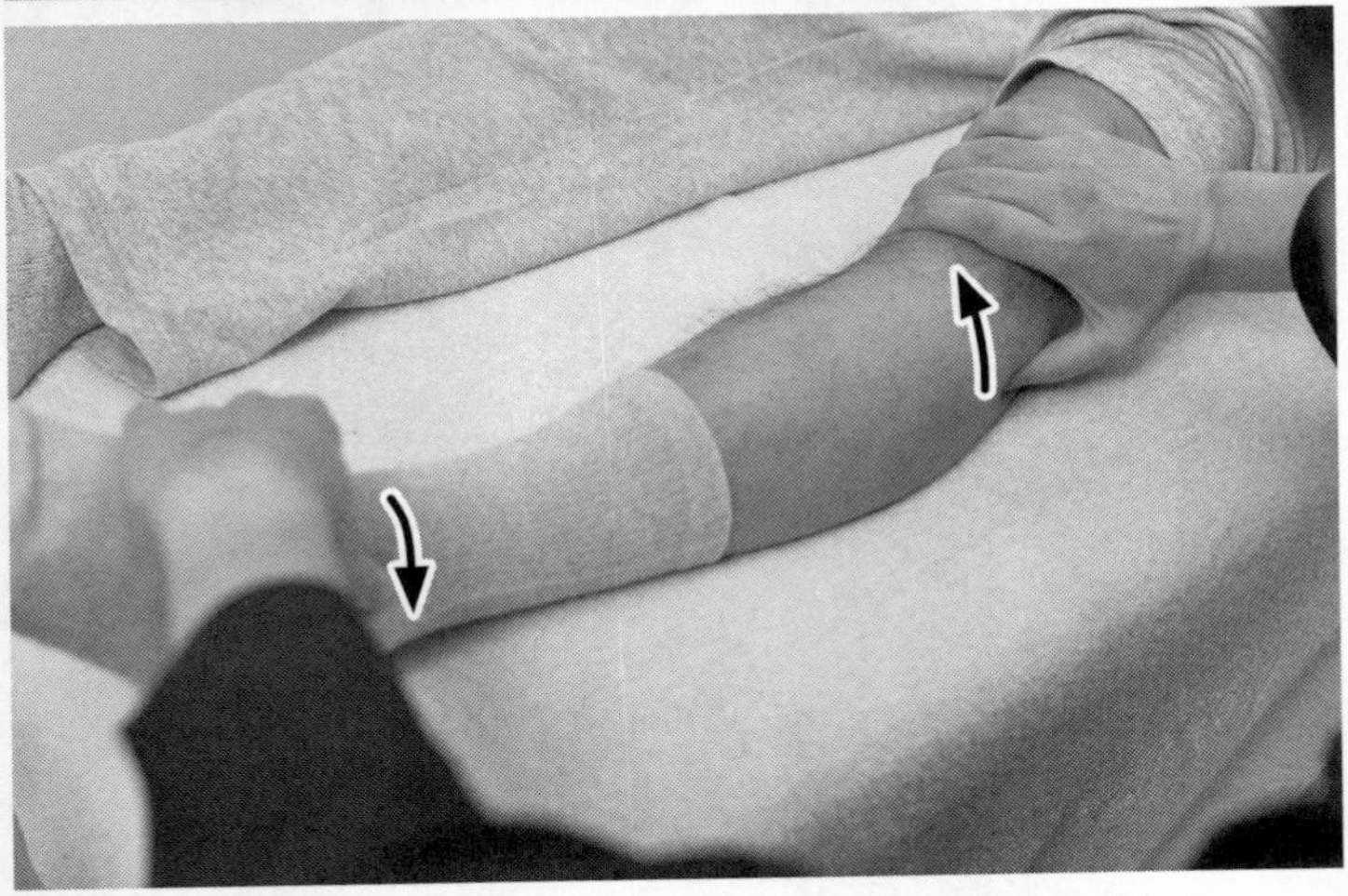

④先の②の状態で一方を天井方向、同時にもう一方を床方向に動かす

※この場合も、③同様の注意をする。

5. 膝蓋骨《しつがいこつ》の動きを正常にする《転皿《てんみょう》》

▼膝蓋骨について

膝蓋骨は、一般的に「膝のお皿」と呼ばれている骨です。自分で触れて動かすこともでき、状態によっては結構大きく動きます。

この骨は種子骨《しゅしこつ》と呼ばれる骨の代表格で、関節を持たない存在です。大腿四頭筋の腱の中に生じた骨で、ここから「膝蓋靭帯《しつがいじんたい》」が生じ、脛骨に付着します。その役割は、膝関節の動きをスムーズにすることであり、屈曲・伸展を問わず大切になります。

膝蓋骨そのものの動きは、下肢に対して上下・左右、そして回旋が可能です。膝蓋骨の構造は、表面は平らですが裏面は縦方向に隆起しており、そのため内外の面に分けられ、大腿四頭筋の牽引の方向などによって外側方向に脱臼しやすい、という特徴があります。

技の名称の由来

前述したように、膝蓋骨は俗に「膝のお皿」と言うため、「皿」は膝蓋骨を表しています。「皿」の読み方として「みょう」という音読みがあり、音感の関係でその読み方を用いました。

「転」は文字通りものを転がす、という意味で、膝蓋骨を転がすように施術するところを表した命名です。

▼施術法

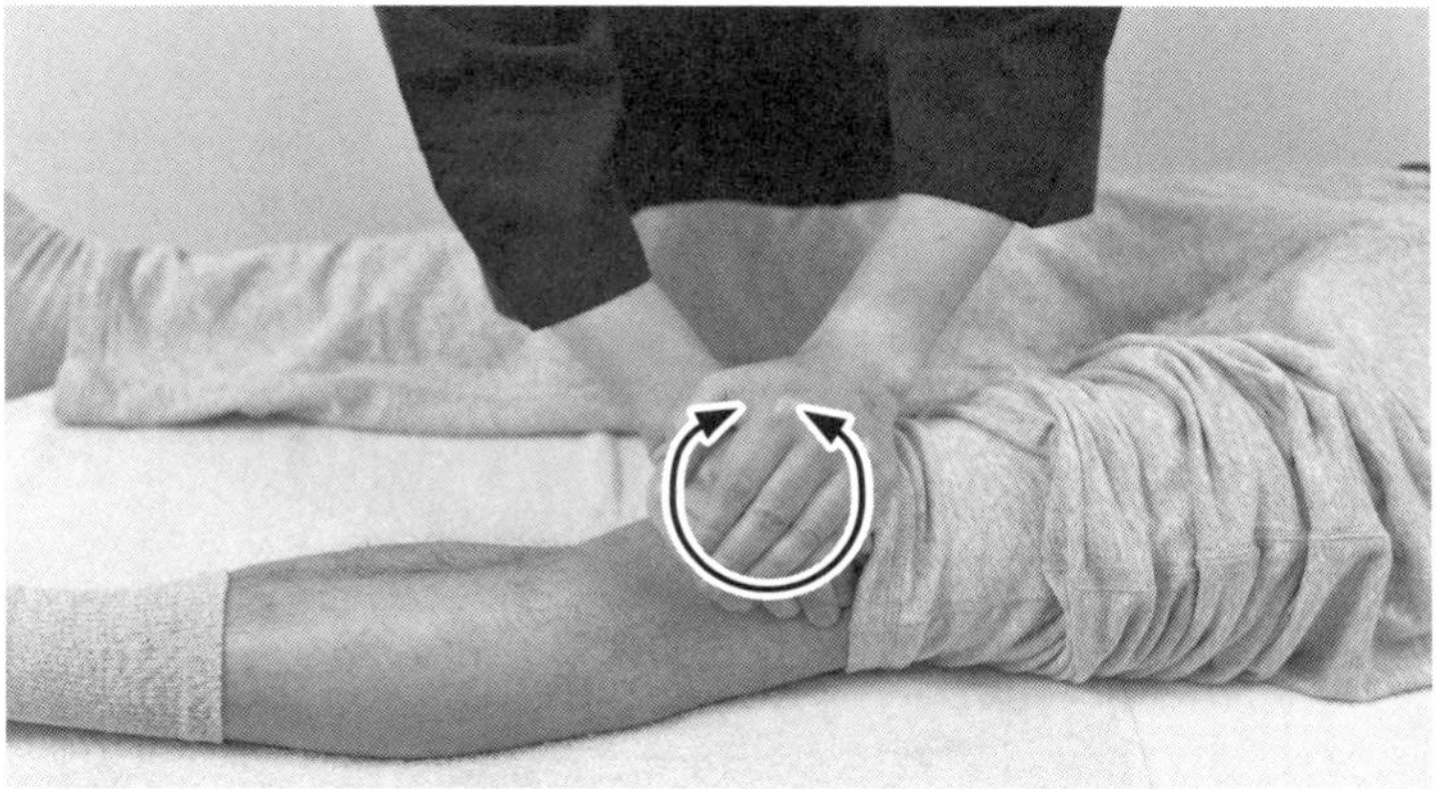

①受ける側は仰臥位

②施術する側は受ける側の横に位置し、左右いずれかの掌を膝蓋骨の上に置く。その上に他方の掌を重ねる

③先の②の状態で右回り、左回りに膝蓋骨を動かす

※膝蓋骨が動かず、滑っているような状態になることがある。膝蓋骨の縁をきちんと意識し、掌がその部位をきちんと捉えて動かすようにする。

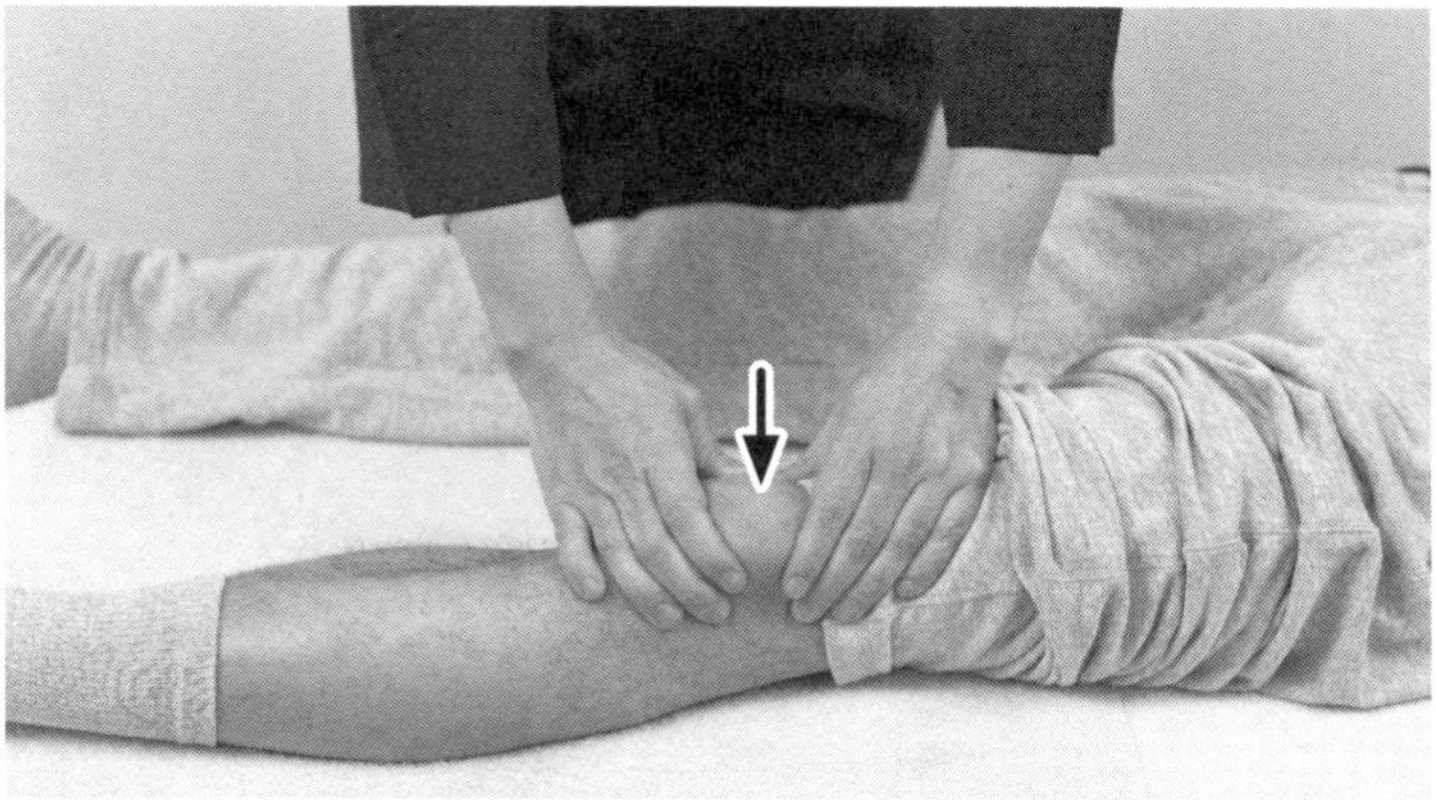

④先の③で動きの悪い方向を感じたら、両手の指でその方向に押し、動きをスムーズにする

※膝関節の動きを良くするには、膝蓋骨の動きを意識する必要があり、特に関節の上下の方向への動きを意識する。

6. 下肢と全身の動きの要、膝関節を整える《曲膝《まがりひざ》》

▼膝関節の構造

下肢は体重を支え、身体の動きにも大きく関係し、中でも膝関節はそれぞれの場面で大きく負荷がかかるところです。それを支えるため、強靭な「靭帯」が存在し、他の関節では見られない繊維軟骨、半月板《はんげつばん》が存在します。

屈伸運動では膝関節は大腿骨がわずかに動き、伸展時には内旋し、その時に「靭帯」は緊張し、膝関節が固定されます。屈曲時には外旋し、その固定を解除します。

その伸展・屈曲時に、半月板は移動・変形します。伸展時、半月板は前方に移動し、前後に長く、幅は狭くなります。屈曲時は後方に移動し、前後に短く、幅は広くなります。

つまり半月板は、移動と変形により大腿骨と脛骨の適合性維持やクッションとしての役割を果たしています。

膝関節周辺の主な「靭帯」に「前十字靭帯《ぜんじゅうじじんたい》」「後十字靭帯《こうじゅうじじんたい》」があります。「前十字靭帯」は脛骨の顆間隆起の前方と大腿骨の外側顆内側面を結び、「後十字靭帯」は脛骨の顆間隆起の後方と内側顆外側面を結びます。

そのおかげで膝関節のズレを防ぎますが、「前十字靭帯」は脛骨の前方変位を、「後十字靭帯」は後方変位を防ぎます。いずれの「靭帯」も、屈曲・伸展のどちらでも緊張しますが、斜めに交叉していますので、膝の屈伸運動には影響しません。

前述のように、膝関節にはいろいろな身体の動きに関係し、大きな荷重がかかるところですから、多くの「靭帯」でサポートされています。関節包を構成する多くの「膝蓋支《しつがいし》帯《たい》」で補強され、膝蓋骨の各「靭帯」も膝関節に支障が出ないように働いています。

技の名称の由来

「曲膝」の「曲」はそのまま曲げるという意味であり、「膝」は膝関節を表しています。技法自体が膝関節を屈曲させるところからの命名です。読み方は和式に訓読みにしました。これも語感によります。

▼施術法

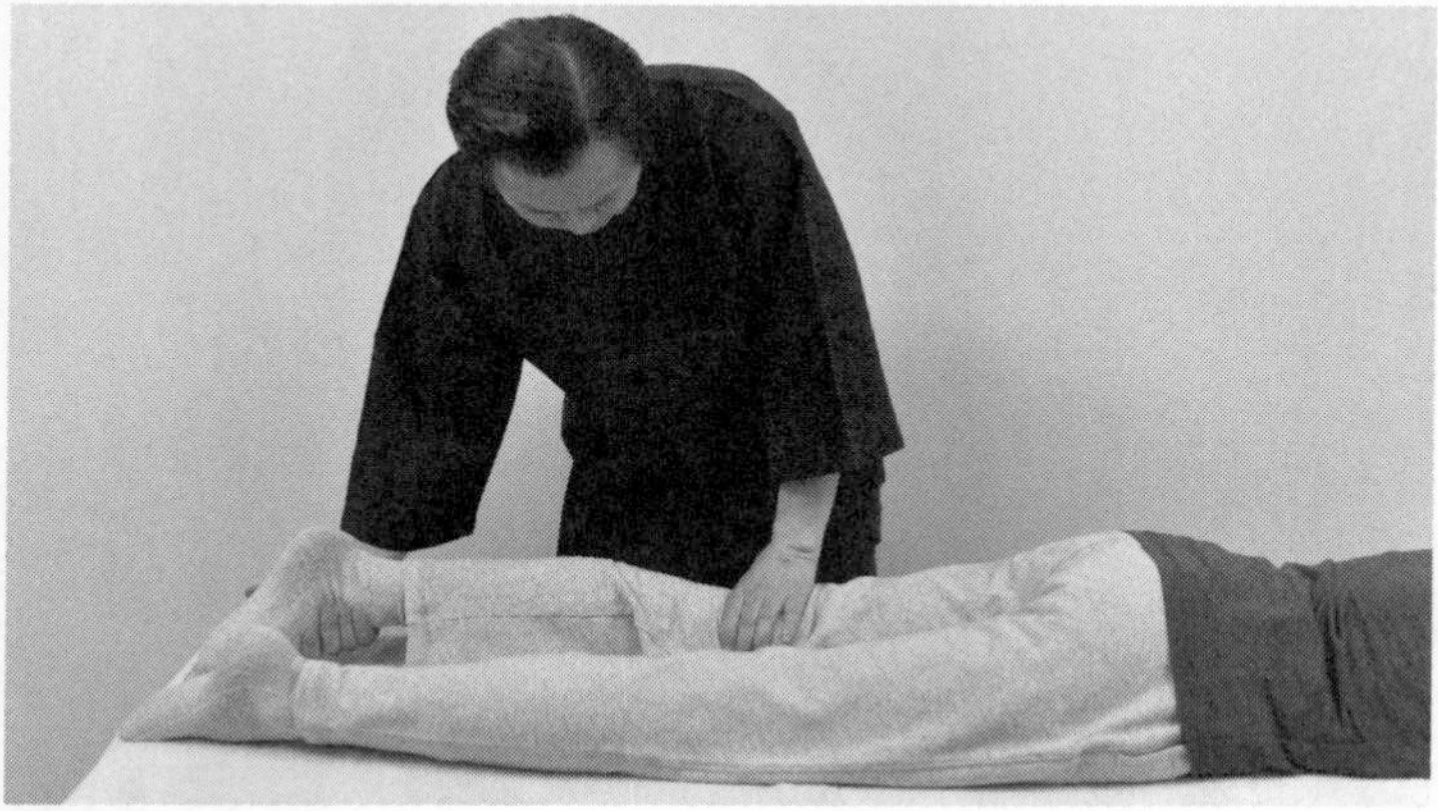

①受ける側は伏臥位

②施術する側は受ける側の横に位置し、一方の手を膝関節の大腿部側に置き、他方の手で足の甲を軽く掴む

※膝関節側の手は親指を開いた状態にし、膝関節が曲がるギリギリのところに置く。足の甲の手は強く掴まないように注意する。強くなりそうであれば、掌を当てるくらいで良い。

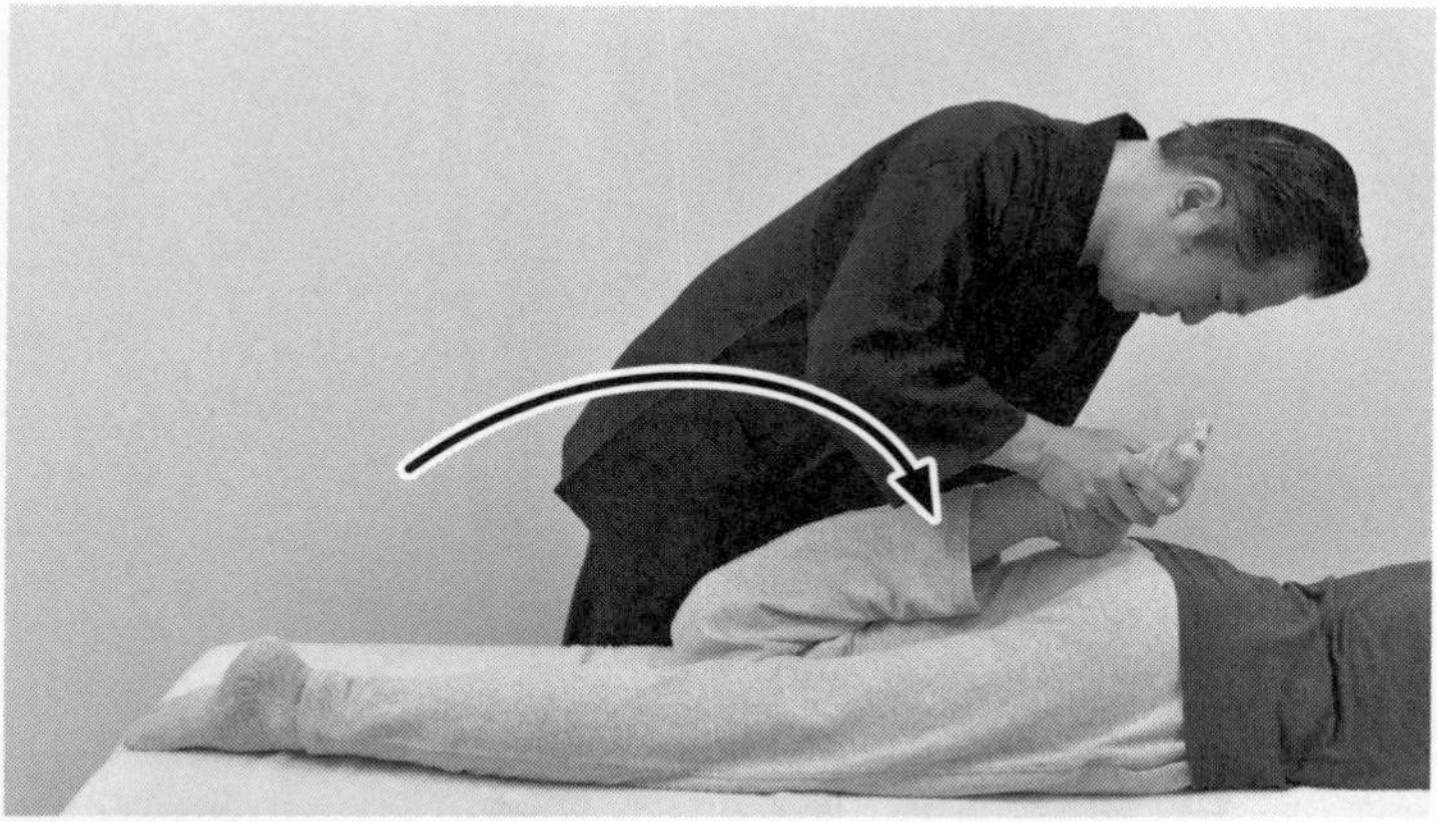

③足の甲を臀部のほうに動かし、可能な限り屈曲させる

※受ける側の状態を常に観察し、この動きによって不快な痛みが生じない範囲内で最大限の角度になるようにする。屈曲させる際、押し付けるような動かし方ではなく、やや曲線を描くようにする。

7. 股関節の動きを正常にする《矢車《やぐるま》》

▼股関節の構造

体幹部と下肢をつなぐ関節が股関節ですが、その役割ゆえに大変しっかりした安定性を持っています。同時に、上肢の肩関節ほどではありませんが、球関節ゆえの自在性も有しており、股関節の場合はこの特徴を念頭に置く必要があります。

股関節は、寛骨の寛骨臼と大腿骨の大腿骨頭《だいたいこっとう》で構成される関節です。骨盤の状態とも関係し、腰周辺のトラブルには腰椎の状態と合わせ、これらを調整箇所とします。

これが「快手」の考え方の一つで、身体に大きく影響を与える腰の問題は、腰椎・骨盤・股関節をワンセットで考え、施術の対象にするわけです。

これを念頭に、改めて股関節を見てみれば、もともと球関節という多軸性関節ゆえの自在性がありながら、身体を支える役割を持つことから強い筋肉や「靭帯」でサポートされており、特にこの部位の「靭帯」は他に見られない特徴があります。

それは、股関節を取り巻く強靭な関節包の外側にある「腸骨大腿靭帯《ちょうこつだいたいじんたい》」「座骨大腿靭帯《ざこつだいたいじんたい》」

「恥骨大腿靭帯《ちこつだいたいじんたい》」が、螺旋を描いて走行していることです。

また、大腿骨頭と寛骨臼の間には「大腿骨頭靭帯」があり、寛骨と大腿骨をつなぐようになっています。ただ、この「靭帯」は他と比べると脆弱で、股関節の安定にはほとんど関係ないと言われています。

ちなみに、股関節を屈曲時の角度は１２５度、伸展では15度、大腿部を外側に開く外転は45度、内側に閉じる内転は20度、大腿部を床と垂直に位置させ、外側に回す外旋、内側に回す内旋は共に45度というのが基本的な可動域です。施術前の判断や施術の際の参考数値にしてください。

技の名称の由来

「矢車」というのは、軸の周りに矢や矢の形をしたものを放射状に取り付けて、クルクル回るようにしたものです。

技名の「矢車」の場合、球関節である股関節の形状とその性質から考え、調整時には多方向に自在に動かせるようにイメージして行うことが大切との理解から、命名したものです。

つまり、実在する矢車が実際に動いているイメージを技にかぶせ、施術後の好転の様子まで想像できるように名付けました。

▼施術法

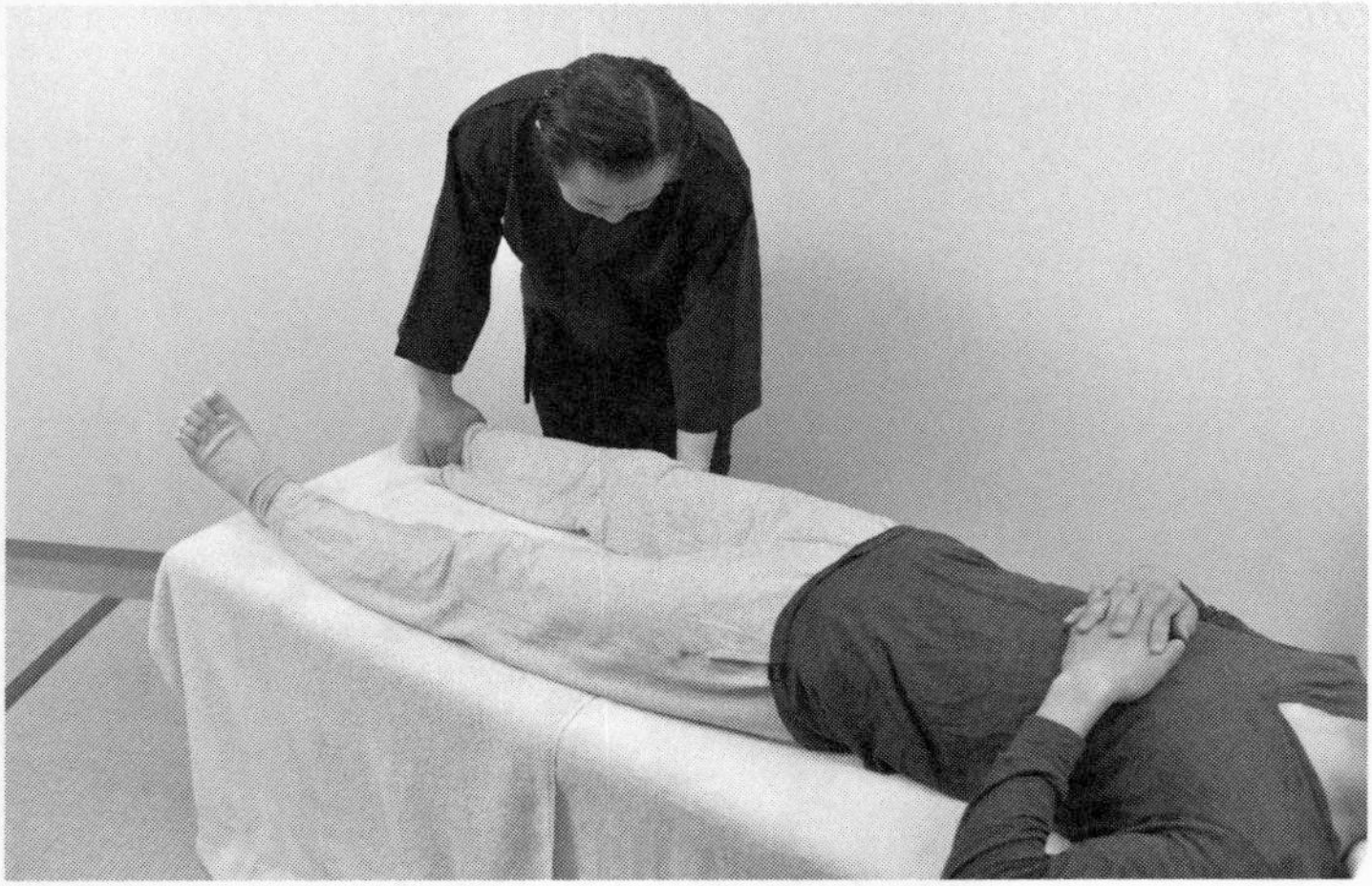

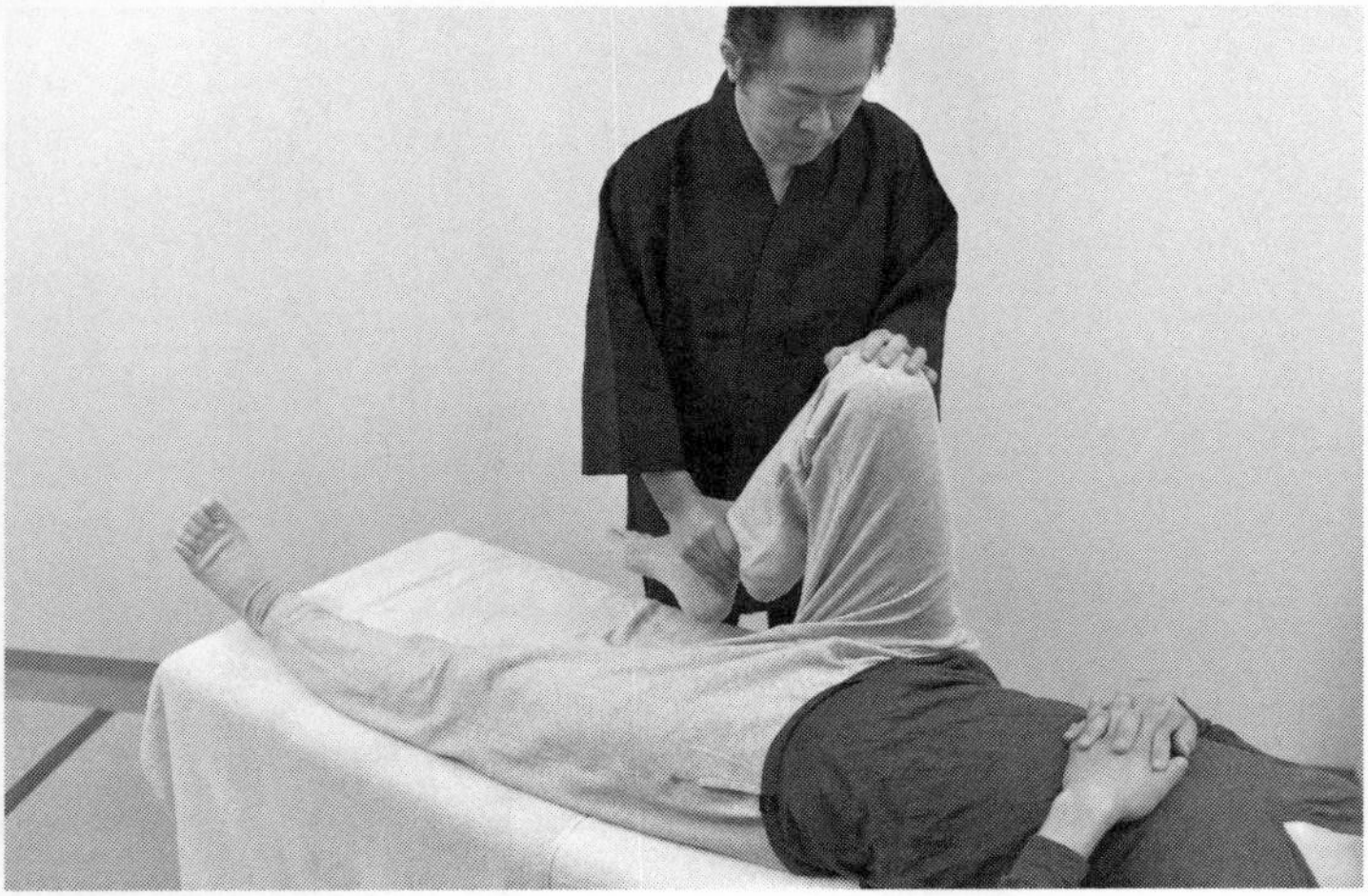

①受ける側は仰臥位

②施術する側は受ける側の足側に位置し、足首と膝関節付近を持ち、膝を立てる

※ここは軽く手を添える程度でよく、強く掴まないようにする。

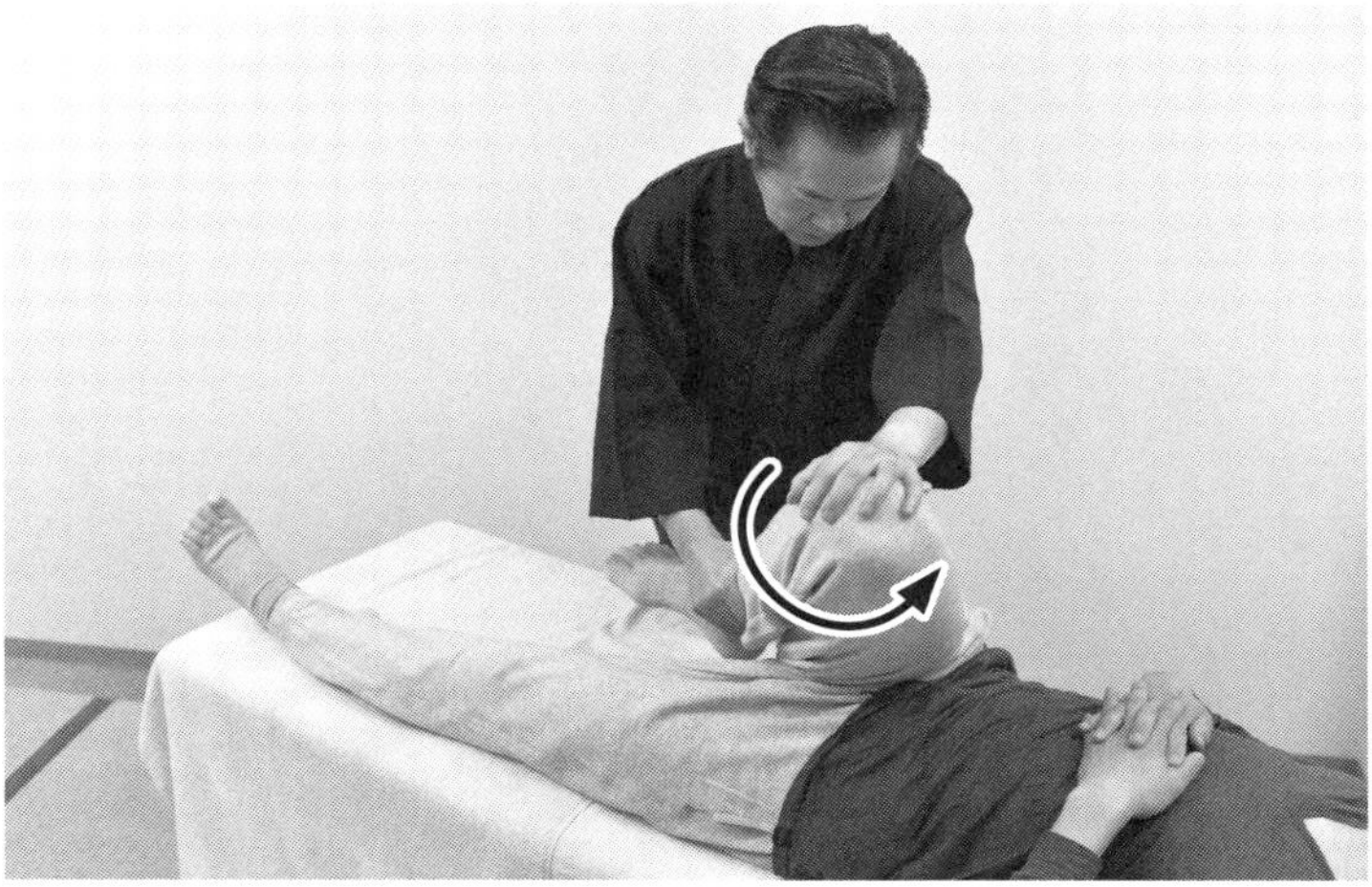

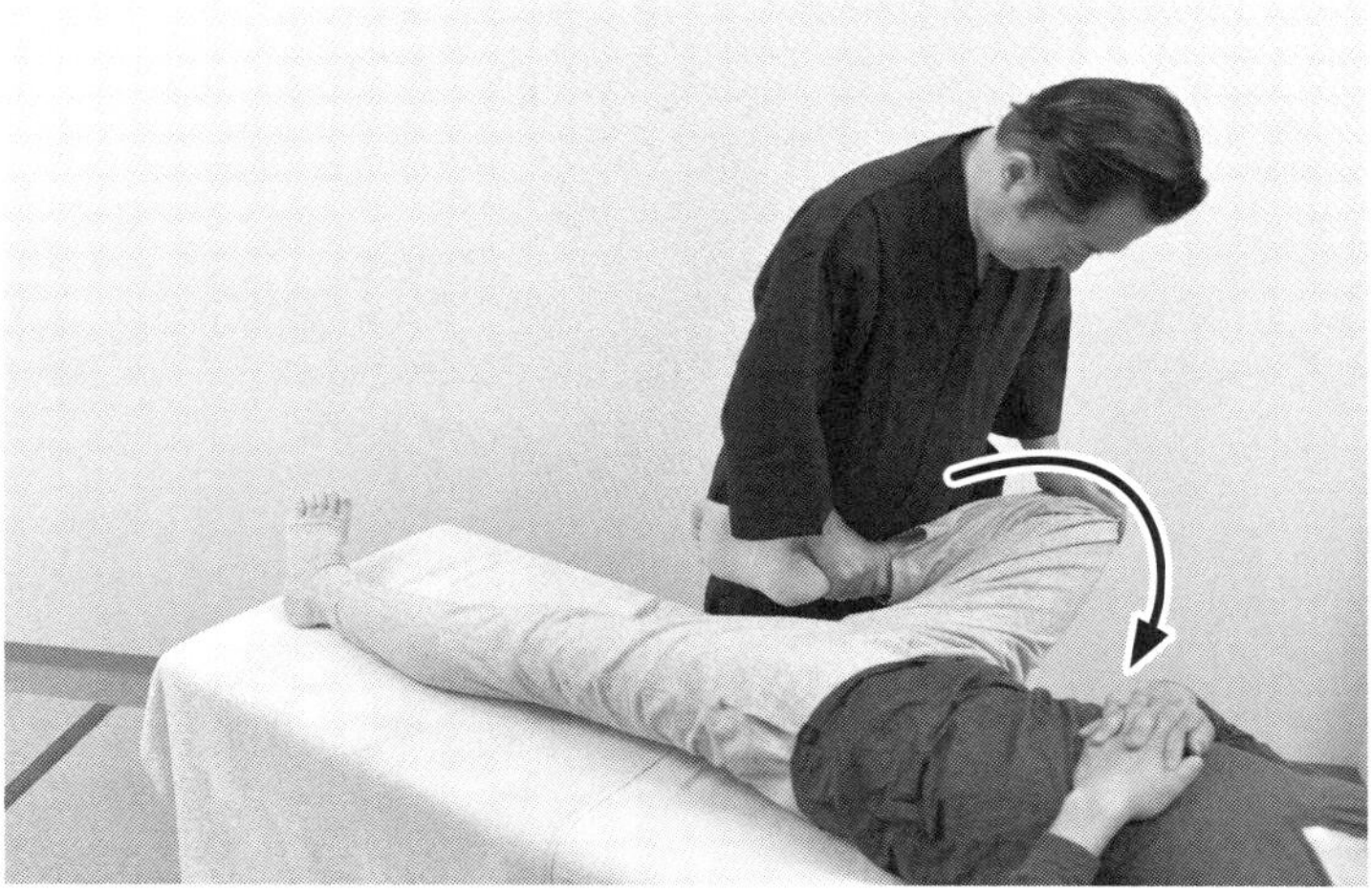

③股関節を中心に内旋、外旋を行う

※股関節の抵抗を感じながら、相手が不快な痛みを感じない範囲で可能な限り大きく動かす。その際、臀部が浮き上がらないように注意する。股関節が球関節であることを常にイメージし、その意識で回旋させる。

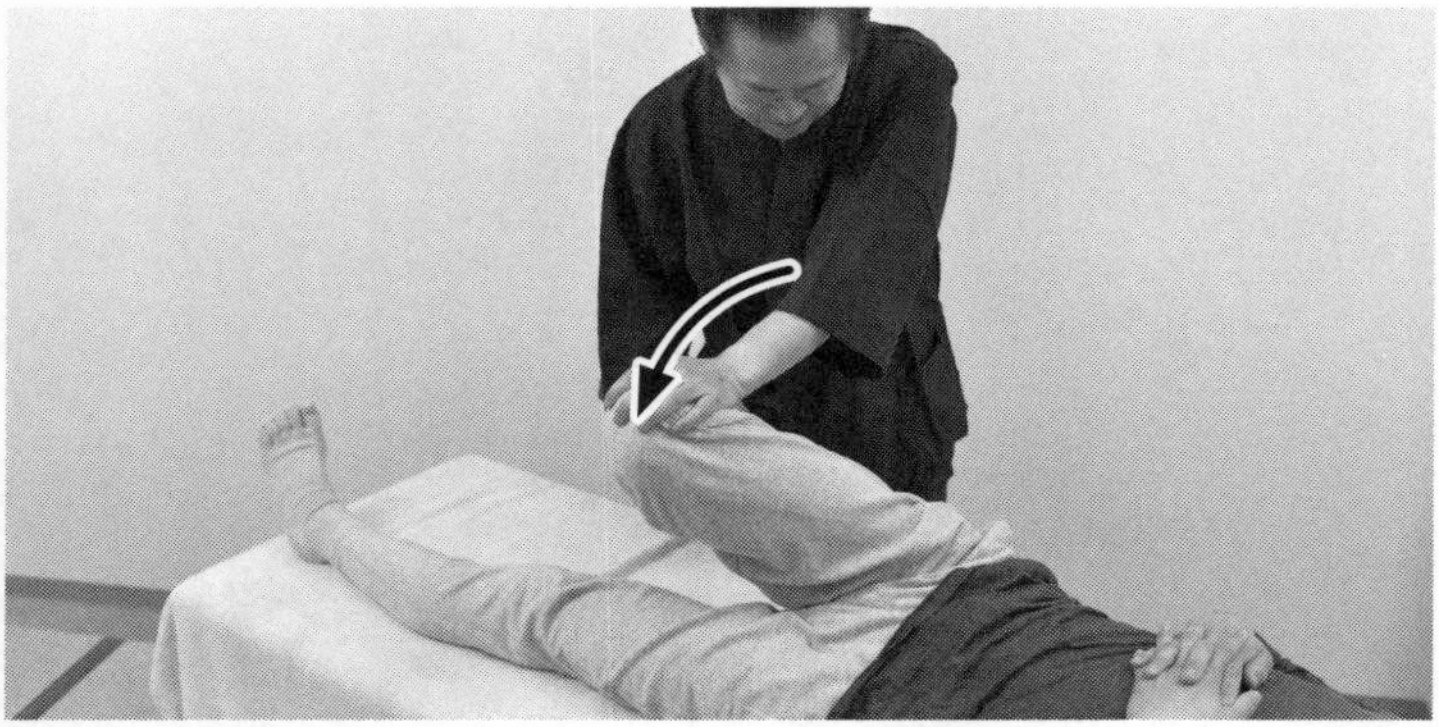

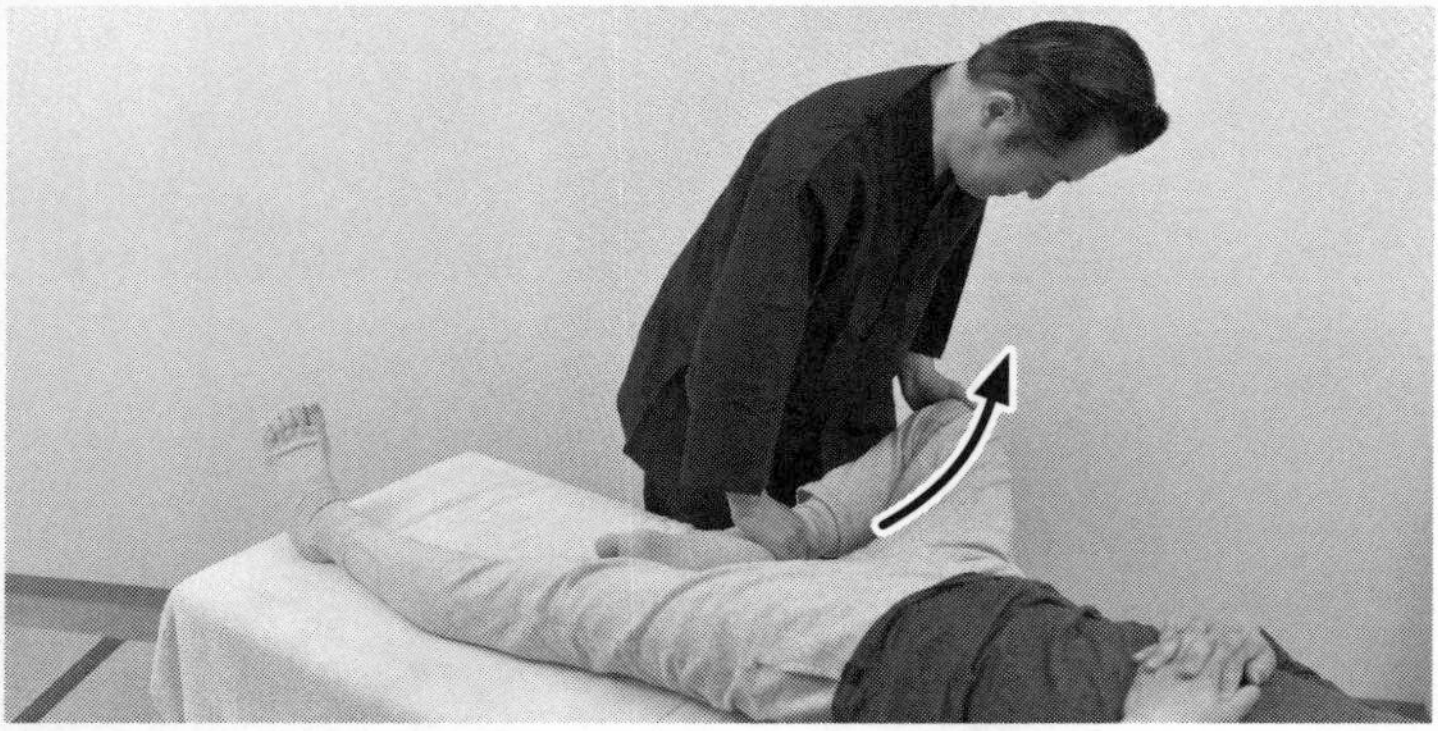

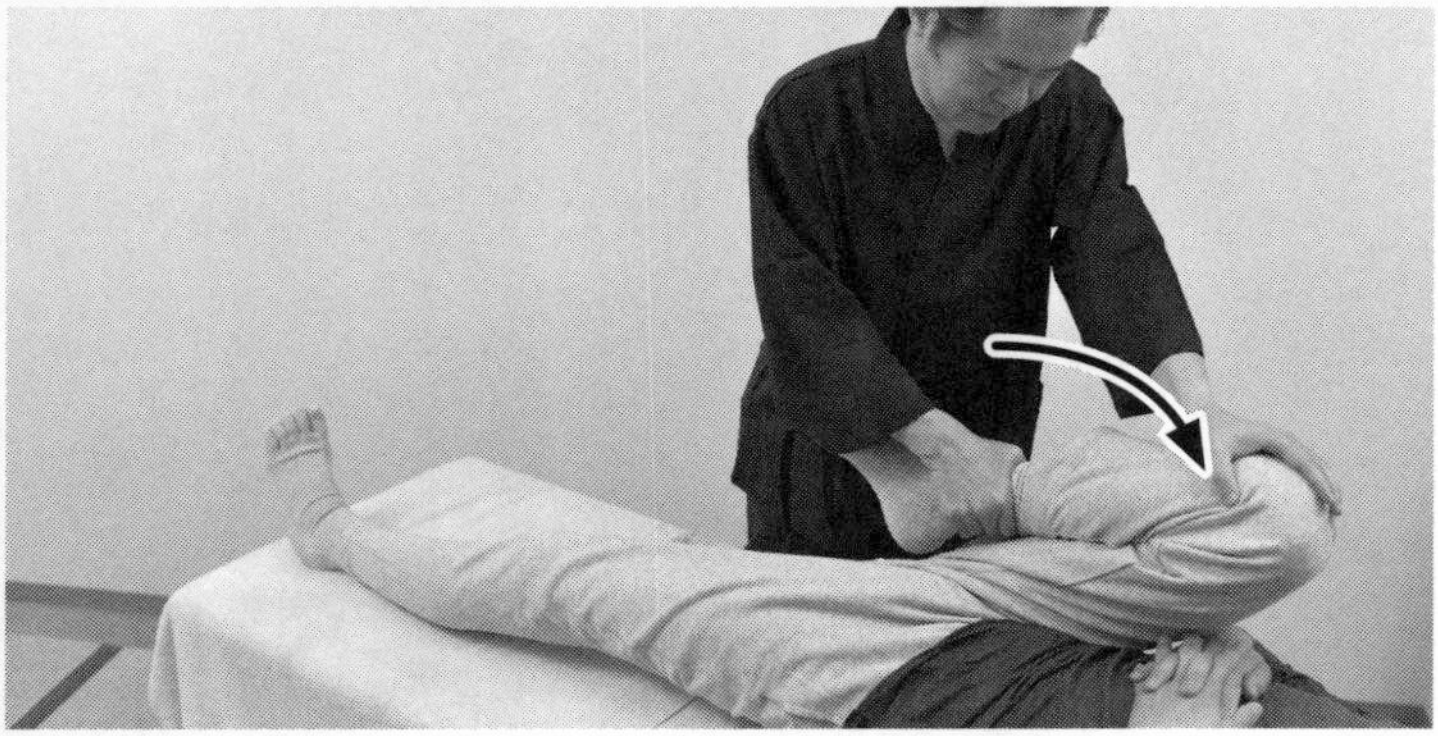

④動きにくい角度があれば、その方向を意識した強調動作を行う

※呼吸に合わせてゆっくり行う。腰が浮き上がらないように留意し、施術による不快な痛みの発生がないようにする。

column 4

歩けることは健康の証

人間は二足歩行の動物です。きちんと歩けてはじめて人としていろいろなことが可能になり、正常な日常生活が送れます。

来院される方の中にも、歩くことについて真剣にご相談されるケースがあり、整体術でできる範囲内であれば対応させていただいています。

足に問題のない方の場合、歩けることの価値は当たり前すぎて、理解するのは難しいと思います。そういう当たり前のことができなくなった方に遭遇した時、少しでも改善し、普通の生活をできるようにするのが仕事になります。

人は動けなくなると、身体の機能だけでなく、場合によっては鬱につながることもあり、心身共に弱っていく可能性があるのです。

実はこの歩くという行為は、消化にも関係します。歩く時の適度な地面からの衝撃は、骨盤や腹部を適度に刺激し、お腹を活性化させます。お腹の状態は、栄養の吸収に大きく関係します。こういう効用も理解し、普通の生活が送れるようにお手伝いができればと思います。

第5章

骨盤を整える

身体の動きを決定する骨盤

整体術の世界では、骨盤に対する意識がとても高く、広告の中でも積極的に謳っているところをよく目にします。

また、骨盤の大切さを説く書籍もたくさん出版されているところから、一般の方もよく認知されているようです。

実際、骨盤の身体の中での機能を考えると、上半身と下半身を結ぶ要としての働きがあり、ここに問題があればきちんとした身体の動きができず、いろいろなトラブルにつながるというのが整体術一般の考え方です。

そこで骨盤の働きについて運動器の一部として見れば、上半身の重さを下肢に伝える際の分配器としての働きがあります。

骨盤は二つの寛骨と一つの仙骨《せんこつ》から成っており、それぞれ仙腸関節《せんちょうかんせつ》、恥骨結合《ちこつけつごう》でつながっています。そこに狂いが生じれば、左右の下肢への体重配分に狂いが生じ、運動器系の症状をもたらします。

また、骨盤内にはいろいろな臓腑がありますが、器に歪みがあればその内部にも影響が出ます。一見、微々たるものに思えますが、それによるストレスが積み重なった時、何らかの問題が生じることが懸念されます。この点は、各自の本来的な身体の強さに関係しますが、ちょっとしたことの積み重ねが体調に関係するという意識が必要です。

この点は「快手」でも同様に考え、問題を解消する技術が存在します。整えられた骨盤の変化を如実に感じるのは、身体の動きの改善からでしょう。

そういう感覚を得やすいのは運動選手で、骨盤を中心とした腰周辺の動きを改善することで身体操作の変化を感じられます。

本章では、骨盤の調整法に特化しているため、各技法説明の前に身体の仕組みについての解説はありません。そのため、ここで骨盤の構造について簡単に述べておきます。

骨盤は寛骨と仙骨から成り、寛骨は部位別に腸骨・座骨・恥骨に分類されます。仙骨とつながっているのは腸骨の部位で仙腸関節と呼び、骨盤調整の際、よく意識される部位です。

その仙腸関節に関係する「靭帯」には「前仙腸靭帯《ぜんせんちょうじんたい》」「後仙腸靭帯《こうせんちょうじんたい》」「骨間仙腸靭帯《こっかんせんちょうじんたい》」があり、腰椎と腸骨をつなぐ「腸腰靭帯《ちょうようじんたい》」も骨盤の状態に関係します。

また、骨盤の後面には「仙結節靭帯《せんけっせつじんたい》」「仙棘靭帯《せんきょくじんたい》」があり、仙骨が後方に変位するのを防いでいます。

また、恥骨結合ですが、繊維軟骨を挟んで両端の恥骨を連結しています。基本的には不動性と言われますが、骨盤全体の歪みが見出せる時には若干の歪みが見られます。

身体の重心は仙骨のやや前方に位置するため、身体に荷重がかかった場合、仙骨を前傾させるように作用します。

その際、後面の「後仙腸靭帯」「腸腰靭帯」「仙棘靭帯」「仙結節靭帯」が緊張し、仙腸関節の安定性が高まります。

ところで、仙腸関節の可動性については議論があるようですが、整体師としての現場経験から「ある」と理解しています。

専門書の記述でも議論が分かれるとしながらも、成人の場合は軟骨部の変性を認めているものもあり、年齢によって骨化することがあるともされています。

本書で説明してある骨盤の調整法は、可動性がある前提での内容ですので、骨化し、可動域を失っている場合は対応外とご理解ください。

骨盤の靭帯

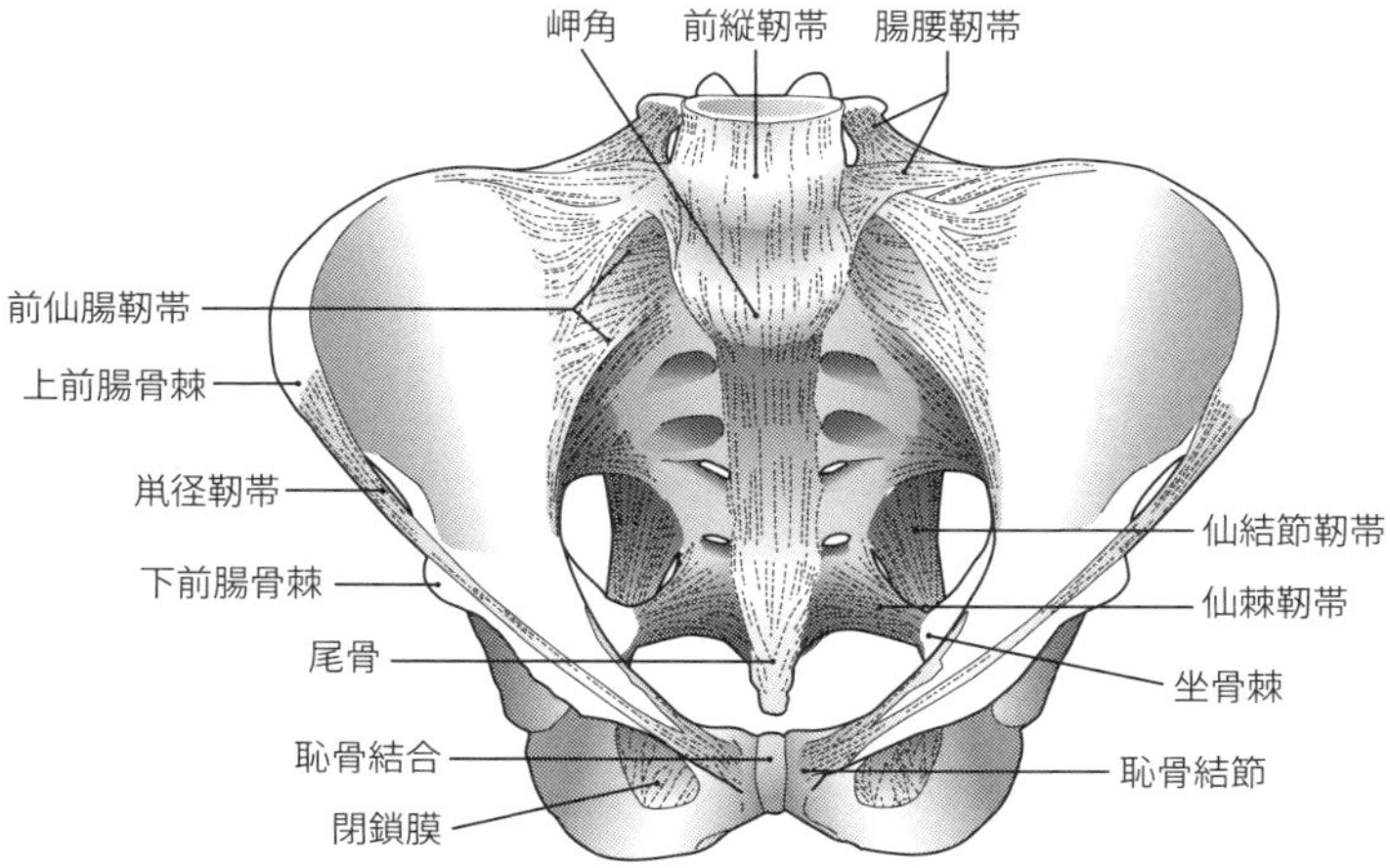
岬角
前縦靭帯
腸腰靭帯
前仙腸靭帯
上前腸骨棘
鼡径靭帯
下前腸骨棘
尾骨
恥骨結合
閉鎖膜
仙結節靭帯
仙棘靭帯
坐骨棘
恥骨結節

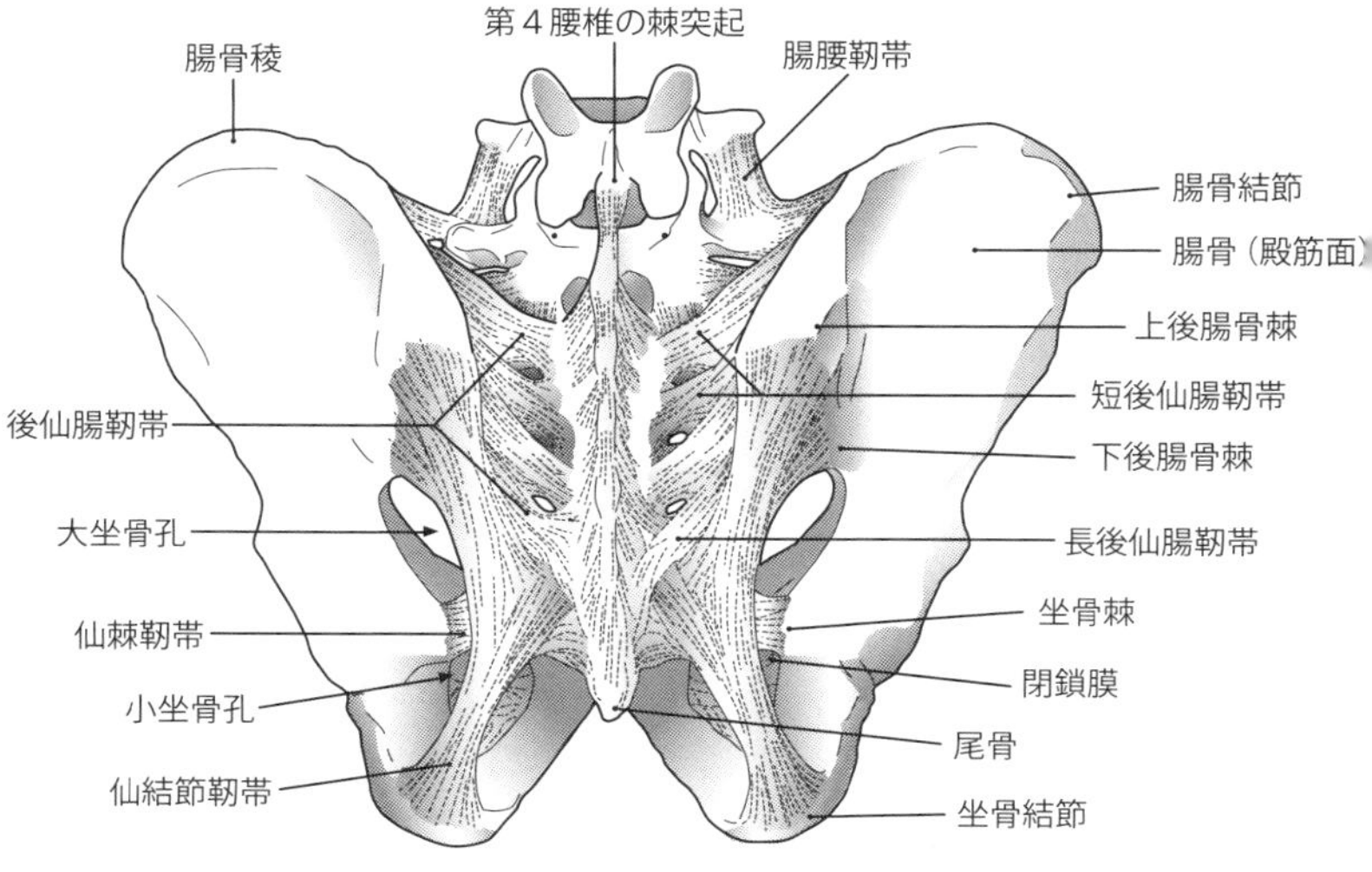
第４腰椎の棘突起
腸骨稜
腸腰靭帯
腸骨結節
腸骨（殿筋面）
上後腸骨棘
短後仙腸靭帯
後仙腸靭帯
下後腸骨棘
大坐骨孔
長後仙腸靭帯
坐骨棘
仙棘靭帯
閉鎖膜
小坐骨孔
尾骨
仙結節靭帯
坐骨結節

1. 骨盤の前方変位を正す《甕銜《みかぐつわ》》

技の名称の由来

骨盤の形を俯瞰して見れば、内側に臓腑があることから、大きな「甕《かめ》」のようにイメージできます。甕は水や酒などを入れておく器ですが、骨盤の形状をそのように見立てたわけです。

そして、骨盤が前方変位していると、その甕の入り口が狭くなっていることになります。

それを本来の状態に戻す必要があり、入り口を広げるイメージになります。

その様子を、馬に手綱を付ける時に口に咥えさせ、一定のスペースを確保する「銜《くつわ》」に重ね、命名したのが「甕銜」です。「甕」には「みか」という読み方があり、語感から選択しました。

▼施術法

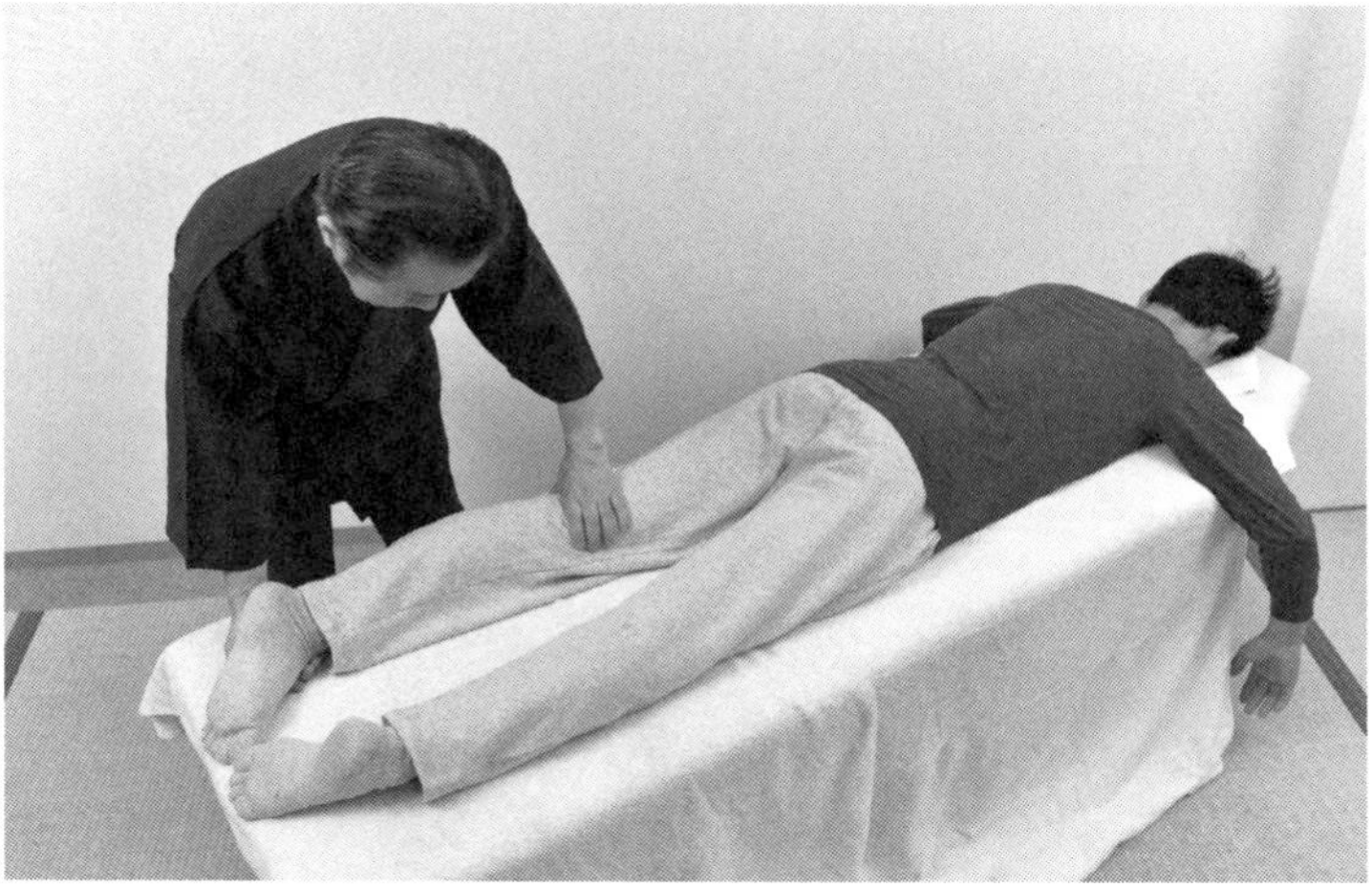

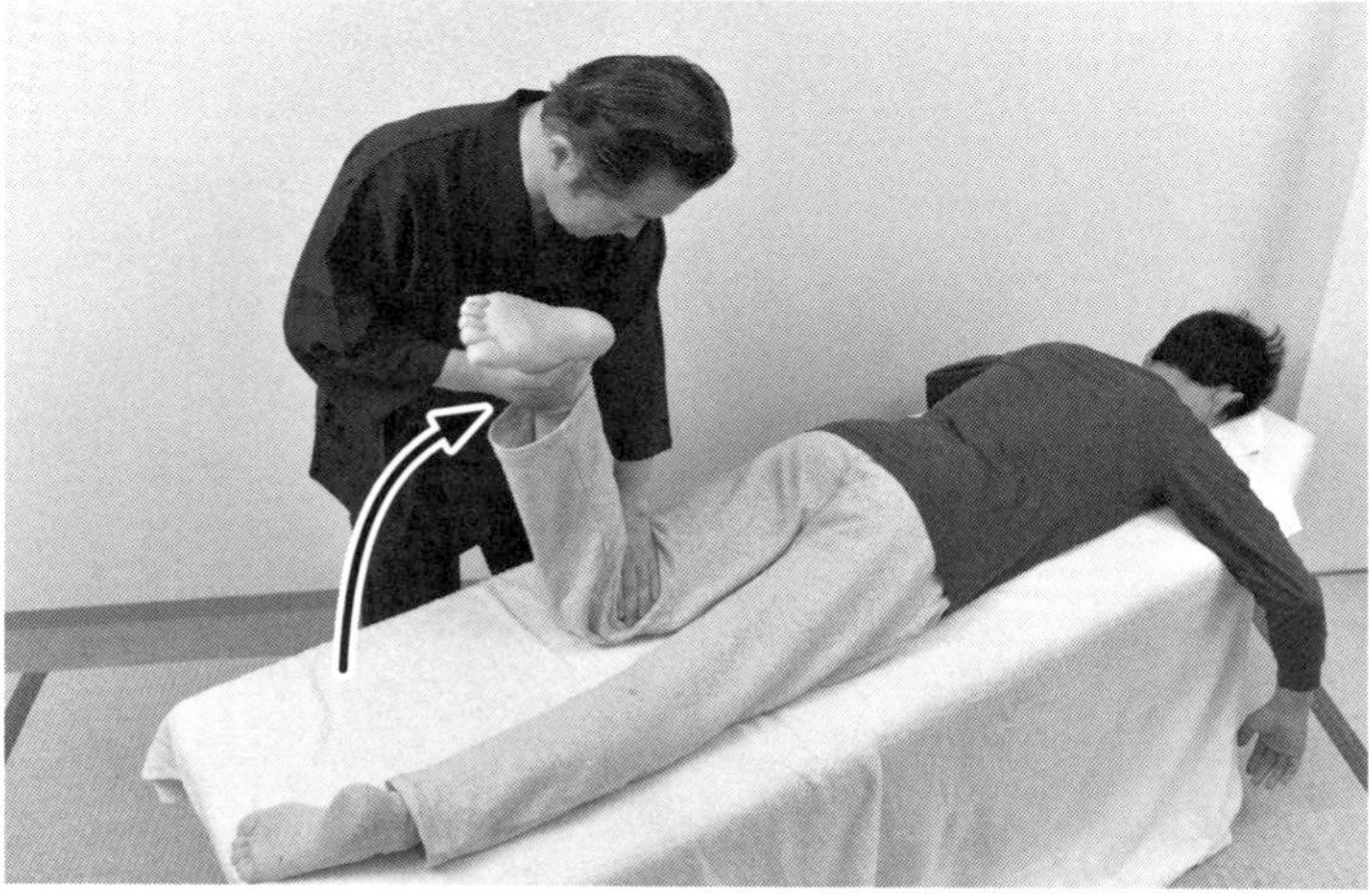

①受ける側は伏臥位
②施術する側は受ける側の横に位置する。その状態で、膝を脇のほうに引き上げる［次頁へ］

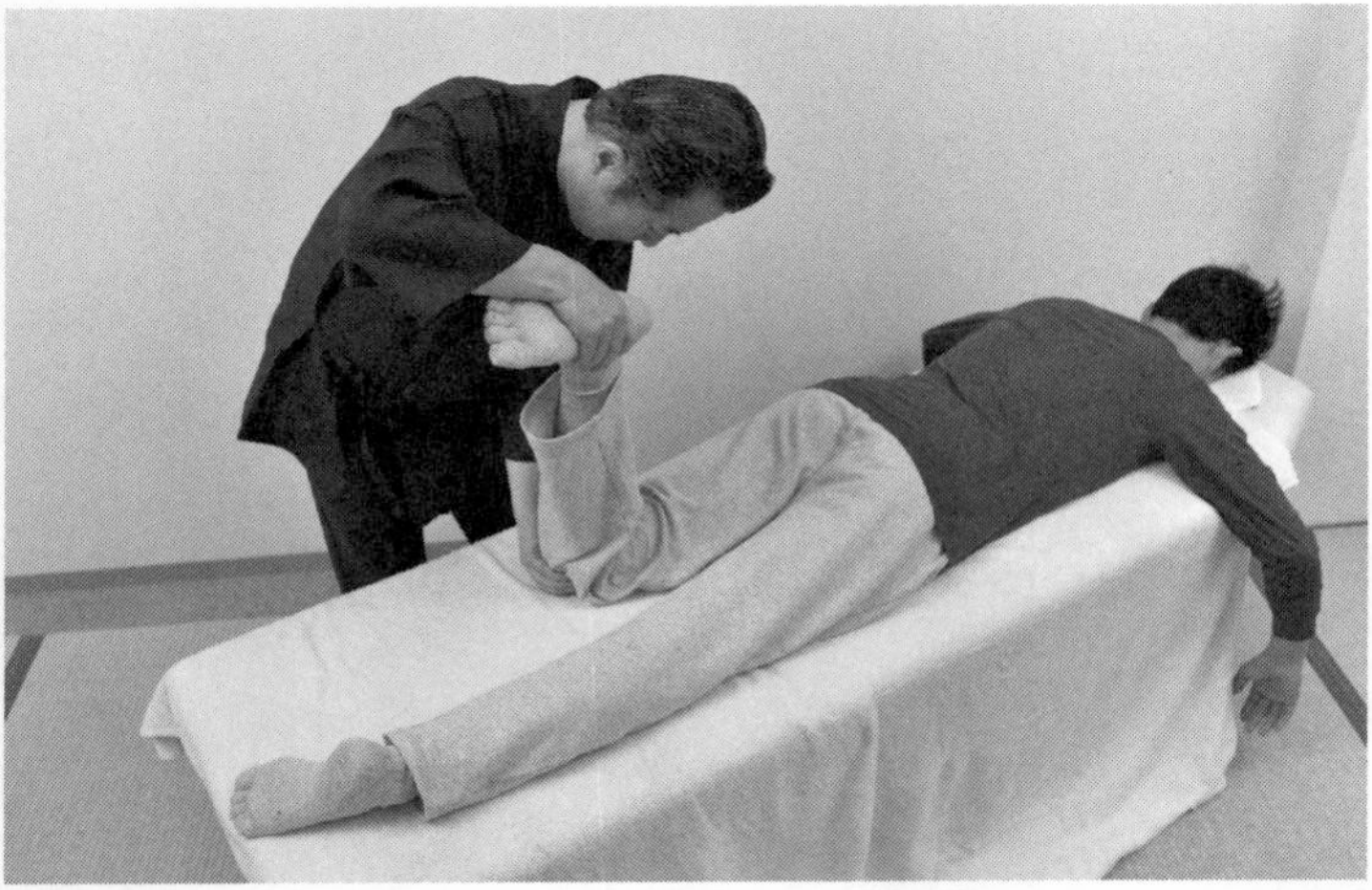

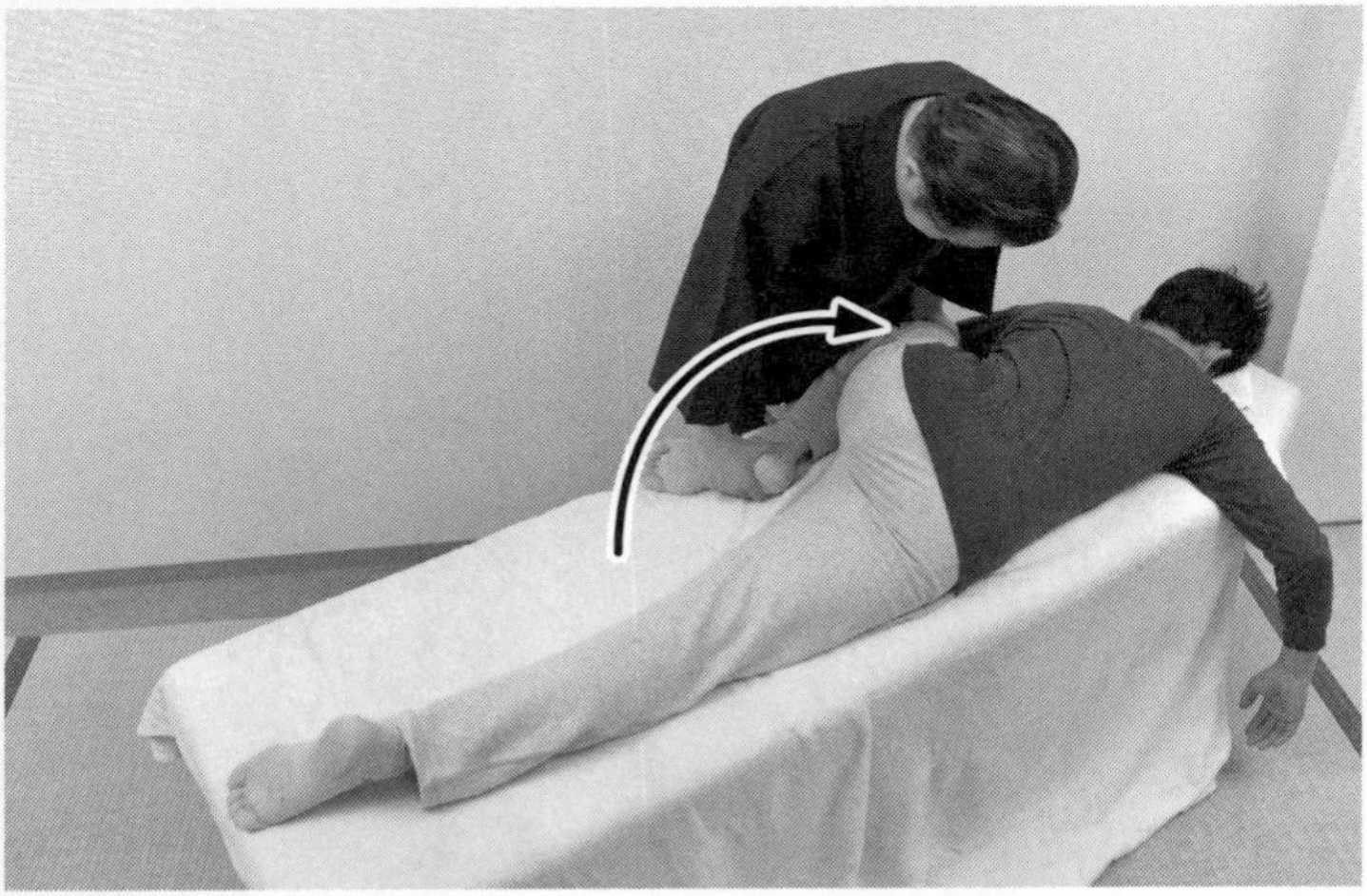

※この時の動かし方が雑にならないようにすること。一方の手を膝に当て、もう一方手で足首を軽く掴む。ベッドの面から膝・足首が浮き上がらないように注意し、可能な限り膝を脇のほうに近づける。

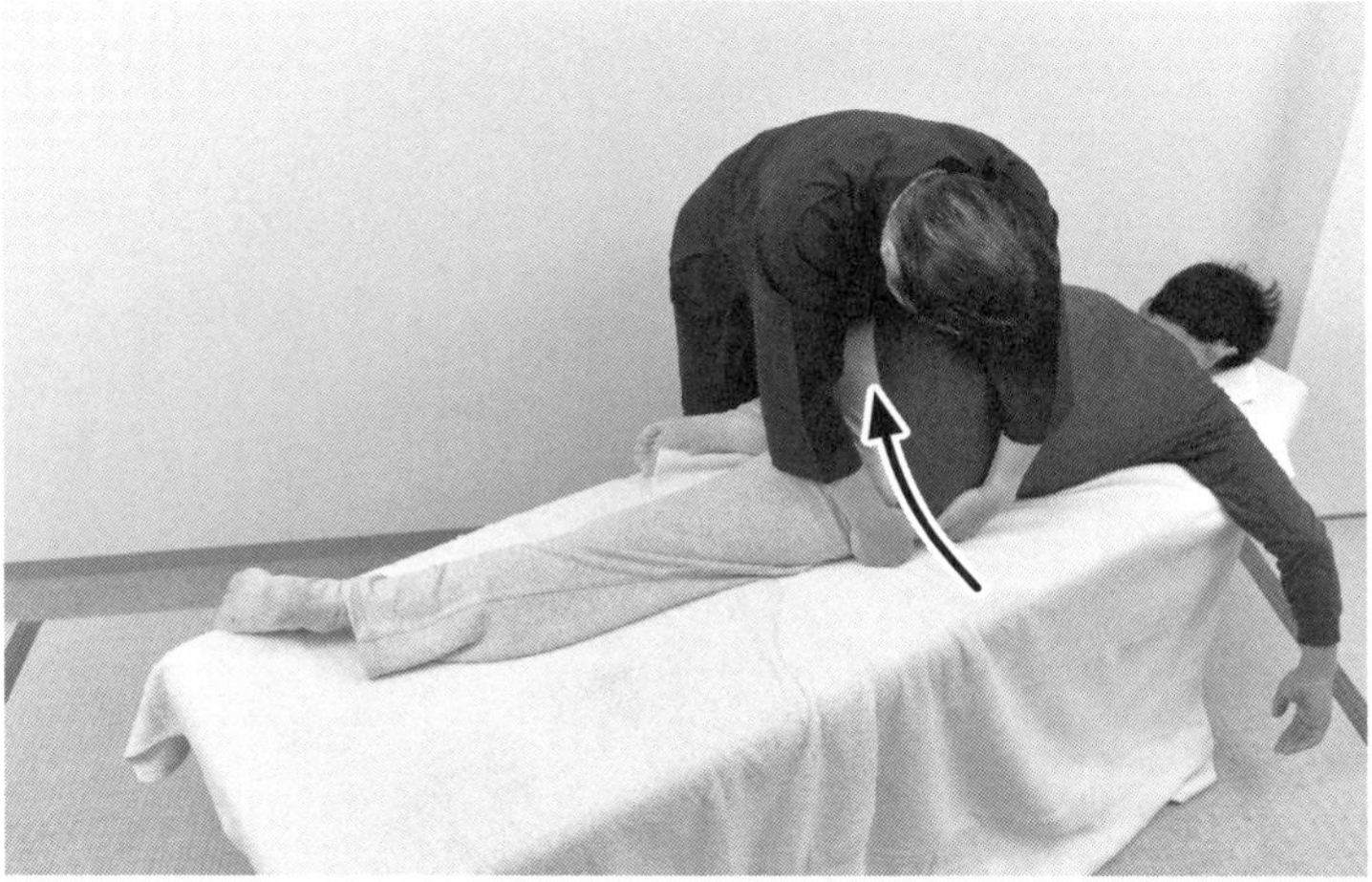

③先の②の状態になったら、骨盤の反対側に手を引っ掛け、手前に引き寄せる

※この操作を行う時、施術する側の膝で受ける側の膝を押さえておく。手前に引き寄せる時に乱暴な動作にならないように留意し、身体の中心軸を意識し、その軸を中心に体幹部を回旋させるイメージで行う。

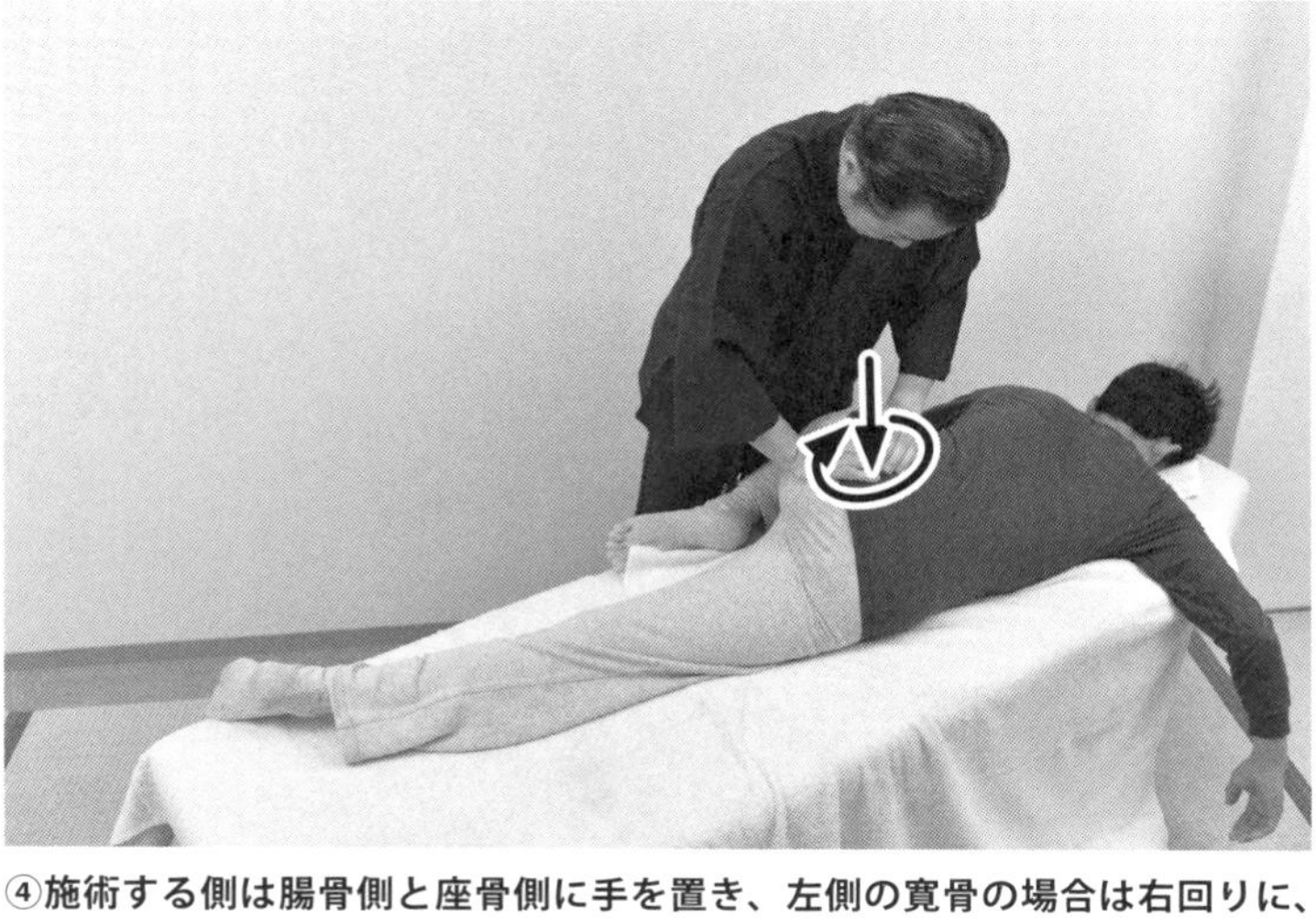

④施術する側は腸骨側と座骨側に手を置き、左側の寛骨の場合は右回りに、右側の寛骨の場合は左回りに回旋させる

※この場合、両手の役割は異なり、腸骨側は回旋の際の軸をイメージして骨盤の中心に向かって圧を加える。座骨側は回旋を意識し、調整のための方向に動かす。

2. 骨盤の後方変位を正す《腰落《こしお》とし》

技の名称の由来

これは、技法の様子をそのまま表しました。

「腰」というと、腰椎付近をイメージする人、骨盤付近をイメージする人、その両者をイメージする人がいると思いますが、ここでは「骨盤」を指します。

その中でも「寛骨」に限定されますが、これが施術時に意識する部位になります。

腸骨稜付近に手を置き、変位の軸をイメージして調整する時、技のベクトルが床方向になるため「落とし」というネーミングになりました。施術の際の圧のベクトルに由来したものです。

▼施術法

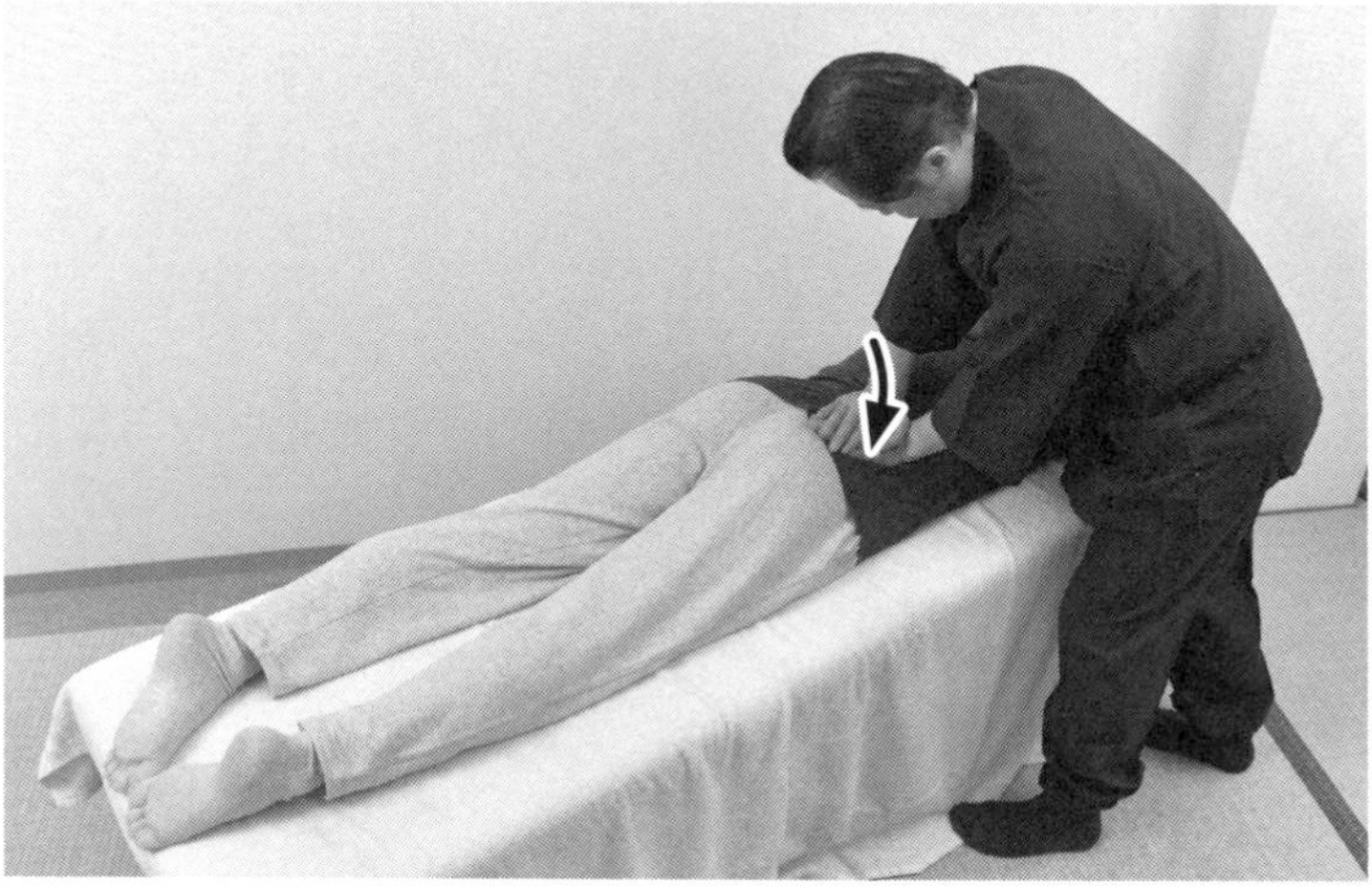

①受ける側は伏臥位

②施術する側は受ける側の横に位置し、視線は足方向に向ける。一方の手を腸骨稜に置き、他方の手を重ねる

※右側の寛骨を調整する場合、下になるのは左手、左側の寛骨の場合は右手になる。

③先の②の状態で、腸骨稜を床方向に動かすイメージで圧をかける

※下方の手の親指の付け根で圧をかけるイメージで行い、他方の手は施術する側が自然に体重を活用するサポートと意識する。施術時、直線的に下方に圧をかけるのではなく、「甕衜（みかぐつわ）」の時にイメージした変位の中心軸を前提に、やや曲線を描くように圧をかける。

3. 骨盤の上方変位を正す《腰下《こしくだし》》

技の名称の由来

この名称も「腰落とし」に類する命名で、ここでは身体の上下という視点で考えます。

施術の際の状態は伏臥位ですので、上下というと天井方向、床方向という解釈もありますが、ここでは頭部方向を上、足方向を下とします。

「腰」についての解釈は「腰落とし」の場合と同じで、寛骨になります。

変位の状態が上方なので、下方に動かすことでバランスを取ります。その時にアプローチする場所とベクトルを表すネーミングとして、「腰下」としました。

訓読みにしたのも語感によります。

▼施術法

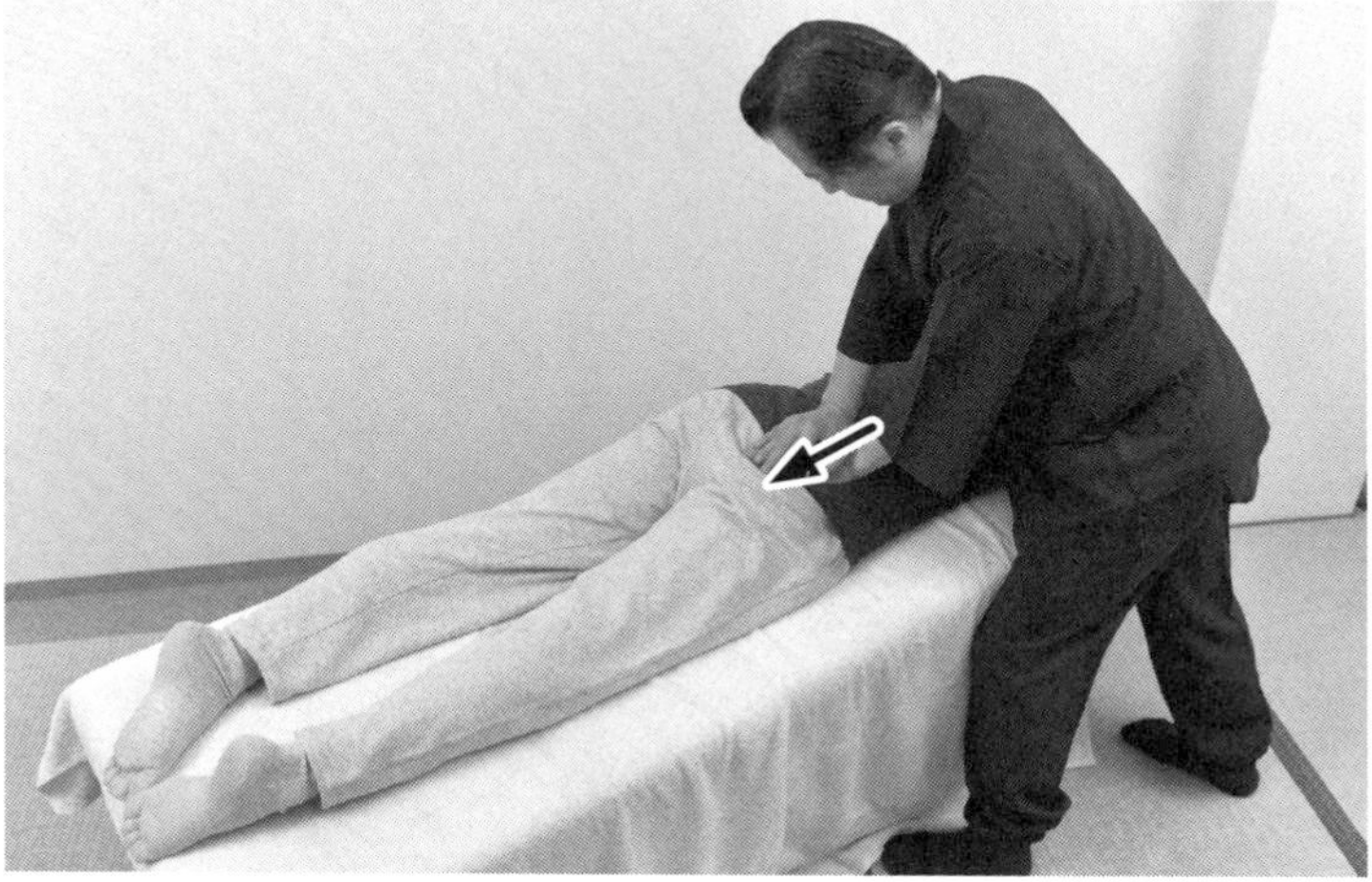

①受ける側は伏臥位

②施術する側は受ける側の横に位置し、目線は足方向に向ける。一方の手を仙腸関節の腸骨側に置き、他方の手をその上に重ねる

※右側の寛骨を調整する場合、下になるのは左手、左側の寛骨の場合は右手になる。その際、親指は伸ばし、他の４指と同じ方向にする。

③先の②の状態で、骨盤を足元方向に動かすイメージで圧をかける

※②の指は足元に向けるが、角度は反対の足の方向。親指の付け根に圧がかかるようにし、呼吸に合わせた動きにする。圧の加減が難しいが、目線を足に向けることでその動きを観察し、下方に動いていることを確認しながら圧をかける。施術の際、接触箇所を３回移動させる。

4. 骨盤の下方変位を正す《夢見鳥《ゆめみどり》》

技の名称の由来

聞きなれない言葉ですが、「夢見鳥」とはいわゆる鳥ではなく、蝶の古語です。荘子の話「胡蝶の夢」から生まれた名称です。

ではなぜ蝶を意味する言葉にしたかというと、施術の際の手の形が蝶に似ているからです。

施術のフォームは技の質に直接影響し、そこには手の形も含まれます。手の形が崩れないように命名したものです。

▼施術法

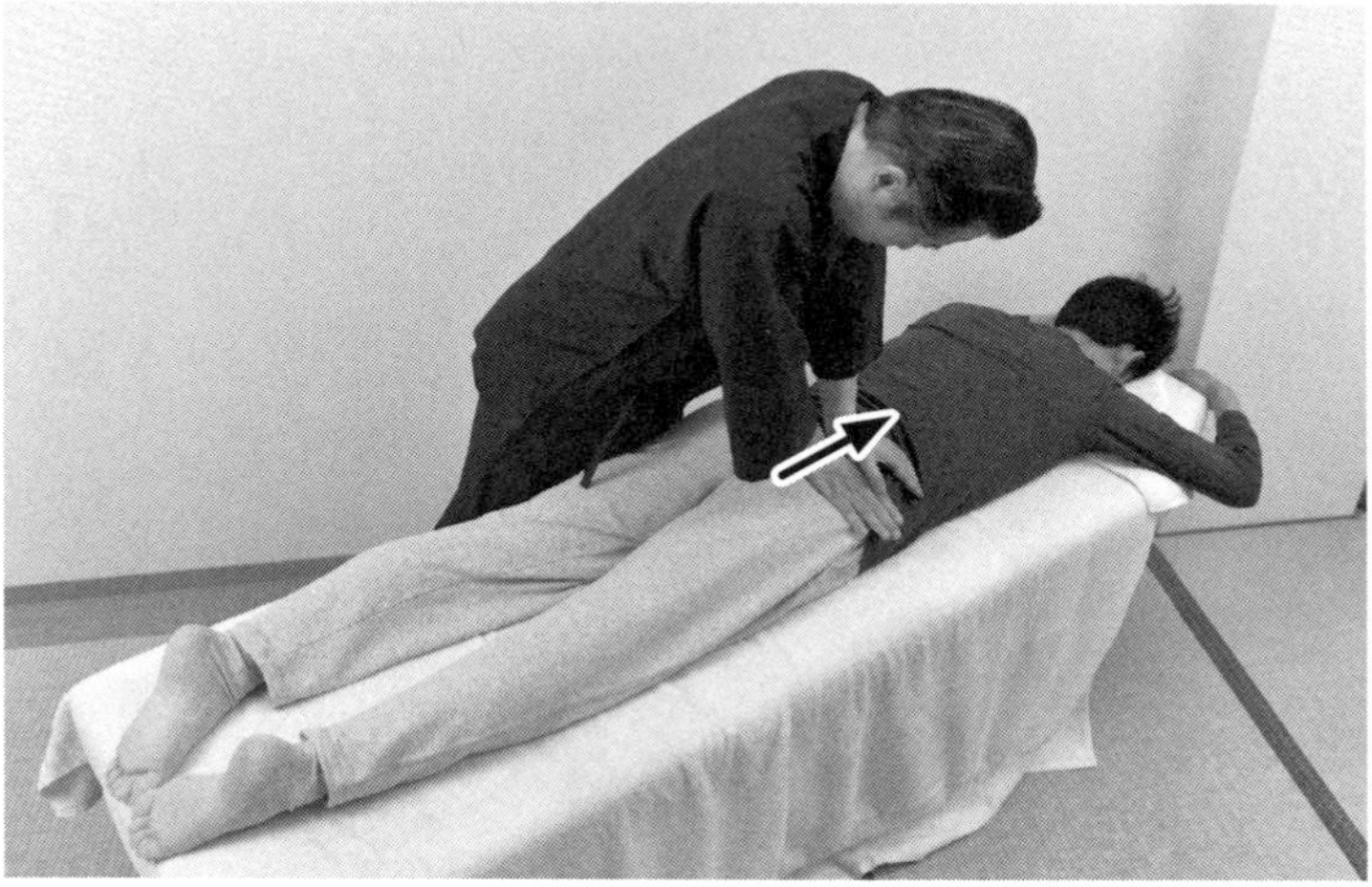

①受ける側は伏臥位

②施術する側は受ける側の横に位置し、一方の手の親指を90度開き、親指から母指球に続くところを仙腸関節の腸骨側に置く。他方の手も似たような形にして、下になっている手の第1中手骨から親指に至る箇所に手を重ねる

※この時の両手の形が蝶のように見える。

③先の②の状態で母指球に圧がかかるようにし、寛骨を頭方向に動かす意識で押し上げる

※施術の際、接触箇所を3回移動させる。

5. 恥骨結合の変位を正す《腰《こし》の転《まろばし》》

技の名称の由来

これまでの技名で、「腰」は骨盤の中の寛骨を意味していました。でもここでは骨盤全体を意味しています。

骨盤は二つの寛骨と一つの仙骨から成り、それぞれ仙腸関節と恥骨結合でつながっています。その状態をイメージしつつ恥骨結合にアプローチする時、この技法では膝の操作によって骨盤全体を動かすようにします。

その動かす様子を「転《まろばし》」と表現しました。実際そのように見える技であり、技法の全体像を表しています。

▼施術法

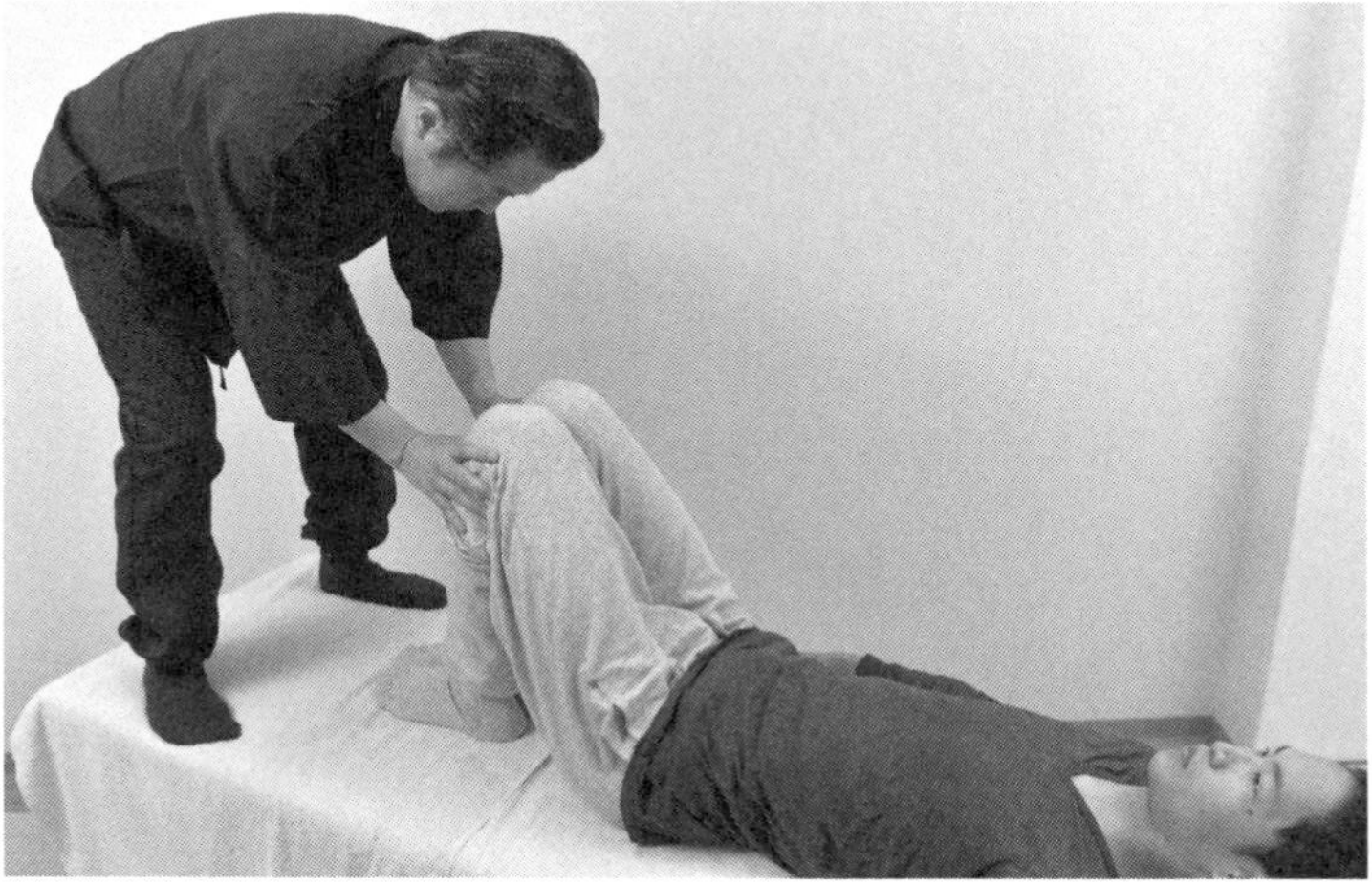

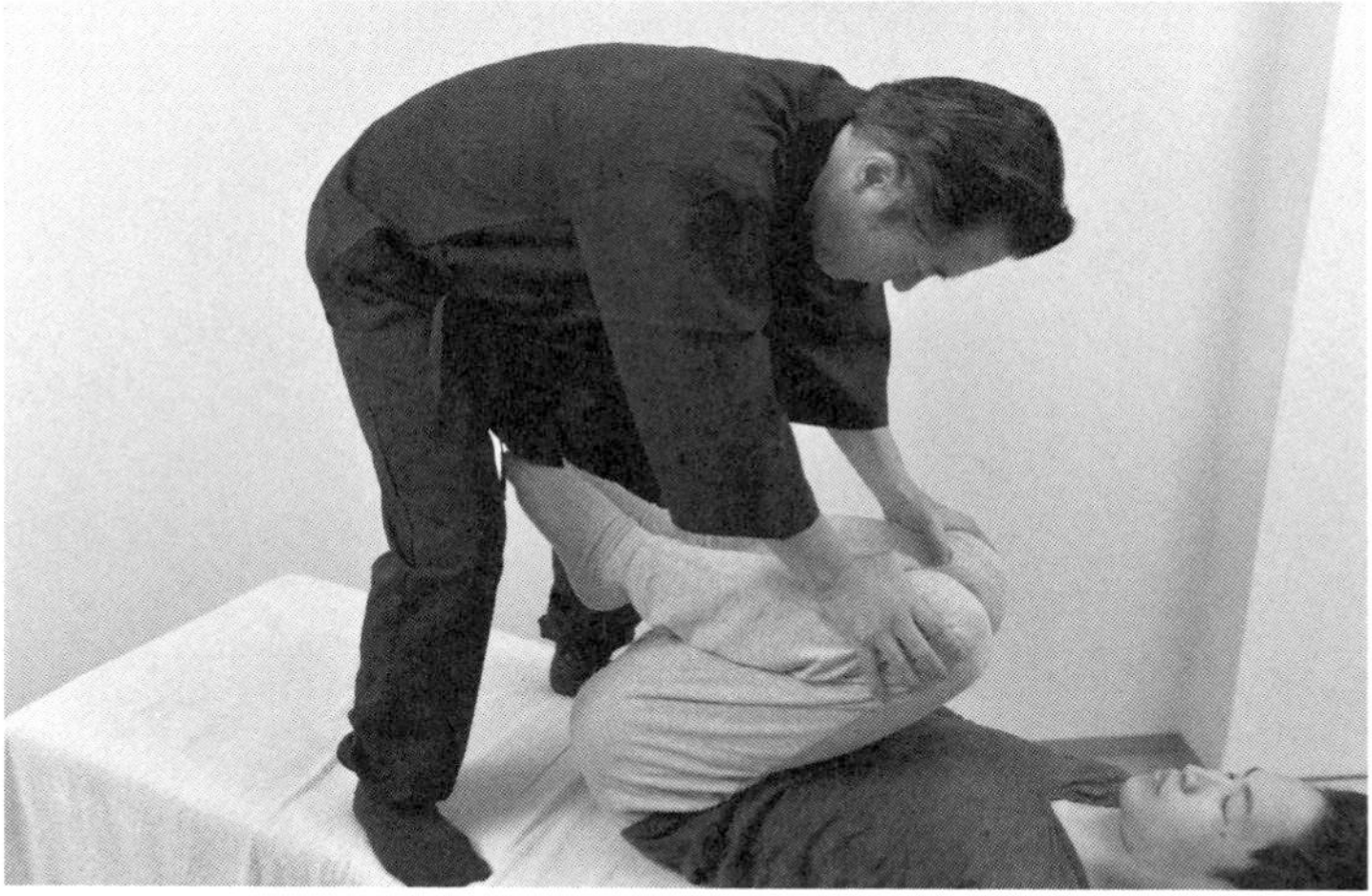

①受ける側は仰臥位で膝を立てる
②施術する側は受ける側の足元に位置し、両手をそれぞれ両膝に当てる
※ここでは掴むのではなく、掌を当て、指は自然に当てるイメージで置く

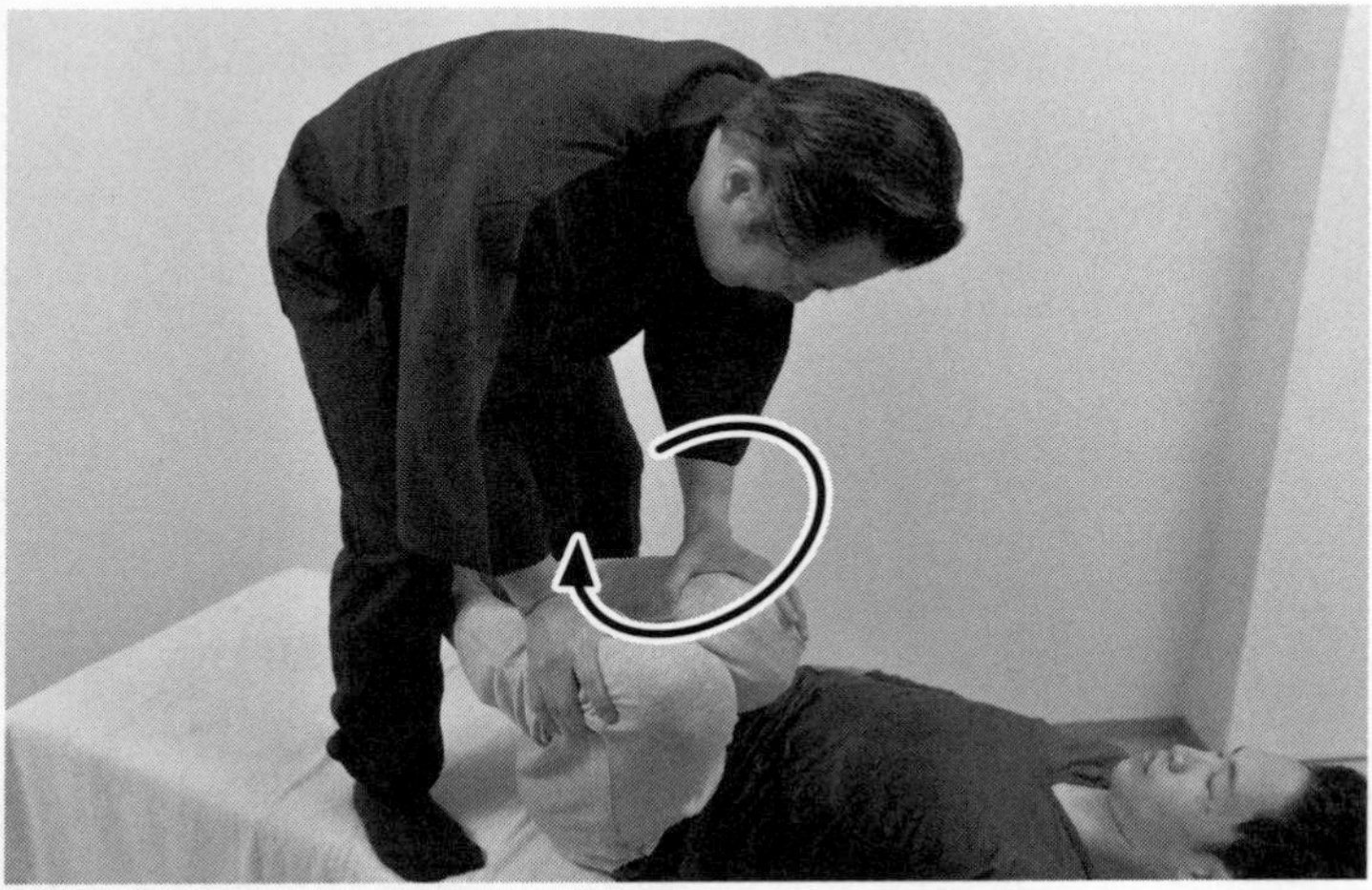

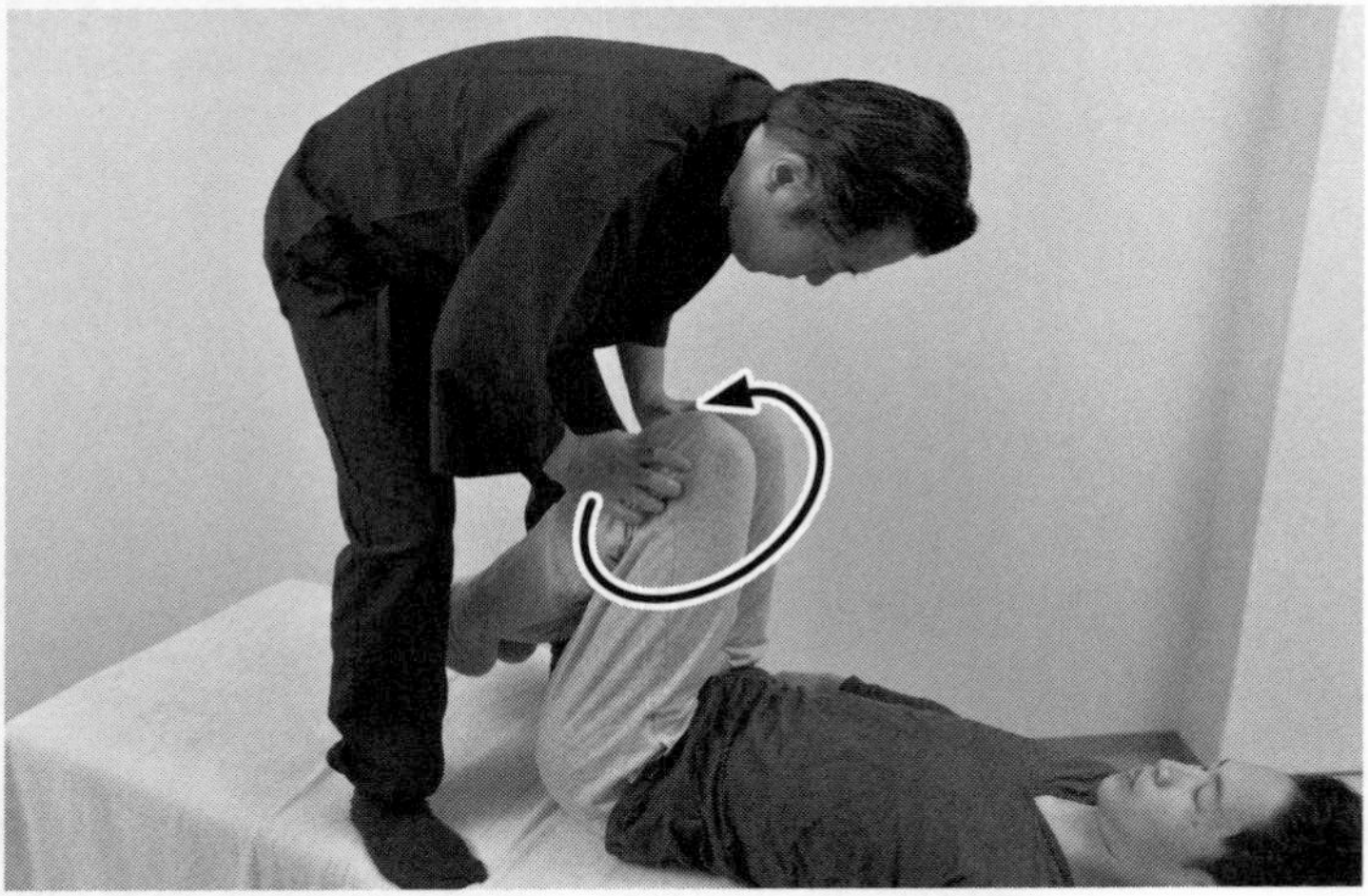

③先の②の状態で両膝を屈曲させ、大きく右回し、左回しを行う

※この時、両膝が開かないように注意する。回旋は半円を描くように行う。臀部が浮き上がらないように注意する。

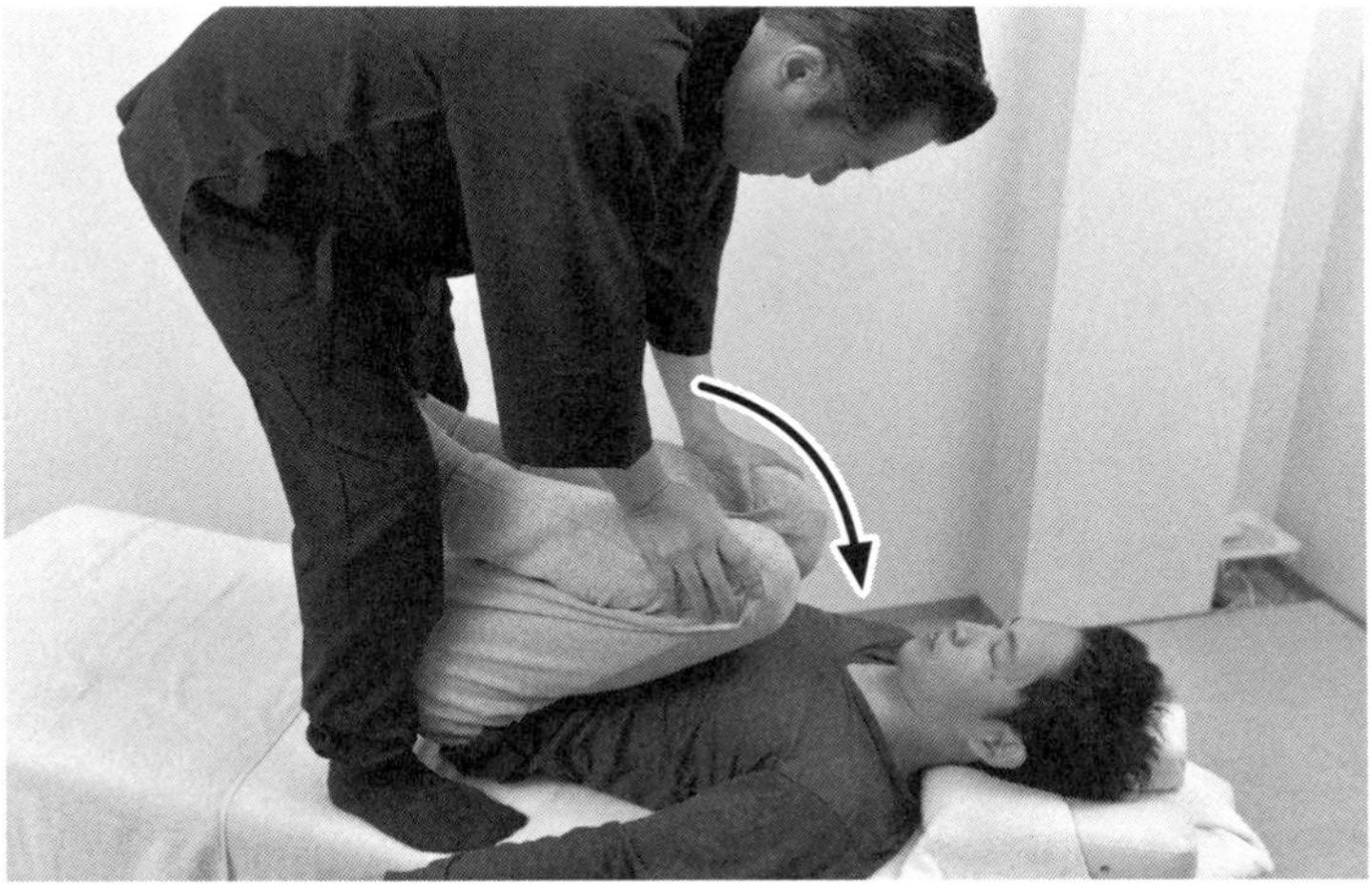

④両膝を揃えたまま、膝を可能な限り胸部に近づける

※③同様、膝が開かないようにし、臀部の浮き上がりにも注意する。屈曲時、股関節の形状をイメージし、直線的な動きにならないようにする。

column 5

腰は動きの要

武道やスポーツをやっている方なら、腰の大切さは十分に理解されているでしょう。腰は上半身と下半身をつなぐ部位であり、うまく機能しないと、人間が持つ運動パフォーマンスを十分に発揮できません。

一般の方でも、腰の重要性については日常生活で腰にかかる負担から理解されており、腰痛専門を謳うお店もあるくらいです。

下半身は土台として機能しますが、その上にあって持てる能力をしっかり発揮するためには、腰の調子は外せない大切なポイントです。このことは、空手家である私自身も十分実感しているところです。

ちょっとした腰の動きを意識できるかどうかで、技のパワーが大きく違ってくることは体験しており、空手道を指導する際にも留意しています。

腰を意識する場合、腰背部だけでなく腹部の状態も意識しなければなりません。腹部は腹筋だけでなく、腹部内臓の健康状態も関係することを理解すべきです。

第6章

背部を整える

身体を支え、中枢神経を護る脊椎

全身を土台として支えるのは腰や下半身ですが、人が人として生きていけるのはいろいろな臓器がそれぞれ効果的に作用し合うことが前提になります。

その臓器が収まっているのが体幹部で、臓器を支えているのが脊椎であり、胸部においては肋骨も関係します。

そこでは、生命活動のベースになる心臓や肺をはじめとして、栄養を吸収し、かつ不要なものを排泄する臓器が有機的に関係し合っています。それぞれの臓器は勝手に動いているのではなく、脳からの指令に基づき、適正に動いて生命活動を維持しています。

そういった身体の活動は、ホルモンによる化学的なコントロールと、神経による電気的なコントロールの2系統で制御されています。

脊椎と関係するのは、神経による電気的なコントロールです。脳からの信号は、脊椎の中を走行している中枢神経である脊髄が各椎骨を通って送られます。そのシグナルは脊髄からいろいろな神経を通り、各臓腑に伝達されます。

脊椎の靭帯（腰椎の例）

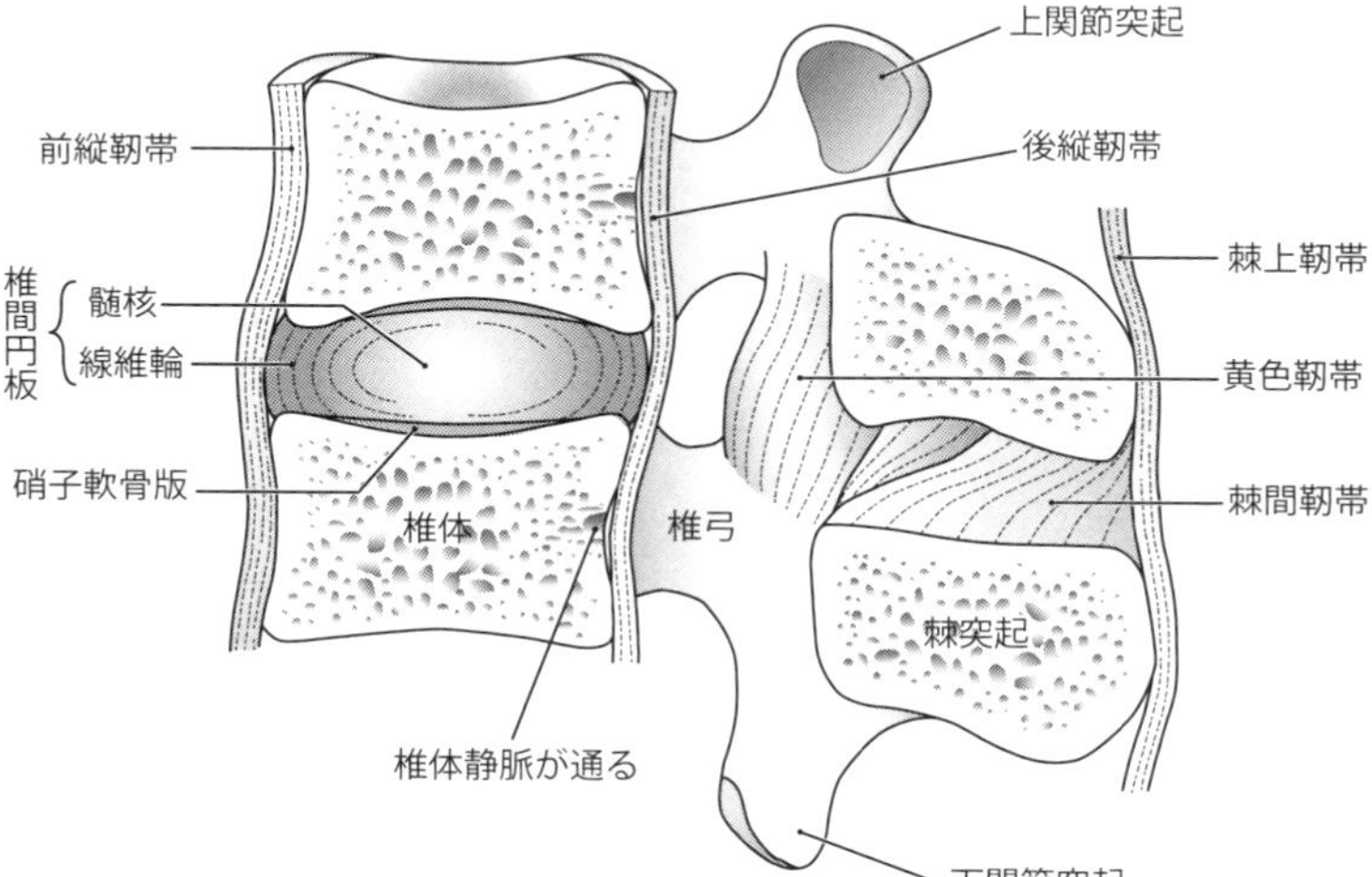

そのため、脊髄は生命の維持に不可欠であり、もし傷付いてしまえば大変なことになります。

脊髄には、知覚や骨格筋の動きを司る体性神経、生命活動のコントロールに関係する自律神経が存在しています。

整体術一般で脊椎の状態を意識するのは、この部分の保護に関係するからであり、ズレや歪みによって器としての脊椎に変な圧迫が生じ、正常な神経活動の妨げにならないようにするためです。

だからこそ、施術の前にきちんと脊椎の状態を確認し、正しい位置関係を維持できるようにしていきます。

1. 脊椎の歪みを整える《延柱《えんちゅう》》

▼脊椎の構造

一口に脊椎といっても、椎骨という骨が複数集まっている構造で、頸部の頸椎が7個、胸部の胸椎が12個、腰部の腰椎が5個の計24個から成ります。

脊椎は脊髄を保護する役割もありますが、姿勢の保持やいろいろな身体の動き、支えとしても重要であるため、後方から見ればまっすぐ、側方から見れば緩やかなS字カーブを描きます。

具体的には、頸椎は前彎、胸椎は後彎、腰椎は前彎していますが、それぞれカーブの度合いは異なります。個人差も存在し、人によってカーブが顕著でないケースもあります。

そのカーブがバネのような役割をすることで、脳への衝撃緩和を図り、また身体の不要な揺れなどを防止する作用があります。

そのために、各椎骨の間に椎間板《ついかんばん》が存在し、クッションの役割を果たします。

椎間板の中央には、水分を含むゼリー状の髄核《ずいかく》が存在します。「椎間板ヘルニア」は、この髄核が飛び出た状態をいい、脊髄や神経根を圧迫することで痛みやしびれなどを引き起こします。特に腰椎4番から第1仙骨の間で起こりやすいと言われています。

各椎骨は「靱帯」で連結されていますが、頸椎の場合、頭部との関係で特殊な働きを持つ「靱帯」があります。具体的には「翼状靱帯《よくじょうじんたい》」「環椎十字靱帯《かんついじゅうじじんたい》」があり、後頭骨《こうとうこつ》と頸椎1番（環椎《かんつい》）を連結する「前環椎後頭膜《ぜんかんついこうとうまく》」「後環椎後頭膜《こうかんついこうとうまく》」があります。

全体に共通する「靱帯」としては「前縦靱帯」「後縦靱帯」、棘突起付近には「黄色靱帯」「棘間靱帯」「棘上靱帯」、横突起《おうとっき》に関する「横突間靱帯」があります。

ちなみに、頸椎の後方にある「項靱帯」は、頸椎の部位に「棘上靱帯」が魚のヒレのように広がった「靱帯」です。

技の名称の由来

「延」の字はそのまま、「のばす」「のびる」という意味で使用しています。ここでは、人を引っ張るという意味から用いました。

「柱」の字は、脊椎が人体の大黒柱といった意味を含めて用いました。

この二つの漢字の組み合わせは、技法そのものを端的に示したものであり、同時に脊椎の中心軸をイメージしてもらうという含みも持たせてあります。

▼施術法

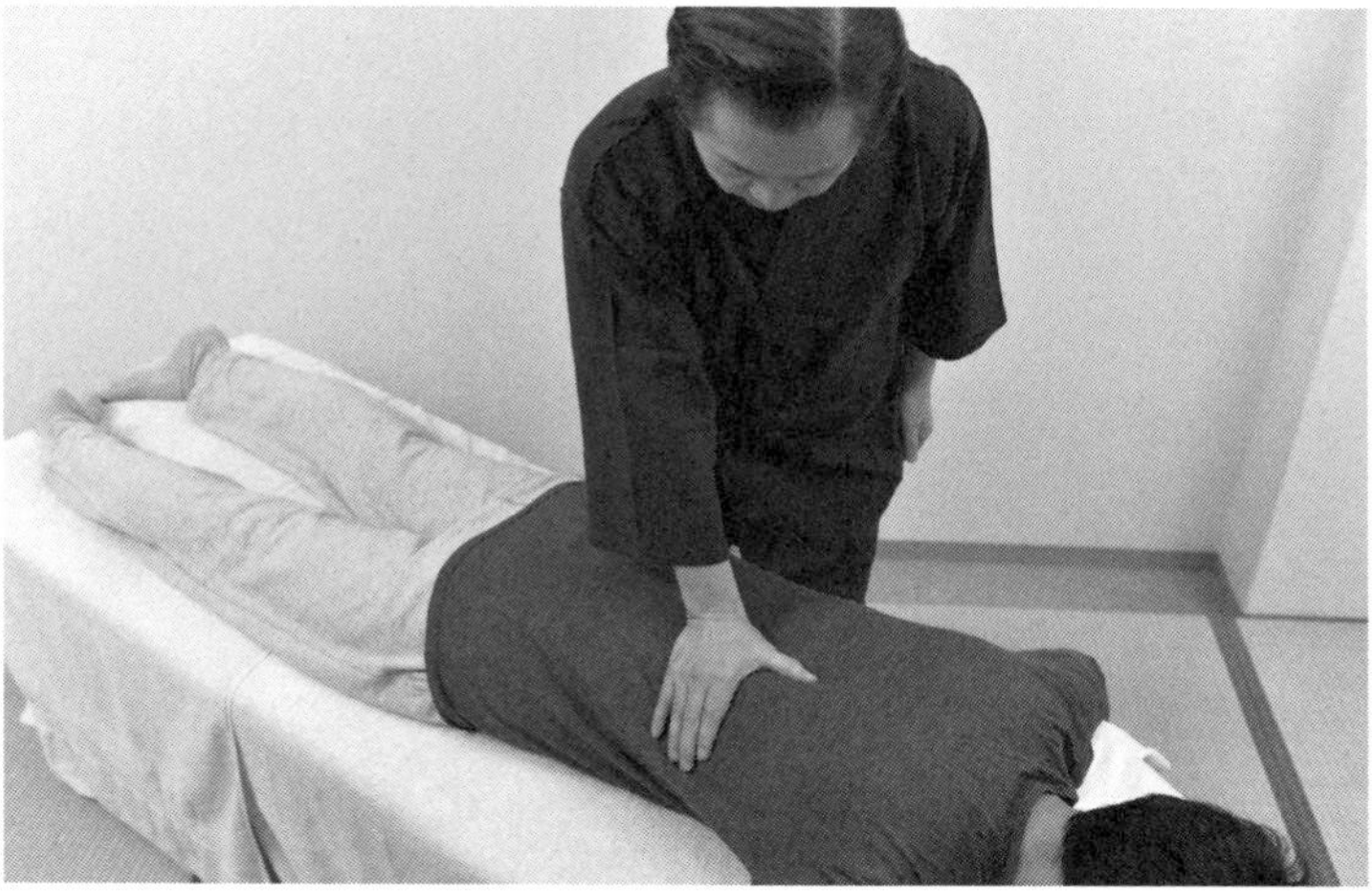

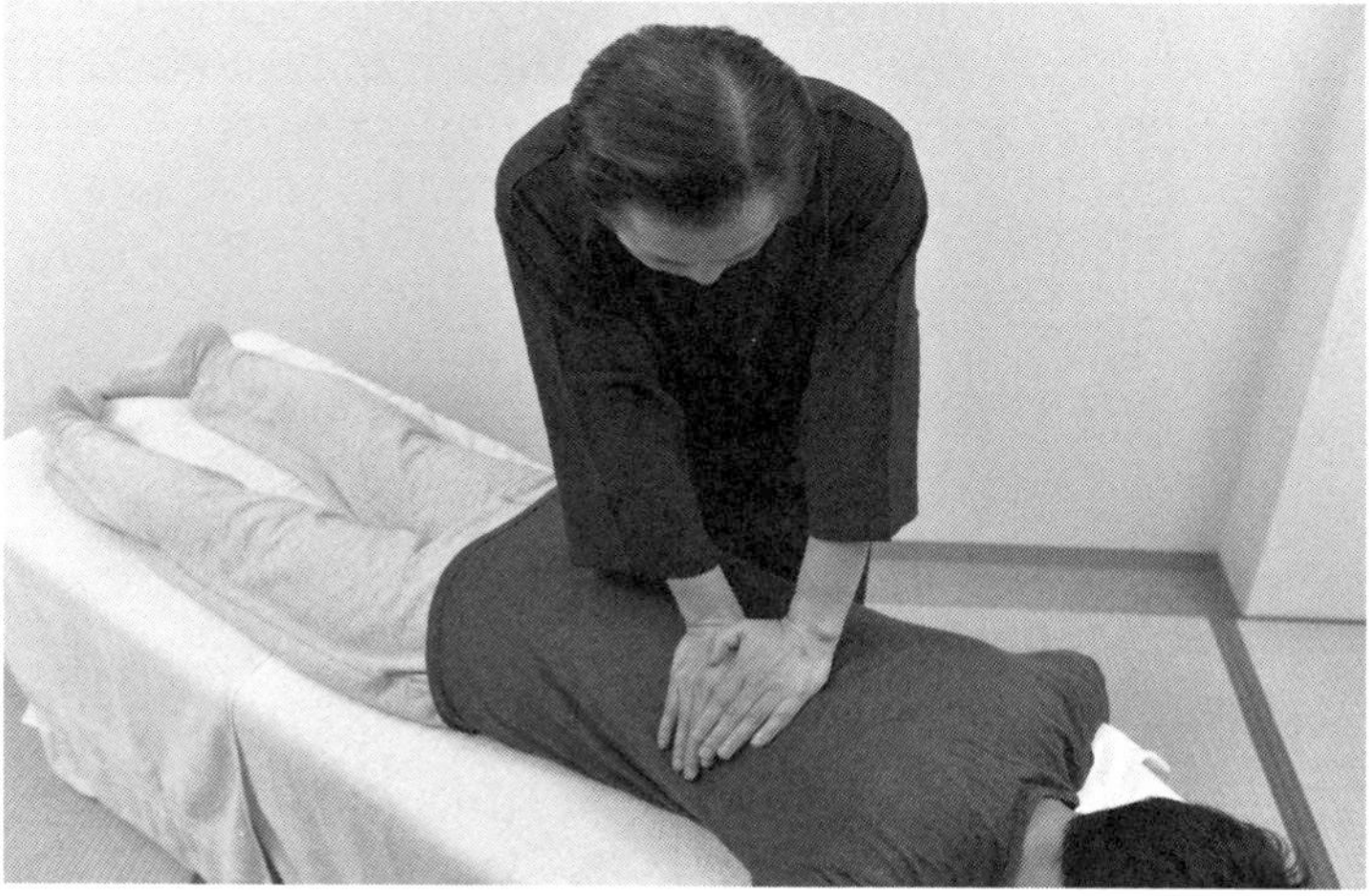

①受ける側は伏臥位
②施術する側は受ける側の横に位置し、一方の手の親指を開き、親指と母指球の部位を脊椎の際に当てる。反対の手は、下の手の親指と母指球で圧をかける時の補助をイメージして手を重ねる

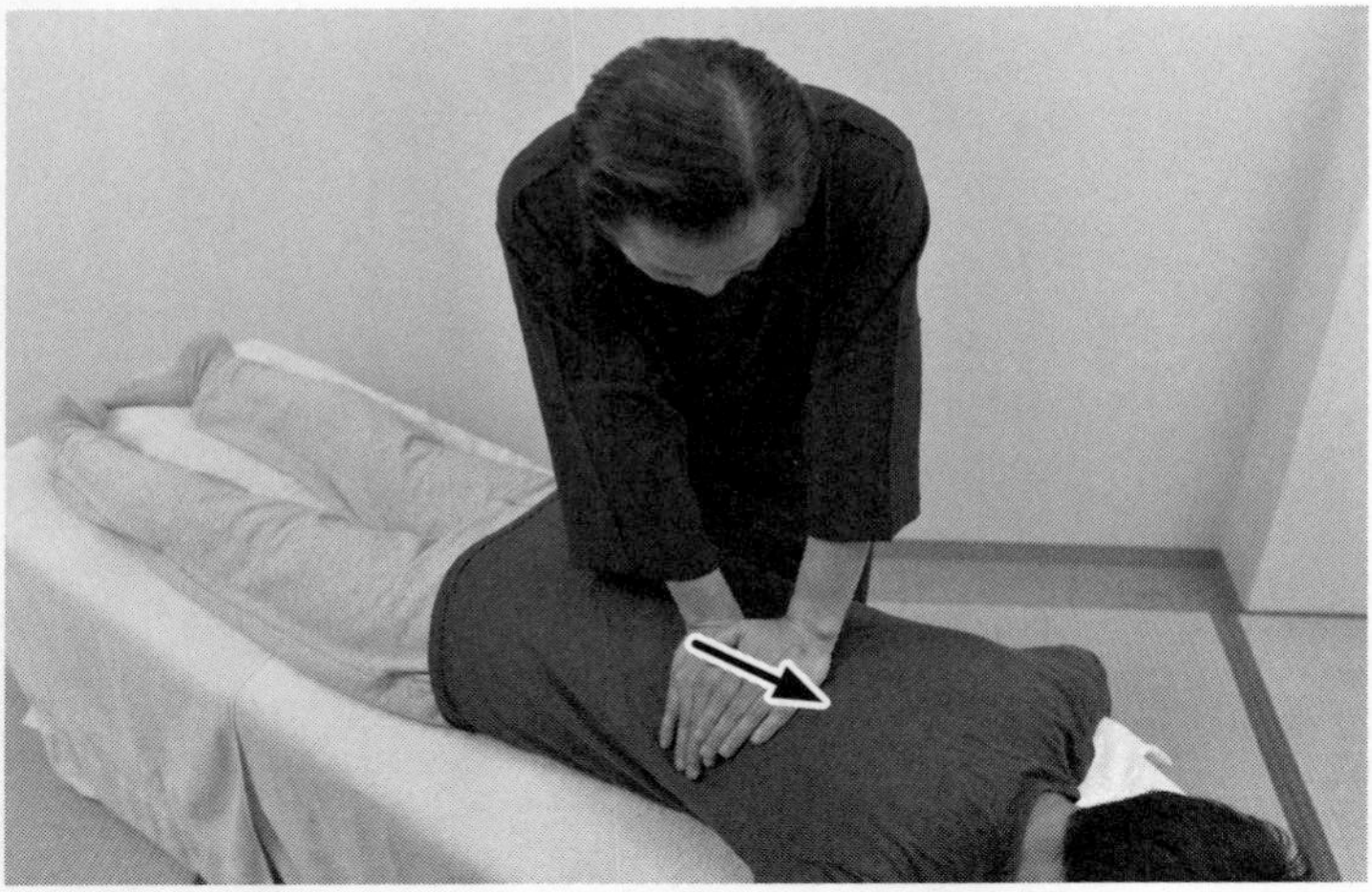

③先の②の状態で、椎骨を頭方向に押し上げるように圧をかける

※この時の感じは、骨盤調整の時の「夢見鳥」と同じ。ただ、ここでは椎骨や脊椎の位置関係が正しくなるイメージで行う。呼吸のリズムに合わせて行うことが必要で、息を吐く時に圧をかける。

2. 椎骨のズレを戻す《舎交《しゃこう》》

技の名称の由来

「舎」には「宿」とか「家」の意味があり、そこから身体を伸ばしてくつろぐ、休むといった意味があります。

脊椎は身体の大黒柱ですので、もし歪みがあればくつろぐことはできません。それはクライアントの声としても多いため、きちんと整える必要があります。つまり、施術の目的を「舎」に重ねたわけですが、そのためには椎骨のズレを正すことが必要になります。この技法の場合、施術する手の置き方に特徴があり、左右をずらして交差させます。それを表す漢字が「交」です。

この二つの字が合わさり、脊椎を正してゆっくり身体を伸ばして休める状態を作ることをイメージした技になります。

▼施術法

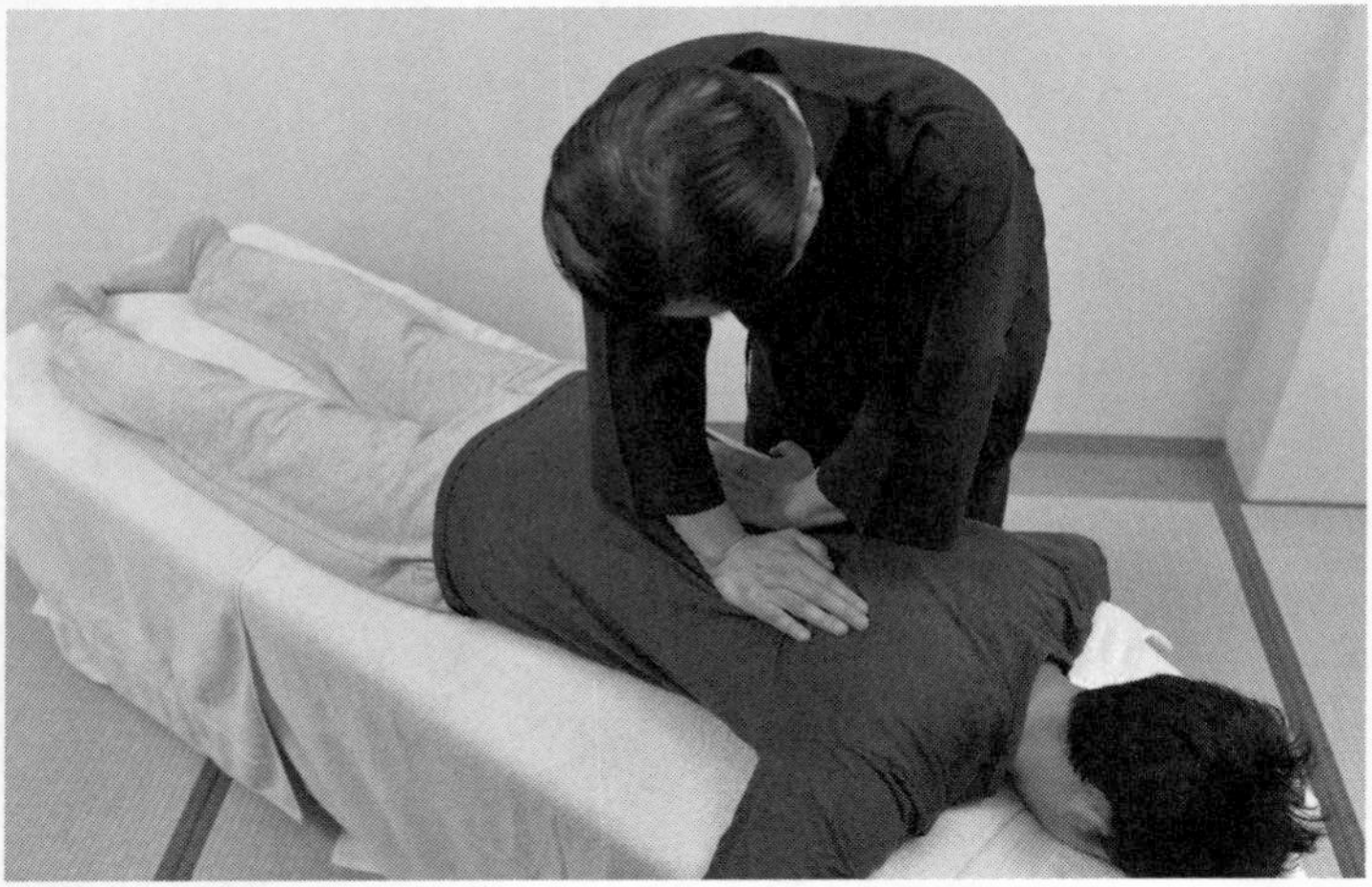

①受ける側は伏臥位

②施術する側は受ける側の横に位置し、脊椎を挟むような感じで両手の指先を反対にして手を置く

※手の置き位置は、脊椎を間にして掌底が同じくらいのところになるようにする。

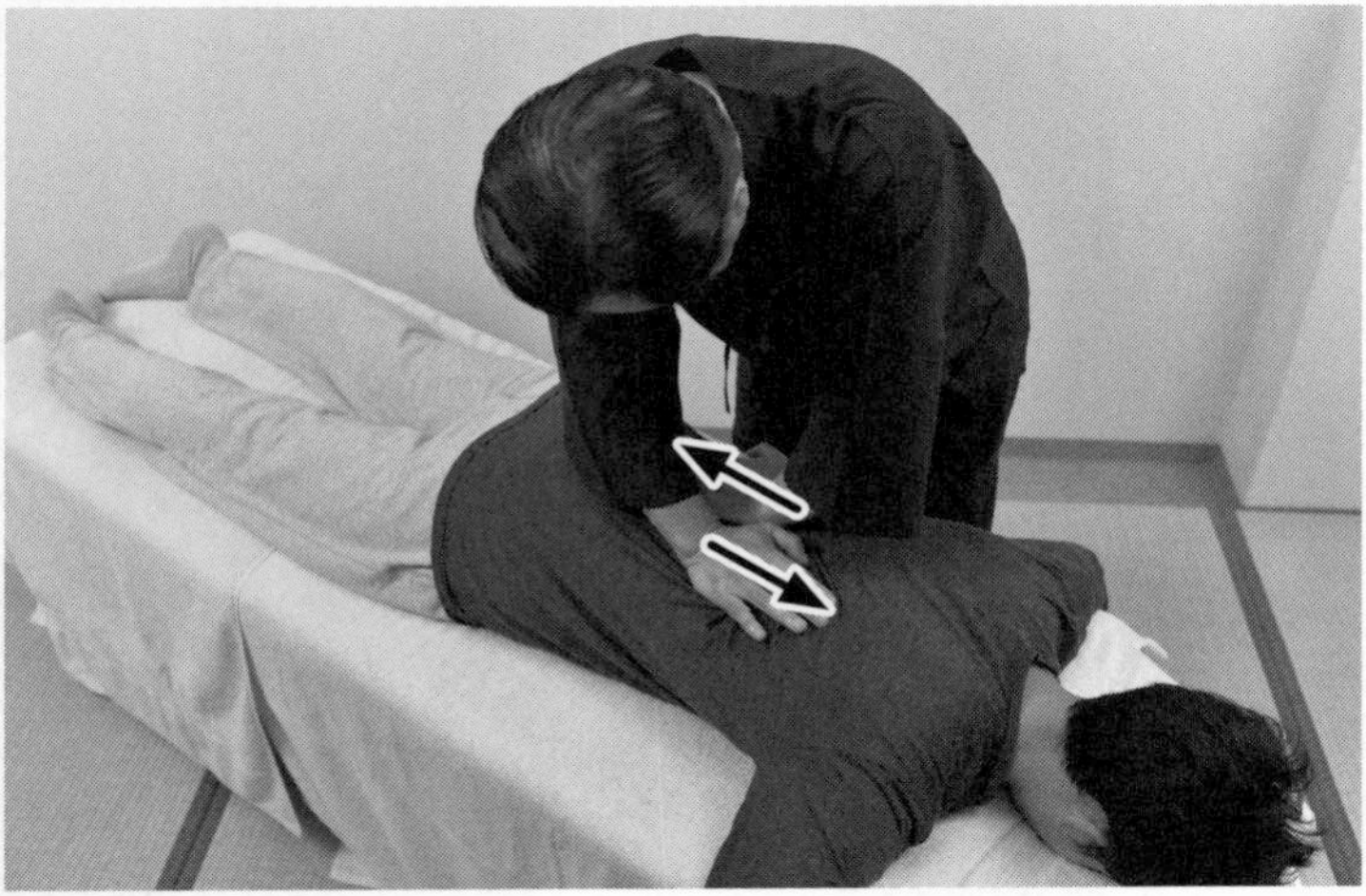

③先の②の状態で、指先の方向に圧をかける。それを脊椎全体に少しずつ場所を移動して行う

※呼吸のリズムに合わせ、息を吐く時に圧をかける。手が滑らないように注意する。

3. 肋骨を動かして胸郭を整える《胴骨開《どうぼねびら》き》

▼肋骨の構造

肋骨は胸部に位置し、中に肺や心臓が収まっています。

胸郭は胸椎と胸骨と肋骨によって構成される鳥かごのようになっており、呼吸に大きく関係します。

肋骨の後方部は椎骨と連結していますが、そこには「放射状肋骨頭靭帯《ほうしゃじょうろっこっとうじんたい》」「上肋横突起靭帯《じょうろくおうとっきじんたい》」「肋横突靭帯《ろくおうとつじんたい》」「外側肋横突靭帯《がいそくろくおうとつじんたい》」があります。

また、肋骨の前面部は、途中から軟骨になっており、胸骨と関節を成し、「胸肋関節《きょうろくかんせつ》」と呼ばれます。その関節内に「関節内胸肋靭帯《かんせつないきょうろくじんたい》」があり、外側には「放射状胸肋靭帯《ほうしゃじょうきょうろくじんたい》」があります。

ところで、胸骨との連結では、肋骨の1～7番までは肋軟骨《ろくなんこつ》が直接つながり真肋《しんろく》と呼ばれ、8～12番は直接つながらないため仮肋《かろく》と呼ばれます。

仮肋のうち11番と12番は肋軟骨すら持たず、胸骨にはつながっていません。そのため浮いており、浮遊肋《ふゆうろく》と呼ばれています。

そして肋骨の間には肋間筋《ろっかんきん》が存在し、息を吸う時に働く外肋間筋《がいろっかんきん》と、息を吐く時に働く内肋間筋《ないろっかんきん》があります。この筋肉は、呼吸を意識した調整の際にイメージして行います。

技の名称の由来

古語では肋骨を「胴骨」といいます。体幹部は胴といいますので、そこに位置する骨のことを胴骨と称するのはまさにぴったりです。

肋骨の動きは呼吸の質に関係し、息を吸ったり吐いたりする時に適正に動くことが大切です。この技法はそのためのものですから、施術の内容・目的をそのまま表した名称になります。

▼施術法　《表の法》

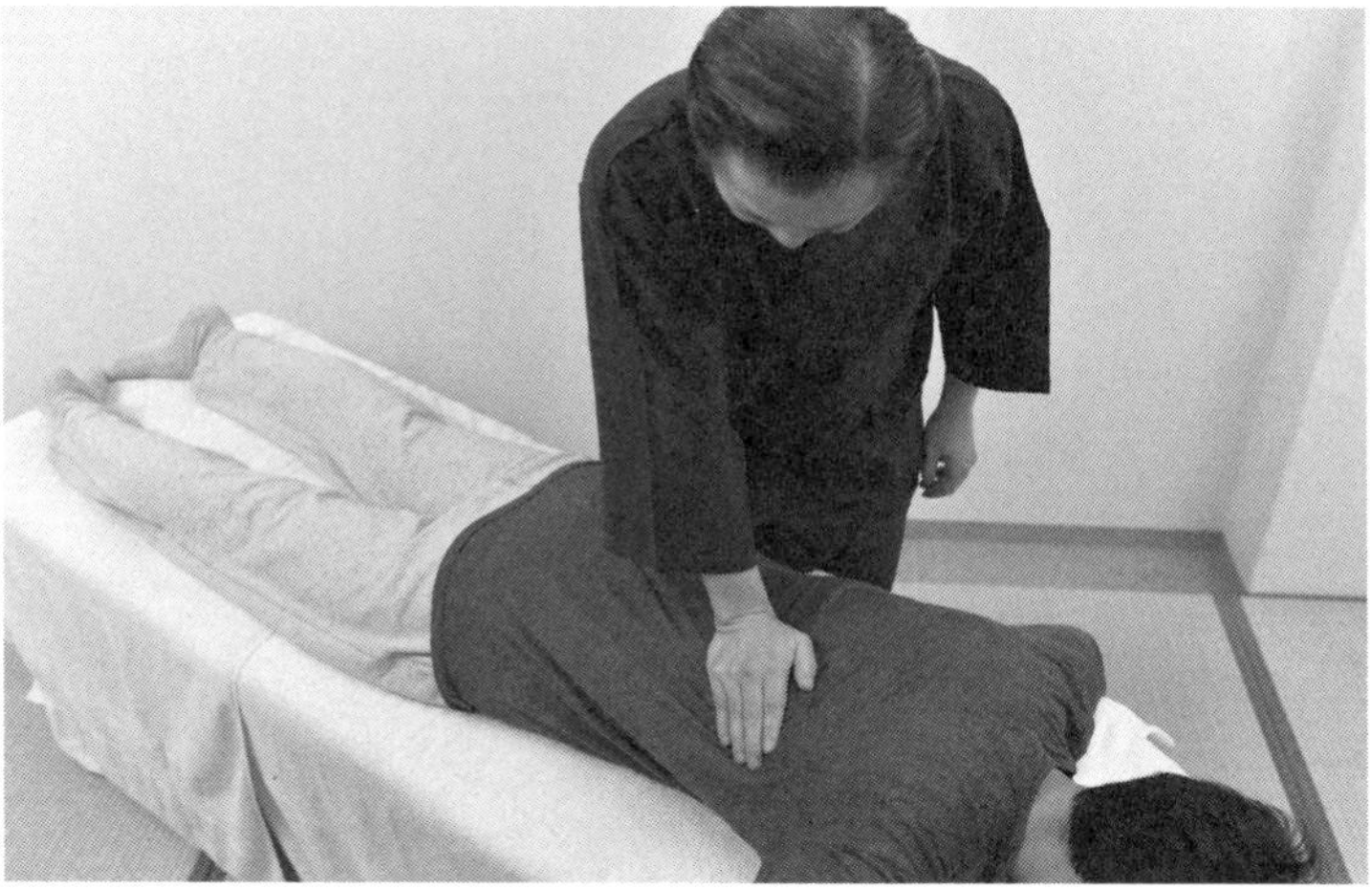

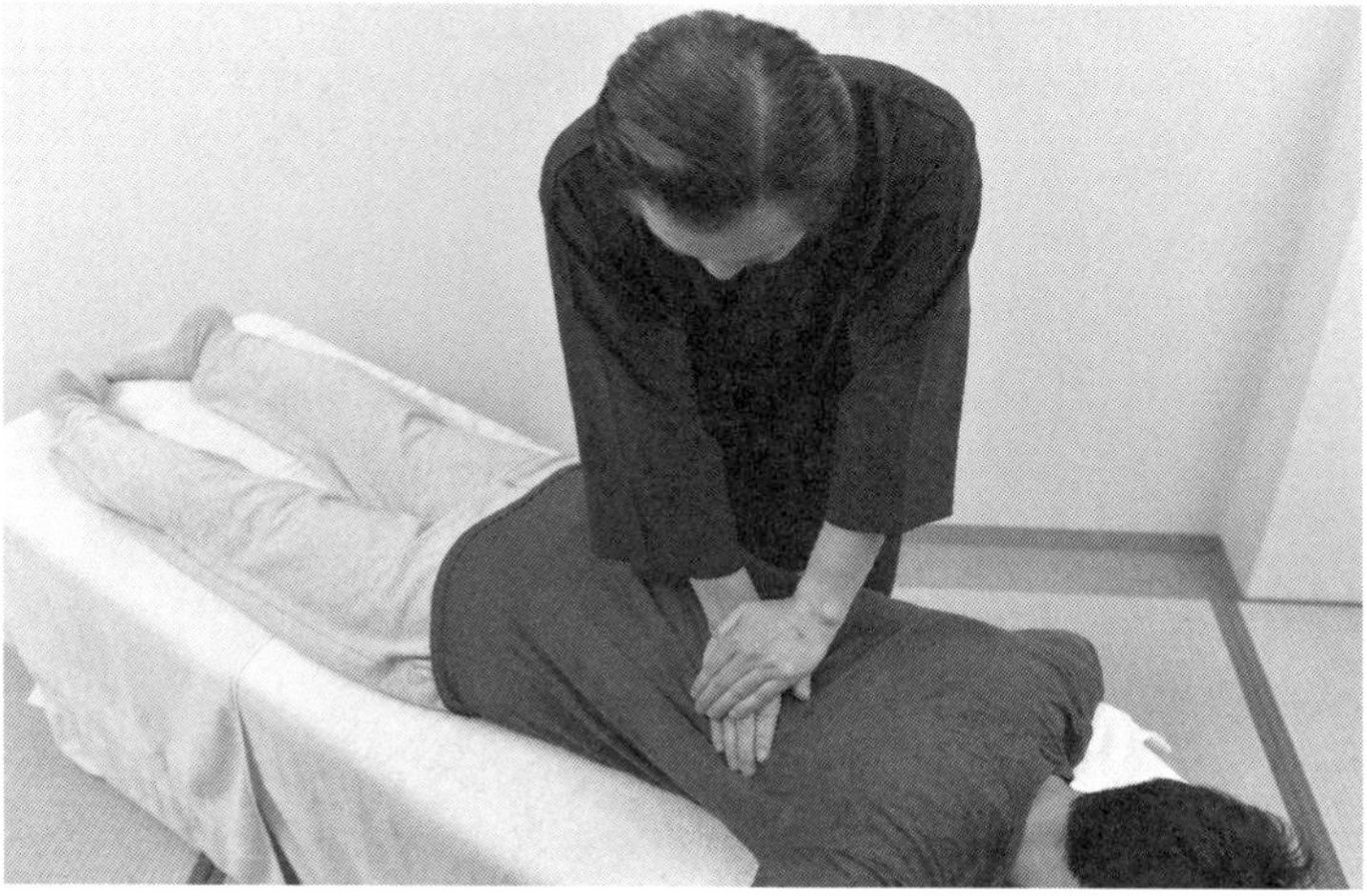

①受ける側は伏臥位

②施術する側は受ける側の横に位置し、一方の手の指を外方向に向け脊椎の際に置く。他方の手はそれに重ねるようにして置く

※掌底が脊椎に重ならないように注意する。指先はやや上方（頭方向）になるようにする。

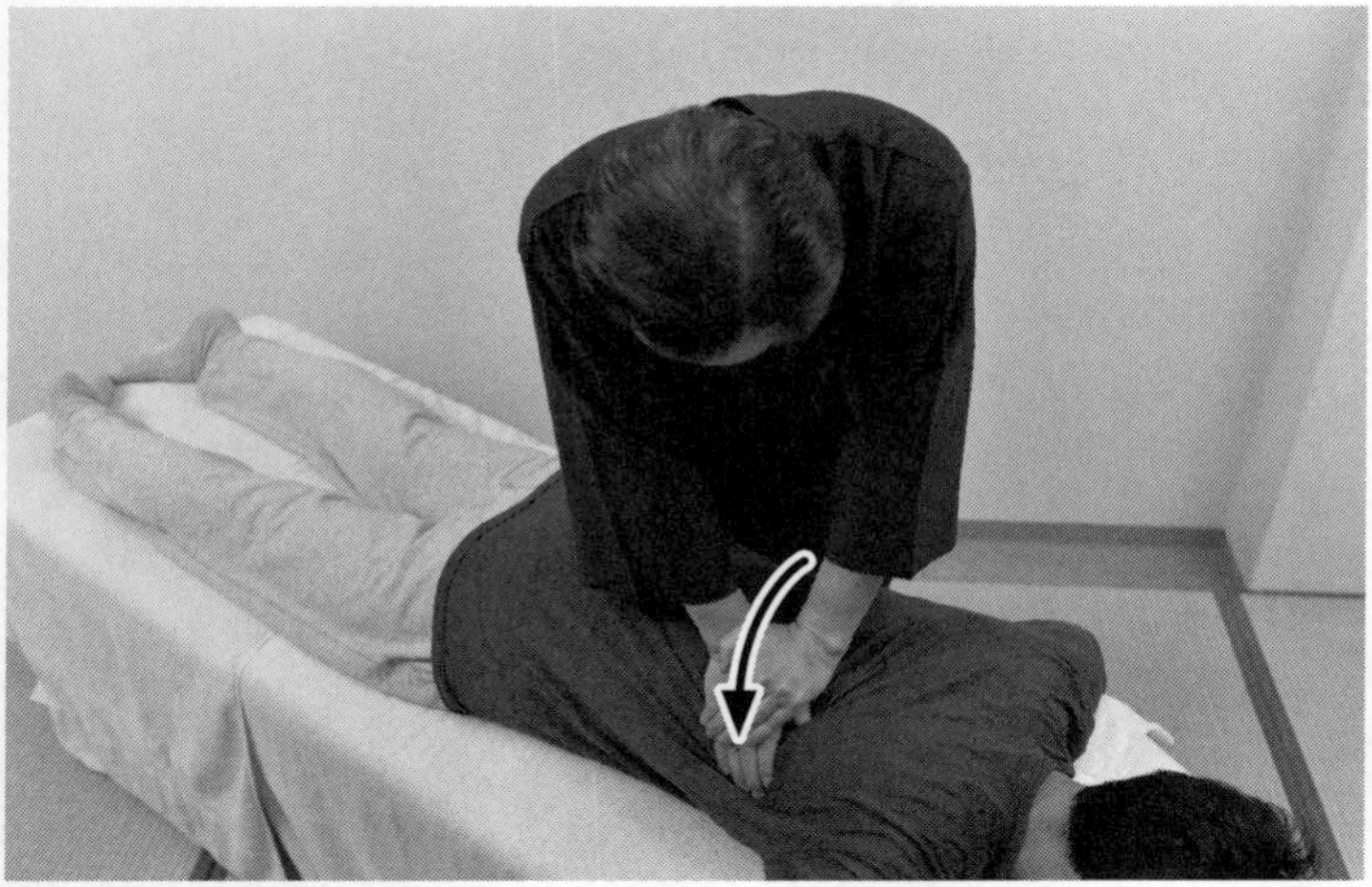

③先の②の状態で、肋骨を押し上げるイメージで圧をかける

※この技法の成否は、掌の密着度が大きく関係する。掌から指先まで、均一に圧がかかるように留意し、施術の際、手が滑らないようにする。呼吸を意識し、息を吐く時に圧をかけるようにする。

▼施術法　《裏の法》

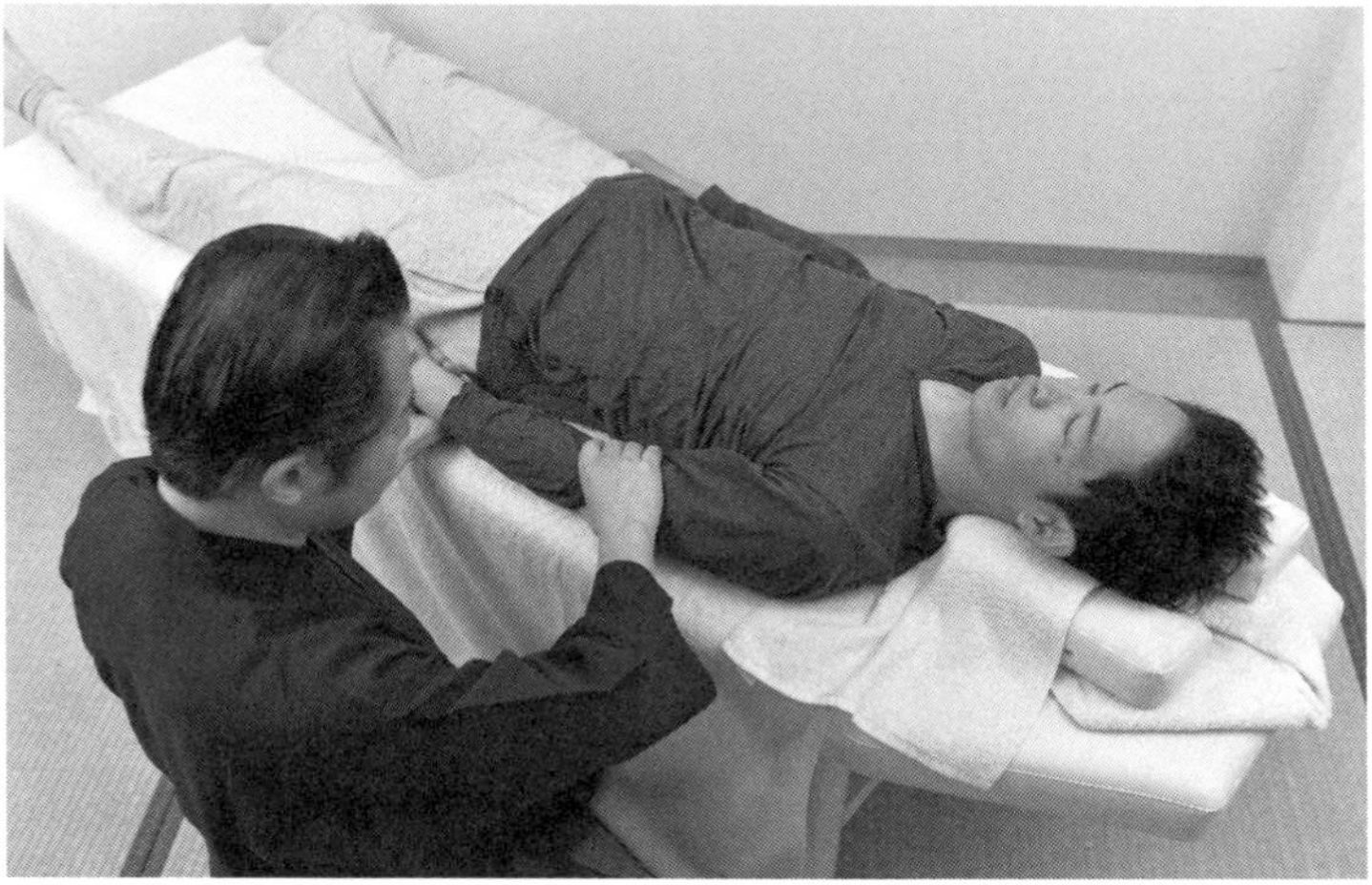

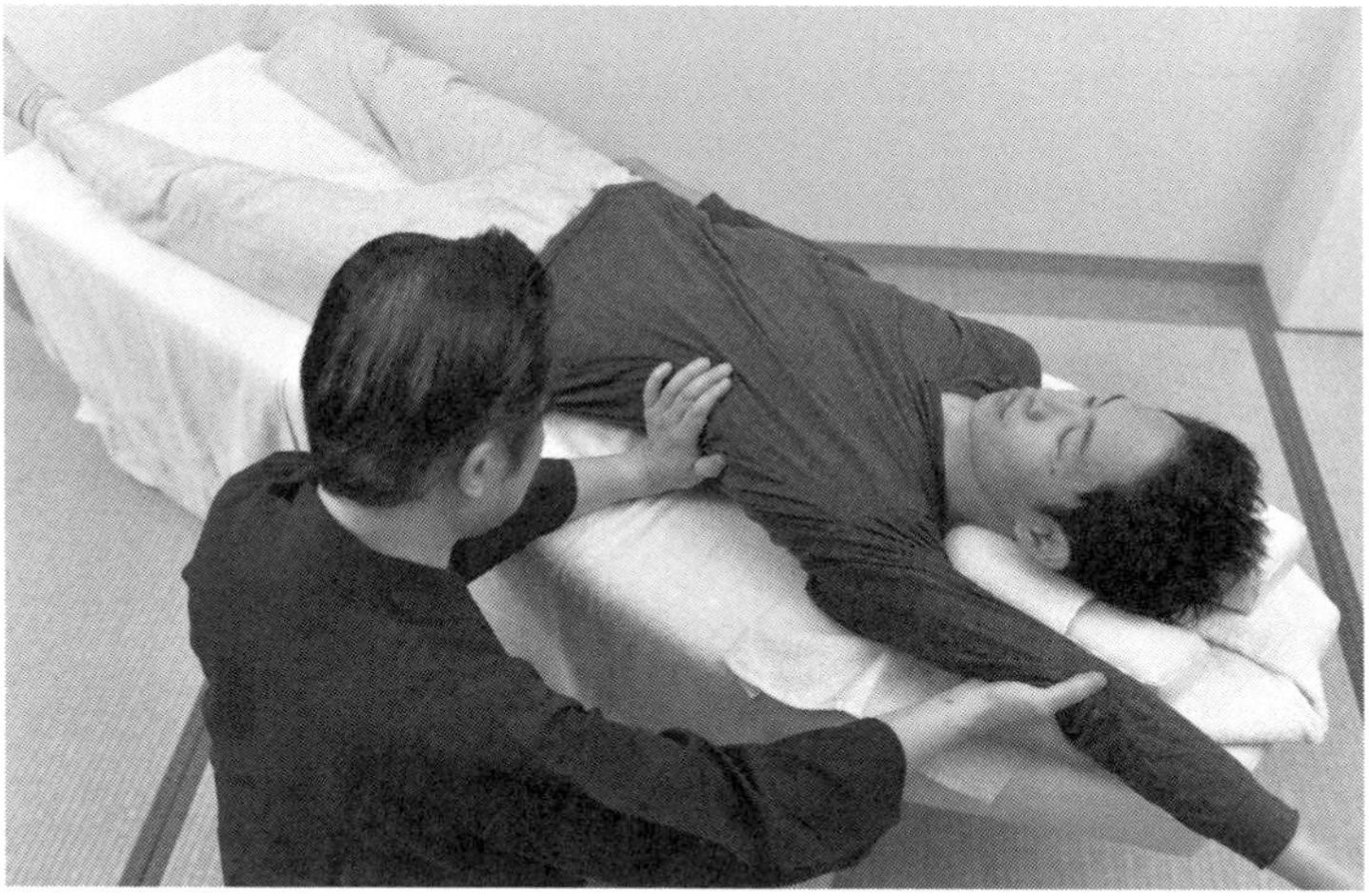

①受ける側は仰臥位

②施術する側は受ける側の横に位置する。受ける側は施術を受ける側の上肢を頭方向に伸ばし、施術する側はその肘付近を軽く掴む

※肘の掴み方が強くならないように注意する。

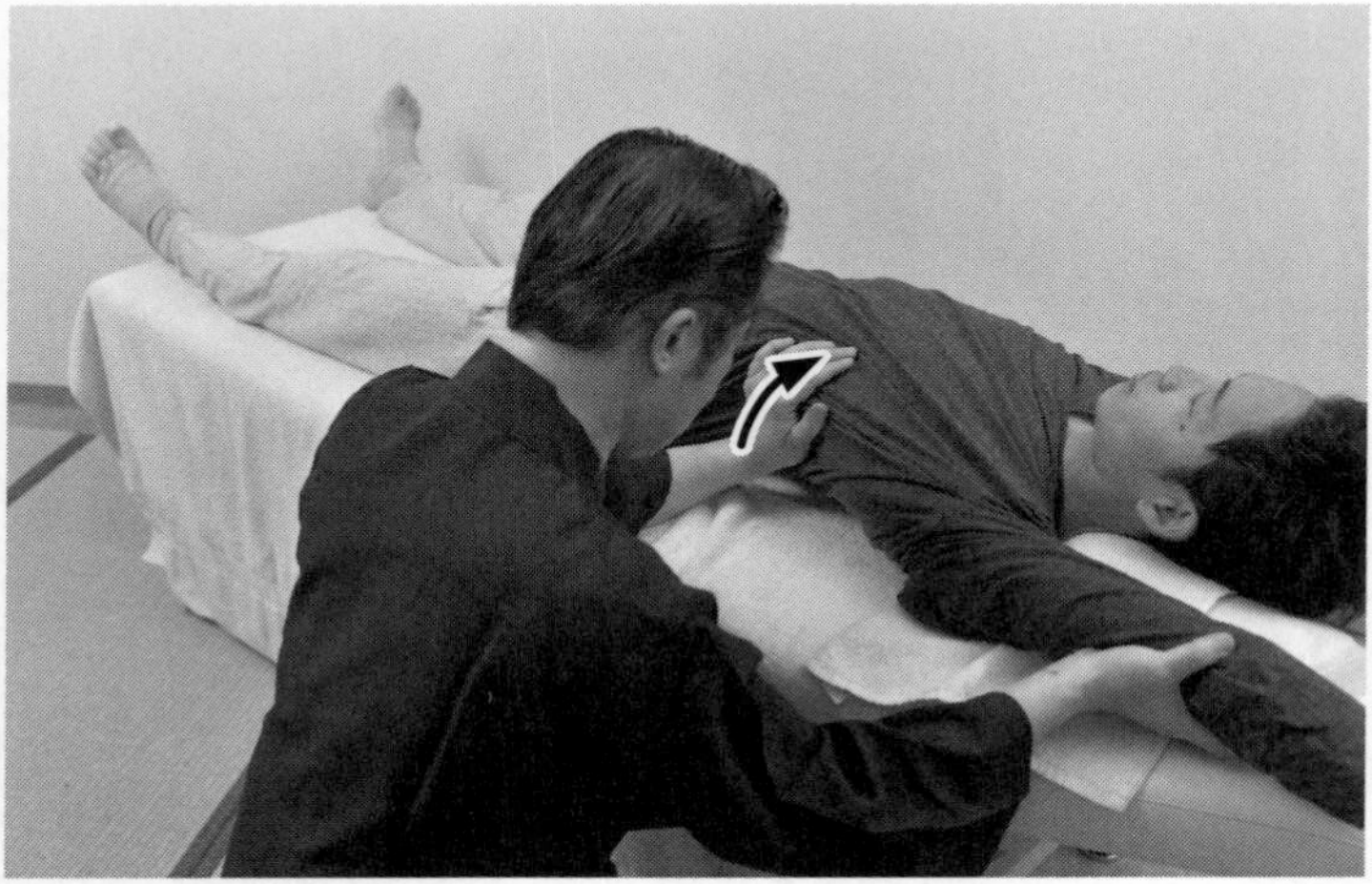

③先の②の状態で、他方の手を肋骨の背中側に引っ掛かけるように置き、やや頭方向を意識して天井方向に押し上げる

※息を吐く時に押し上げる。掴んだ肘は、押し上げる時にわずかに伸ばすようにする。その加減には留意し、受ける側が気持ち良いと感じる範囲内にする。

4.背部の強い張りを取り除く《空蝉《うつせみ》》

技の名称の由来

「空蝉」とは俳句における夏の季語で、セミの抜け殻をいいます。

セミは脱皮の時、その形を残したまま次の姿に変化します。脱皮の際、背中が割れて新しい身体になるわけですが、その瞬間は前の身体と合わせ、2体が重なっているように見えます。

この技は、施術する側と受ける側の様子が、セミが脱皮する時のようになっているところから命名したものです。

▼施術法

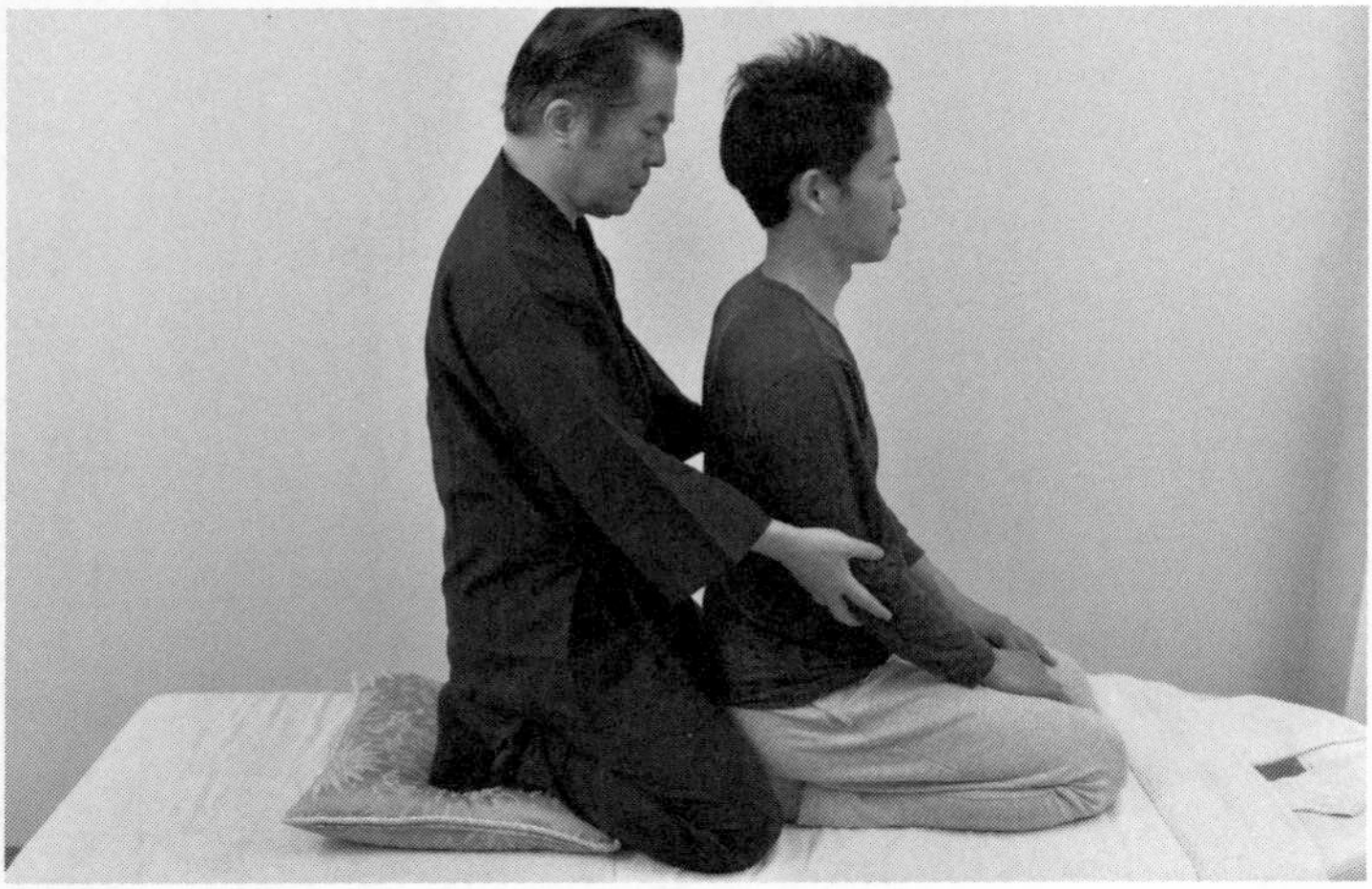

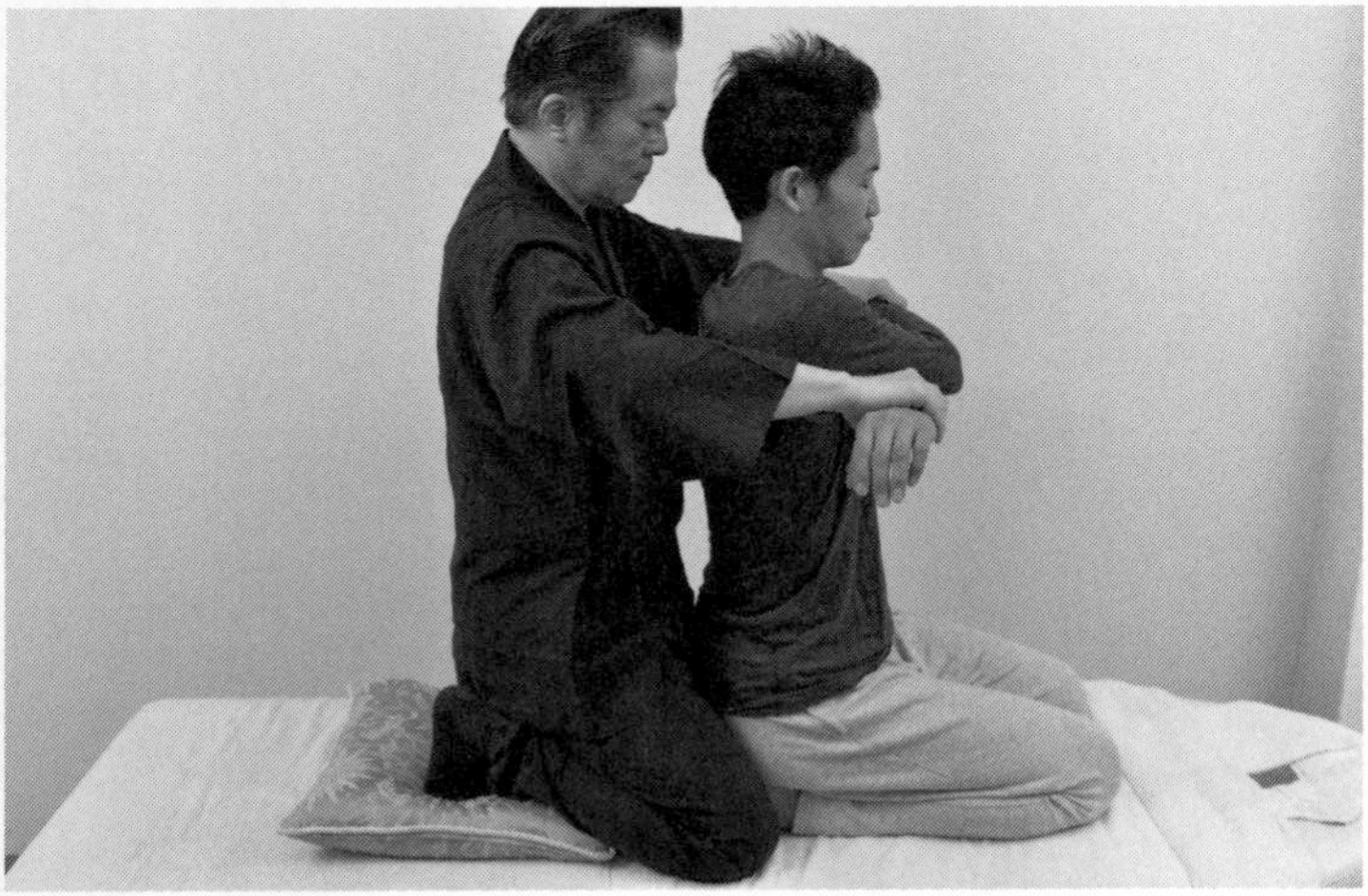

①受ける側は座位

※この時、できれば正座してもらう。膝の不具合でできない場合は、前方に伸ばしてもらっても可。

②施術する側は受ける側の背後に位置する。受ける側には両上肢を身体の前でクロスしてもらい、施術する側はその手首を軽く掴む

※この時点では、両上肢の状態をキープするくらいの意識で軽く掴む。

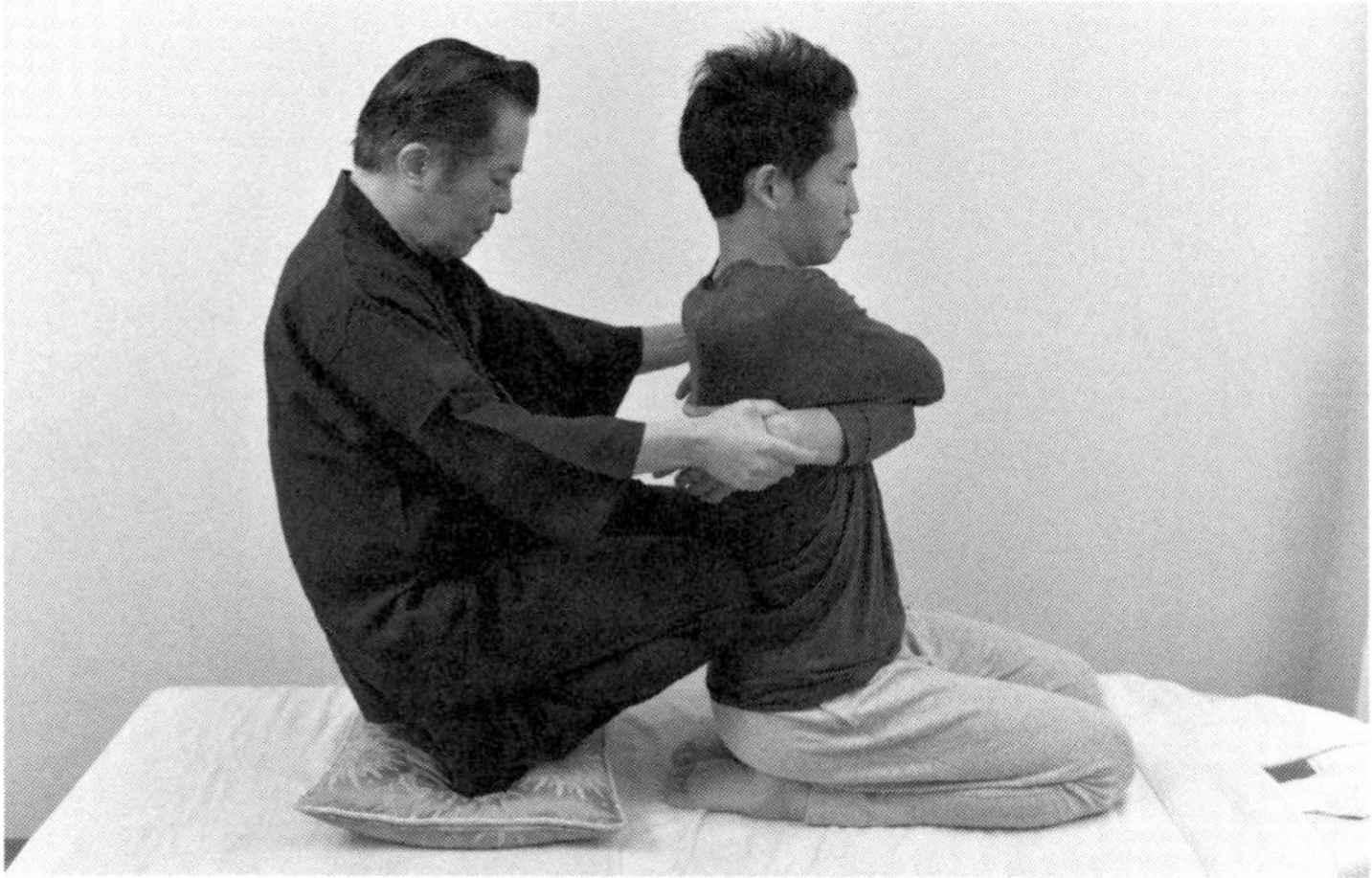

③先の②の状態で、施術する側は両膝を脊椎に触れないくらいの間隔にし、腰付近に当てる

※決して膝が脊椎に触れないように注意する。

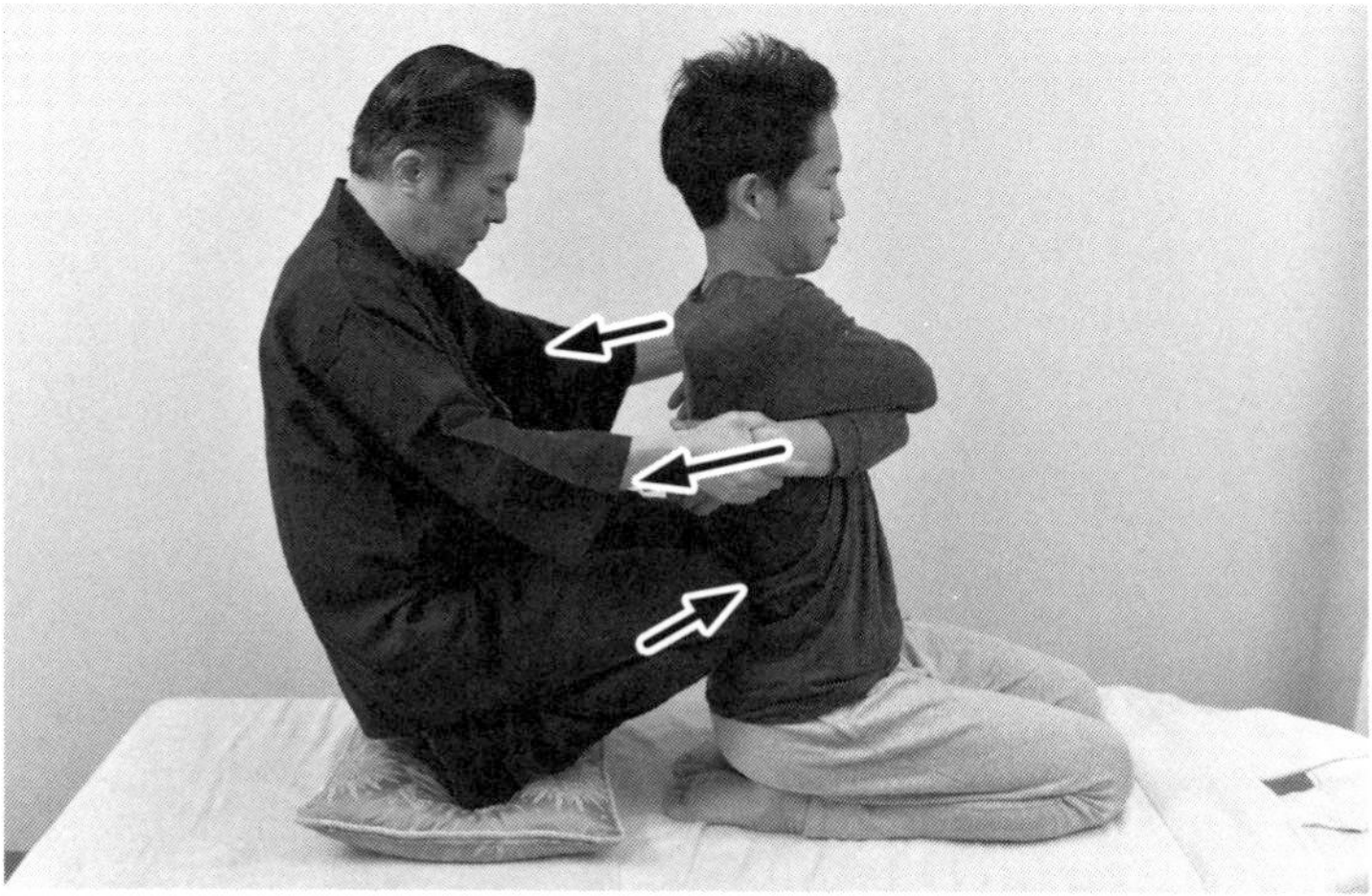

④先の③の状態で、両手を手前に引くようにしつつ、背中に当てた膝はわずかに頭方向に押し上げるような動かし方をし、それを少しずつ移動しながら行う

※呼吸のリズムを意識し、息を吐く時に圧を加える。もし受ける側が骨粗鬆症の場合は行わない。膝の圧が、身体の正面方向にまっすぐかからないように留意する。

5. 脊椎の可動域をアップする《捻柱《ひねりばしら》》

技の名称の由来

ここでも「柱」は、脊椎を表す言葉として理解してください。

脊椎は体幹部の根幹を成す部位であり、身体の動きに大きく関与し、人間がしなやかに動くためにはある程度の可動性を確保する必要があります。

技法「延柱」は「延ばす」動作で行いましたが、ここでは脊椎を「捻る」ように動かます。「柱」を「捻」ることから、技の様子を表しています。

▼施術法

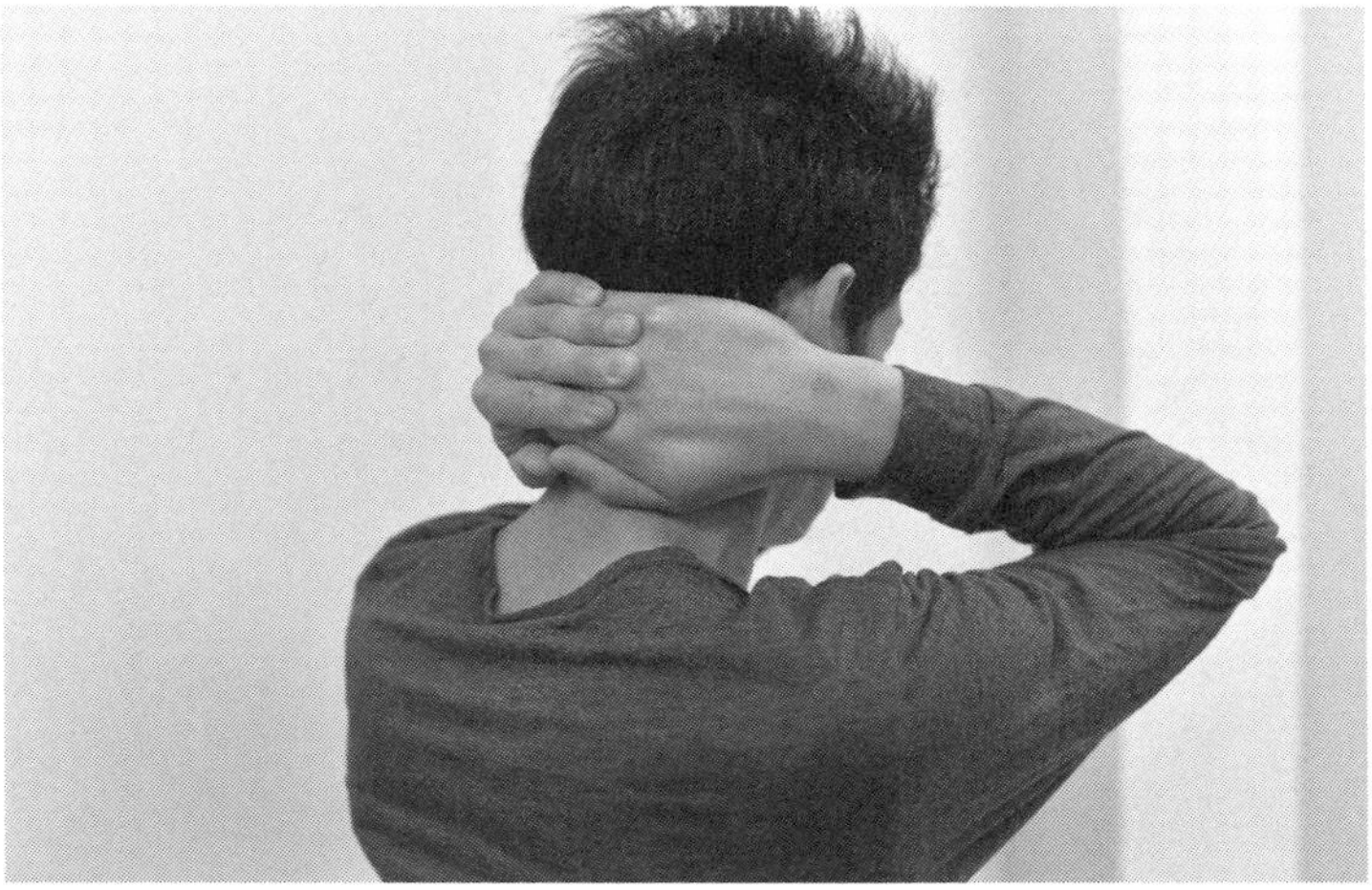

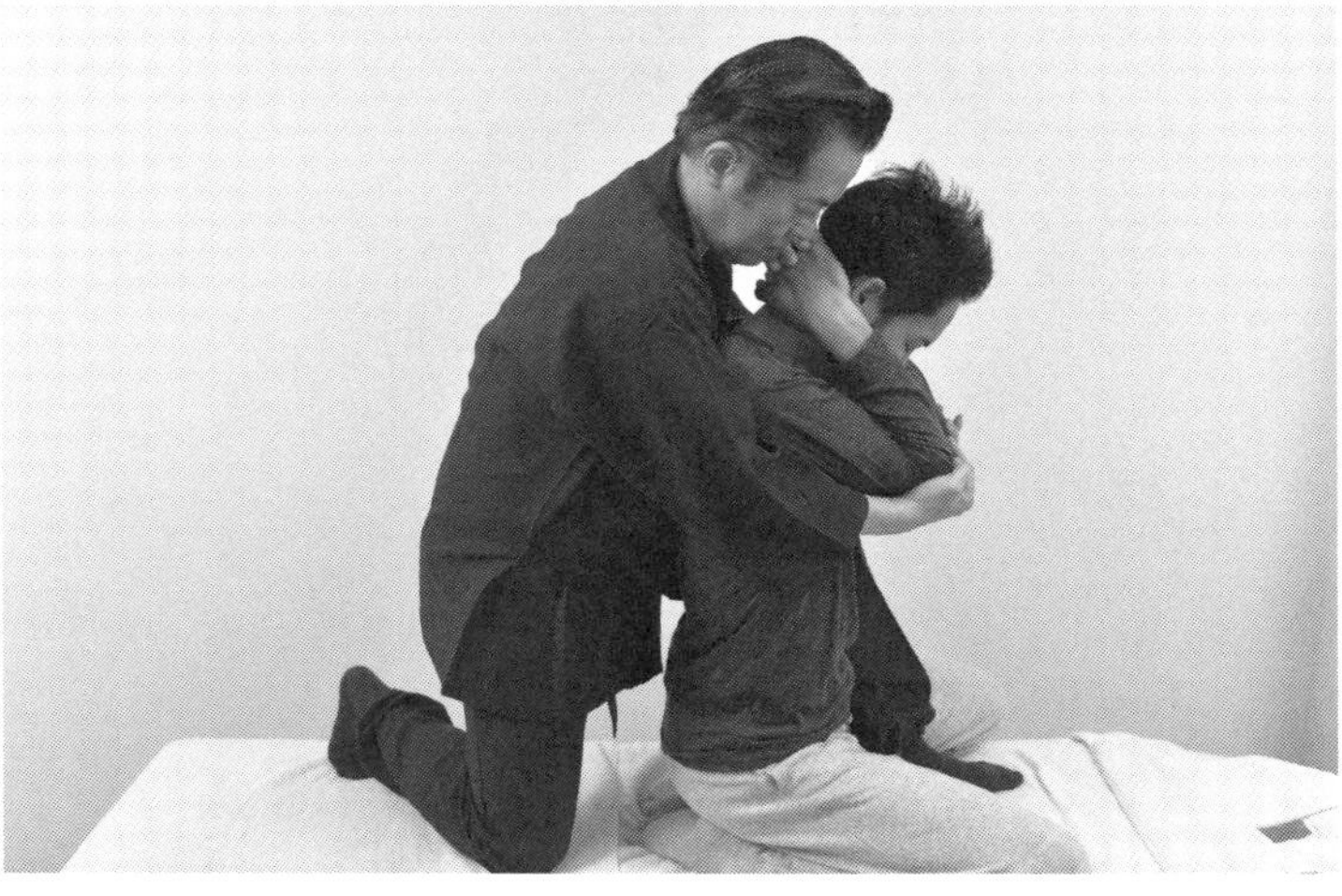

①受ける側は座位（できれば正座）

②施術する側は受ける側の背後に位置する。受ける側には首の後ろで手を重ねてもらう。施術する側は、その状態で受ける側の肘を軽く掴む

※肘を掴む時、施術する側の肘が開かないようにする。

③先の②の状態で、受ける側にはわずかに膝を開いてもらい、施術する側はその間に自身の足を置く

※足の置き位置に注意し、あくまでも開いた膝付近に置くようにする。

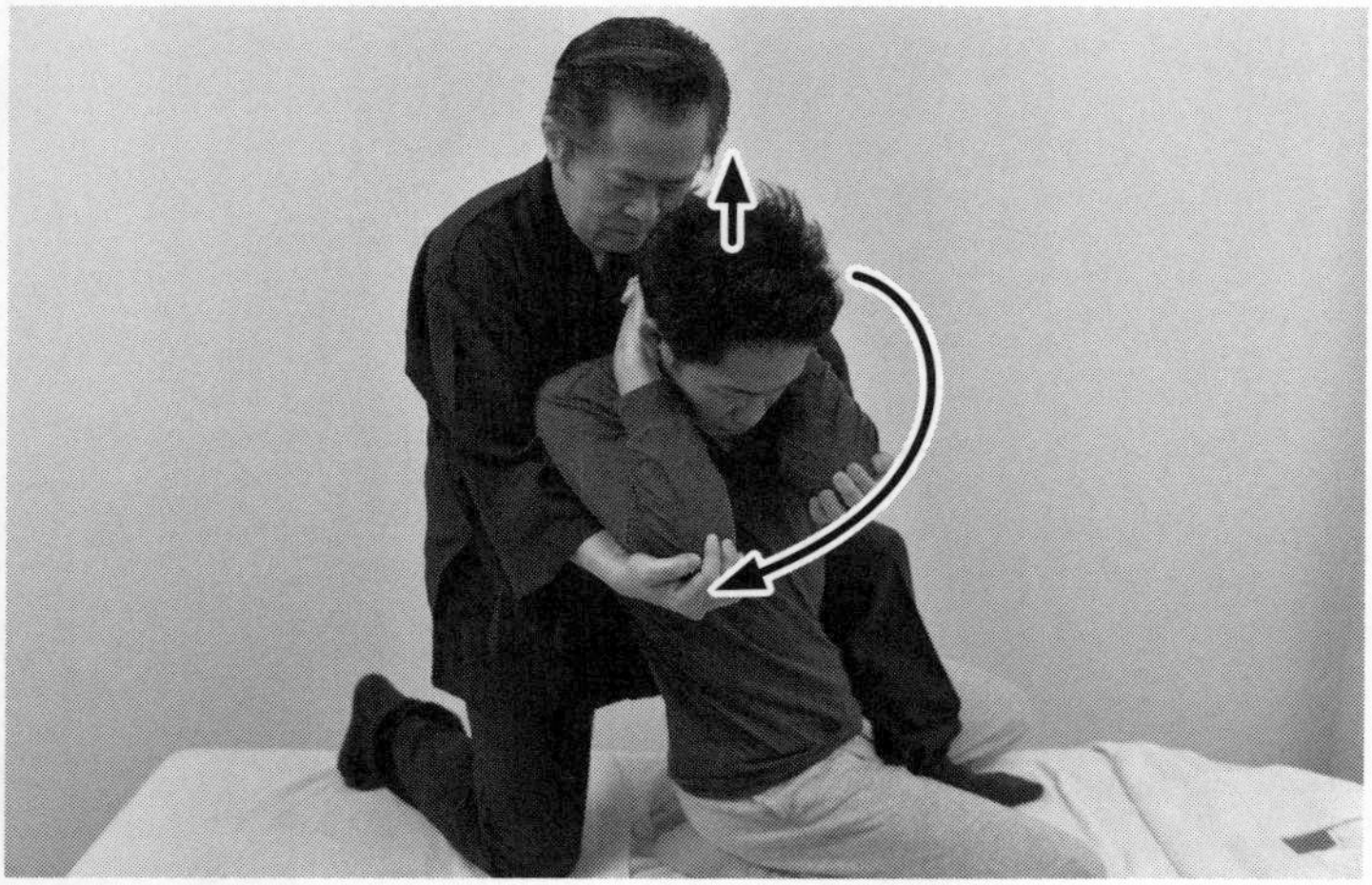

④先の③の状態で、足を差し込んだ側と反対方向に上半身を大きく捻る

※捻る時の加減に留意し、受ける側が怖がらないようにする。また、捻る際、やや上半身を天井方向に伸ばすようにすればなお良い。

column 6

体幹部を正しい状態にする理由

最近、「体幹」という言葉をよく耳にします。広義では全身を貫く中心軸を意識することが必要ですが、狭義では上半身に対する意識と理解できます。

狭義の意味で上半身と捉えると、中には内臓があります。内臓は身体を器とした時、適正な状態で収まっていることが健康の条件です。

それが正しい姿勢という表現になり、脊椎の状態が重要です。脊椎に歪みが生じれば、内臓にも何らかの影響が出ます。直接的に目に見える問題がないとしても、機能的に弱くなっていることは想像に難くありません。

よく言われるのは猫背で、心肺機能に支障をきたすことが懸念されます。また、消化器系にも悪影響を与えるので、正しい姿勢を意識する必要があります。

単に、腰痛や肩コリの解消だけを意識するのではなく、正しい器作りをイメージして身体を整えることが大切ではないでしょうか。

第7章

首・肩を整える

身体の最重要部位、頭部を支える首

人体の最上位に位置する頭部には、生命活動のすべてを司る脳があり、その重要性は大変大きいといえます。

脳を収めている頭蓋《とうがい》は前頭骨《ぜんとうこつ》、後頭骨《こうとうこつ》、頭頂骨《とうちょうこつ》、側頭骨《そくとうこつ》など23個の骨から成り、脳を保護しています。脳はとても柔らかく、壊れた脳細胞は再生しないといわれています。そのため、外的な損傷や体内循環からの有害物質の流入を避けるシステムを持っています。

頭蓋骨《とうがいこつ》もその一つで、脳を包むように存在する髄膜《ずいまく》は3層になっており、最も外には硬《こう》膜《まく》、逆に内側にあるのは軟膜《なんまく》、その中間にあるクモ膜は軟膜との間にクモの巣状の突起を出し、クッションの役割を果たします。

また、髄液が脳と脊髄を循環し、栄養を供給すると同時に排泄物を運搬します。髄液は液体状のクッションとしても機能し、脳や脊髄を保護しています。

もちろん、脳への酸素供給のために血液も流れており、その量は心臓から送り出される血液量の6分の1から5分の1程度とされています。それだけ多くの血液を必要とするの

首上部の靭帯（後面）

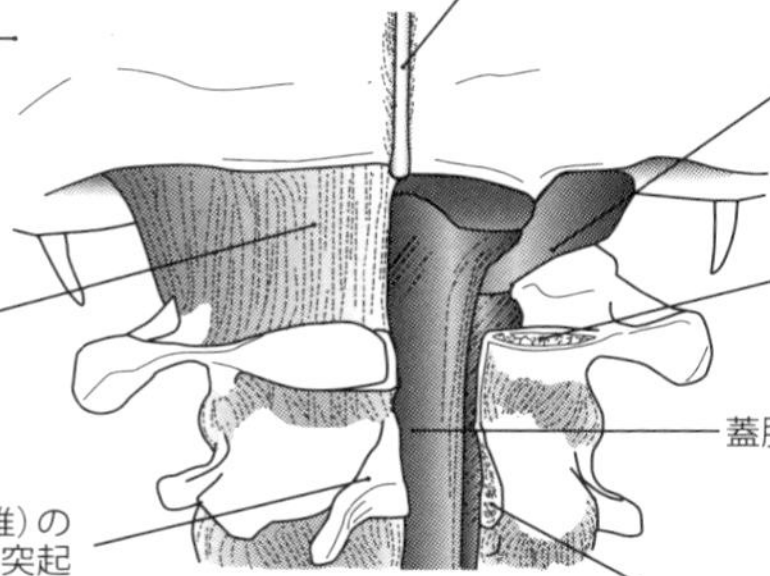

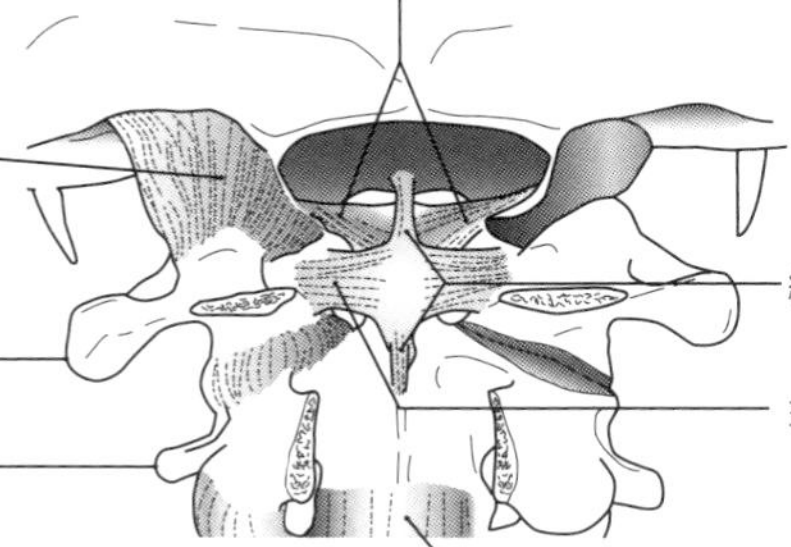

は、生命の維持のコントロールに多くの酸素が必要だからです。脳へは椎骨動脈と内頸動脈から血液が流入します。

頸椎は、体重の８パーセントの重さがある頭部を支えながらも、いろいろな方向に動きやすい性質を持ちます。そのため、姿勢の乱れがあれば、頸椎やそれを支える肩に大きな負担をかけることになります。

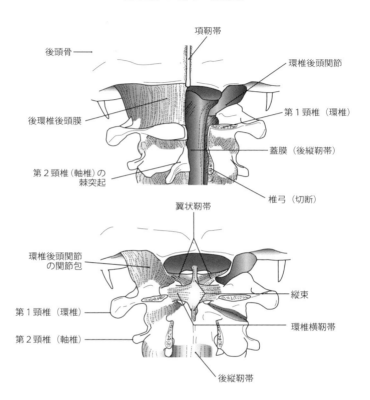

首の靭帯（側面）

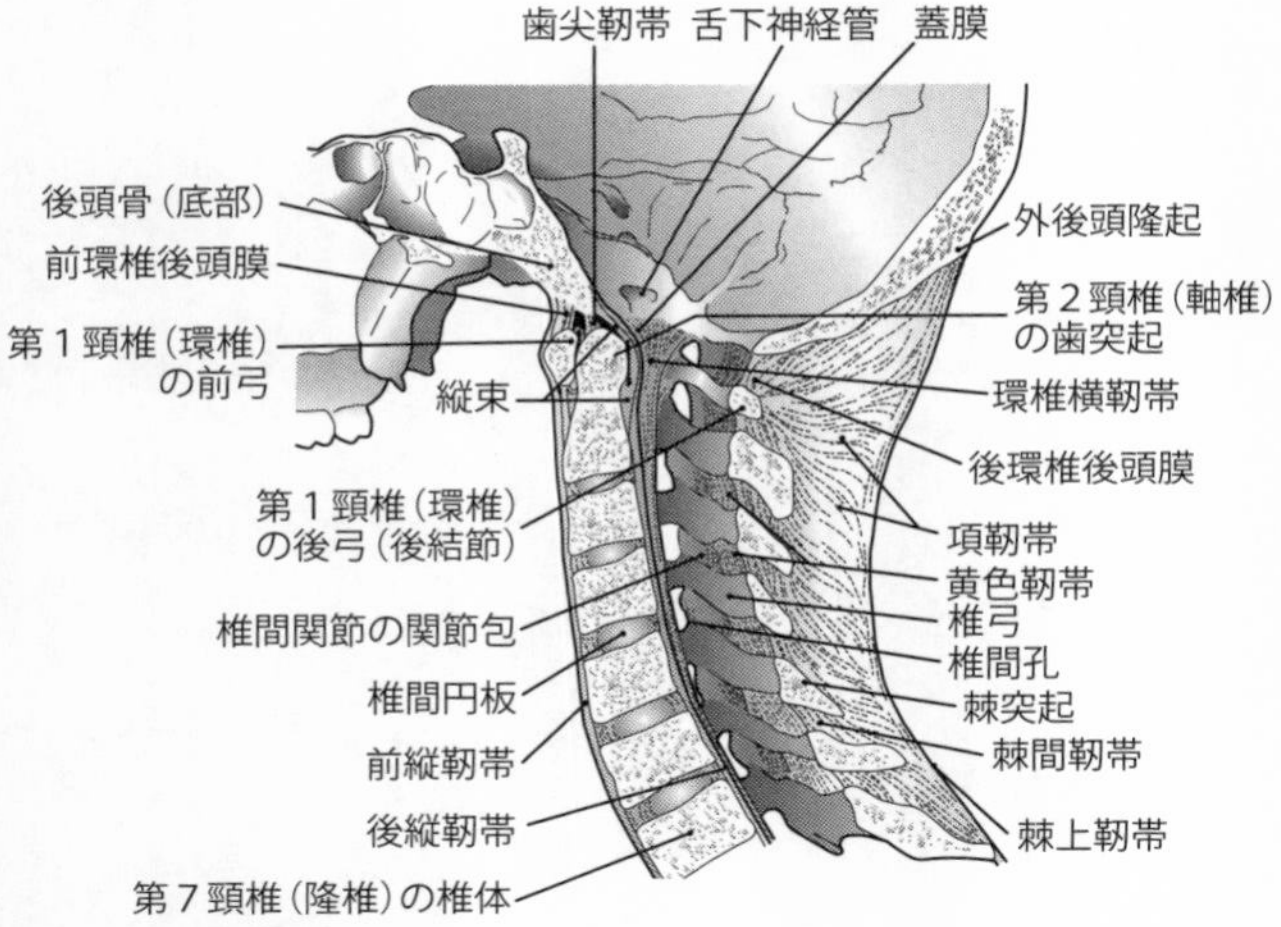

歯尖靭帯
舌下神経管
蓋膜
後頭骨（底部）
前環椎後頭膜
第１頸椎（環椎）
の前弓
縦束
第１頸椎（環椎）
の後弓（後結節）
椎間関節の関節包
椎間円板
前縦靭帯
後縦靭帯
第７頸椎（隆椎）の椎体
外後頭隆起
第２頸椎（軸椎）
の歯突起
環椎横靭帯
後環椎後頭膜
項靭帯
黄色靭帯
椎弓
椎間孔
棘突起
棘間靭帯
棘上靭帯

肩の靭帯

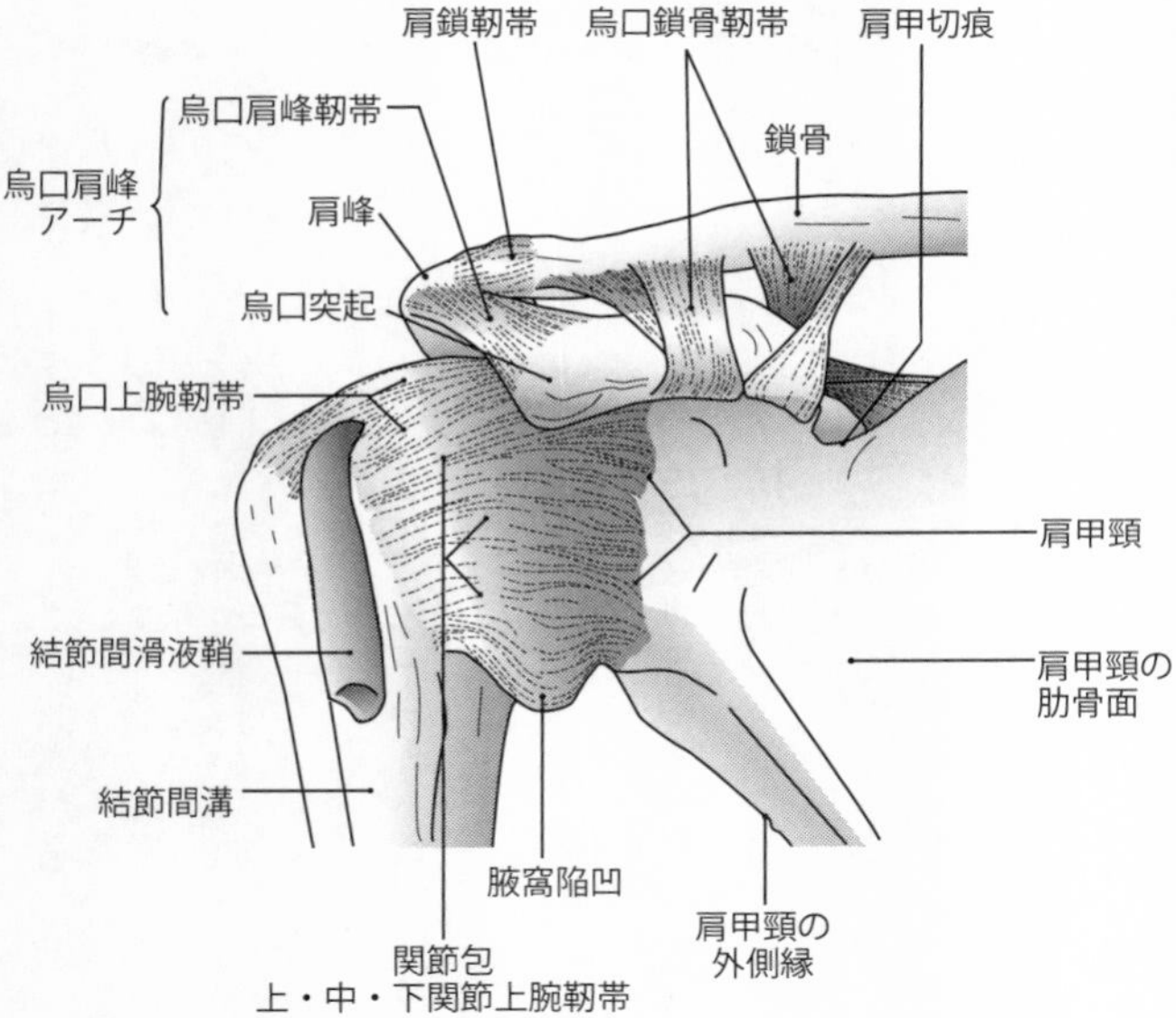

肩鎖靭帯
烏口鎖骨靭帯
肩甲切痕
烏口肩峰靭帯
烏口肩峰
アーチ
鎖骨
肩峰
烏口突起
烏口上腕靭帯
肩甲頸
結節間滑液鞘
肩甲頸の
肋骨面
結節間溝
腋窩陥凹
肩甲頸の
外側縁
関節包
上・中・下関節上腕靭帯

1. 鎖骨を開く《打懸《うちかけ》》

▼鎖骨について

鎖骨は胸郭の上方、前方に位置し、首付近に手を触れた時に胸骨から肩甲骨をつなぐように、横方向に存在します。上肢のスムーズな動きに関わり、肩甲骨と上腕骨を体幹から離れた位置に保持しています。

鎖骨の外側3分の1は太くて扁平、内側3分の2は前方に彎曲していて、緩やかなS字カーブを描きます。

胸骨と肩甲骨につながっている部分は、それぞれ胸鎖関節《きょうさかんせつ》、肩鎖関節《けんさかんせつ》と呼ばれます。

胸鎖関節付近には、「前胸鎖靭帯《ぜんきょうさじんたい》」「後胸鎖靭帯《こうきょうさじんたい》」が存在し、さらに両側の鎖骨をつなぐように「鎖骨間靭帯《さこつかんじんたい》」がサポートしています。

肩鎖関節に関係する「靭帯」には、「肩鎖靭帯《けんさじんたい》」がありますが、他に肩甲骨の烏口突起《うこうとっき》と鎖骨を固定する「烏口鎖骨靭帯《うこうさこつじんたい》」があり、関節を強化しています。

技の名称の由来

鎖骨の形状から、この部位へのアプローチは受ける側にとって不安ですし、施術する側としても対象部位が脆弱に感じ、躊躇しがちです。そのため、大変デリケートな施術を要求されます。

「懸」という字は引っ掛けるという意味で、鎖骨の窪みに指を当て、引き出すような動きをする時の様子を表します。

「打」は漢字としての意味ではなく、接頭語の「打ち」として使っています。その場合、動詞に用いられる漢字に付き、下に付く文字の意味を強める場合と弱める場合があります。

ここでは弱める意味で用い、施術の留意事項として過度な力で引っ掛けない、という注意を込めた命名になっています。

▼施術法

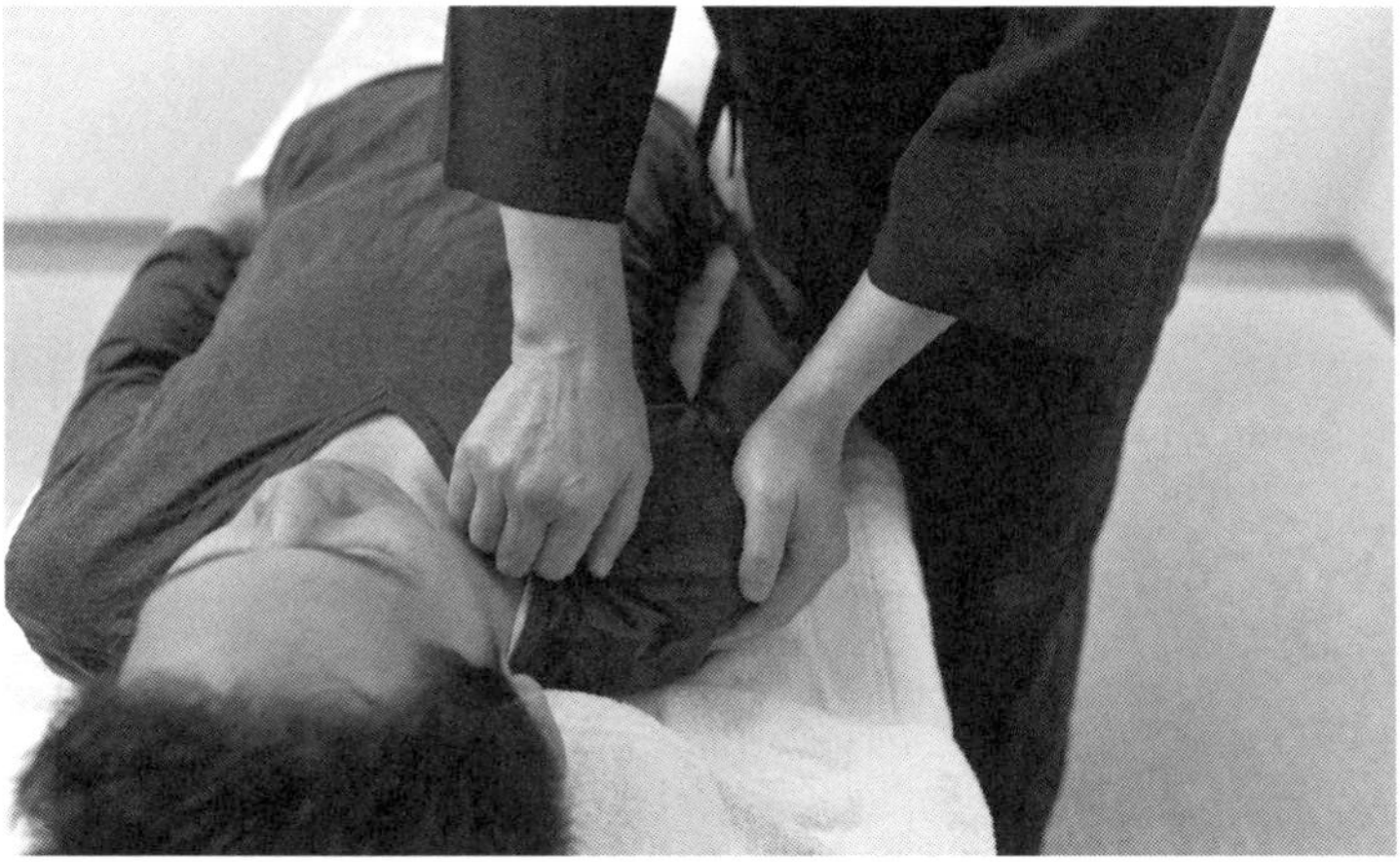

①受ける側は仰臥位

②施術する側は受ける側の横に位置し、人差し指・中指・薬指を鎖骨の内側に引っ掛けるように置く

※人によっては鎖骨の内側に指が入らないことがある。無理をすると不快感を与えるだけなので、その場合は行わない。施術前には、鎖骨周辺の十分な緩解を行っておくこと。

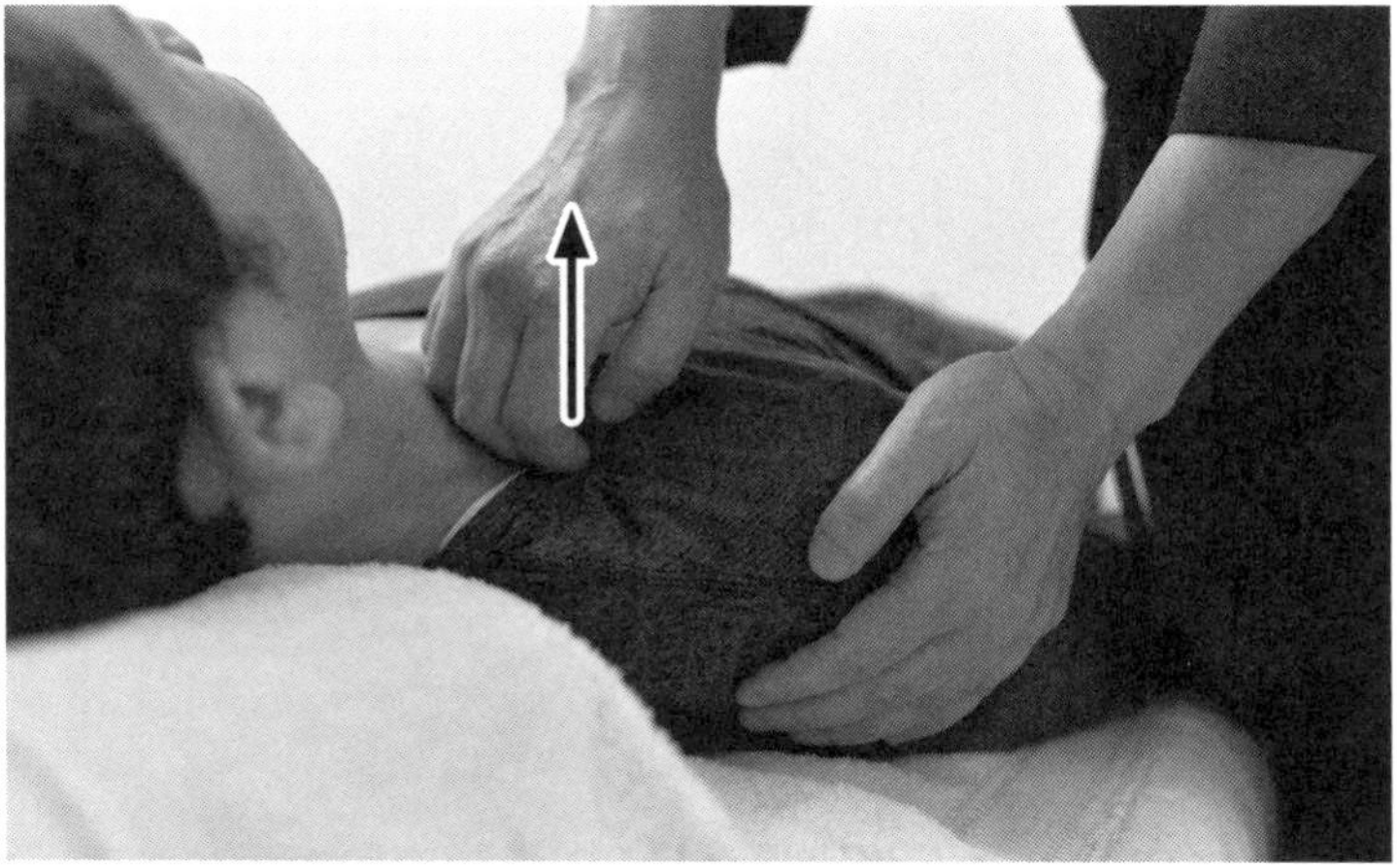

③引っ掛けた鎖骨を、天井方向に引っ張る

※力加減に十分注意する。引っ張る方向は、接触部位により微妙に異なる。原則は接触部位に対して垂直方向になる。

2. 肩甲骨の可動域を広げる《羽衣《はごろも》》

▼肩甲骨について

肩甲骨は肩の動きに関係する骨で、胸郭の背面に位置し、扁平で逆三角形になっています。肋骨の2〜7番までの高さに位置します。

上肢の動きが他の部位に比べると大変大きいのは、肩甲骨などの骨や筋肉、関係する関節の共同作業の結果です。

「靭帯」にアプローチするには、関節の状態を念頭に置く必要があります。肩甲骨に関係する関節として、鎖骨との連結である肩鎖関節、上腕骨との連結である肩関節があります。

説明が重複しないよう、「靭帯」に関しては前項の鎖骨と次項の肩関節を参照していただき、ここでは上腕骨の過度な挙上を防ぐための「烏口肩峰靭帯」だけ挙げておきます。ちなみに、烏口突起も肩峰も共に肩甲骨の一部です。

ところで、これらはいずれも骨性の関節であり、一般的なイメージ通りです。

しかし、肩甲骨については少し変わった関節があります。肩甲骨は扁平で逆三角形になっており、その内側は胸郭に接しています。その上を滑るように動きますが、そこは骨と骨が連結している関節ではなく、機能性の関節として働いており、「肩甲胸郭関節《けんこうきょうかくかんせつ》」と呼ばれています。その部位は筋によって連結されているのです。

肩甲骨の動きは上肢の自在性に大きく関係し、手を１８０度挙上する時に肩関節の動きと合わせて約60度動きます。

ちなみに、肩甲骨の動きは六つあります。上方に動く「挙上」、下方に動く「下制」、腕を前方に伸ばす時に動く「外転」、気を付けの姿勢を取る時のように肩甲骨を内側に動かす「内転」、腕の上方に伸ばす時のように肩甲骨の下端が上方に動く「外旋」、その逆の「内旋」です。

参考までに、それぞれの動きに関係する主な筋肉を挙げておきましょう。「挙上」は僧帽筋《そうぼうきん》、肩甲挙筋《けんこうきょきん》、大菱形筋《だいりょうけいきん》、小菱形筋《しょうりょうけいきん》など、「下制」は僧帽筋、小胸筋《しょうきょうきん》、前鋸筋《ぜんきょきん》、大胸筋《だいきょうきん》、広背筋《こうはいきん》、鎖骨下筋《さこつかきん》、「外転」は前鋸筋、小胸筋、大胸筋、「内転」は僧帽筋、大菱形筋、小菱形筋、広背筋、「外旋」は僧帽筋、前鋸筋、広背筋、「内旋」は大菱形筋、小菱形筋、小胸筋などです。

技の名称の由来

肩が重く感じると、鬱陶しいものです。心身共に重苦しくなりますが、逆に肩が軽く感じられた時には、天にも舞い上がる感じがします。

「羽衣」とは天人が着る、天を飛行する能力を持った衣のことです。実在はしませんが、この技法で施術を受けた方が、まるで「羽衣」を身につけ、身体が空を舞うような気分になってもらえるように名付けました。

施術部位が肩であり、「羽衣」は肩に掛けるように身につけることも、命名の理由の一つです。

▼施術法

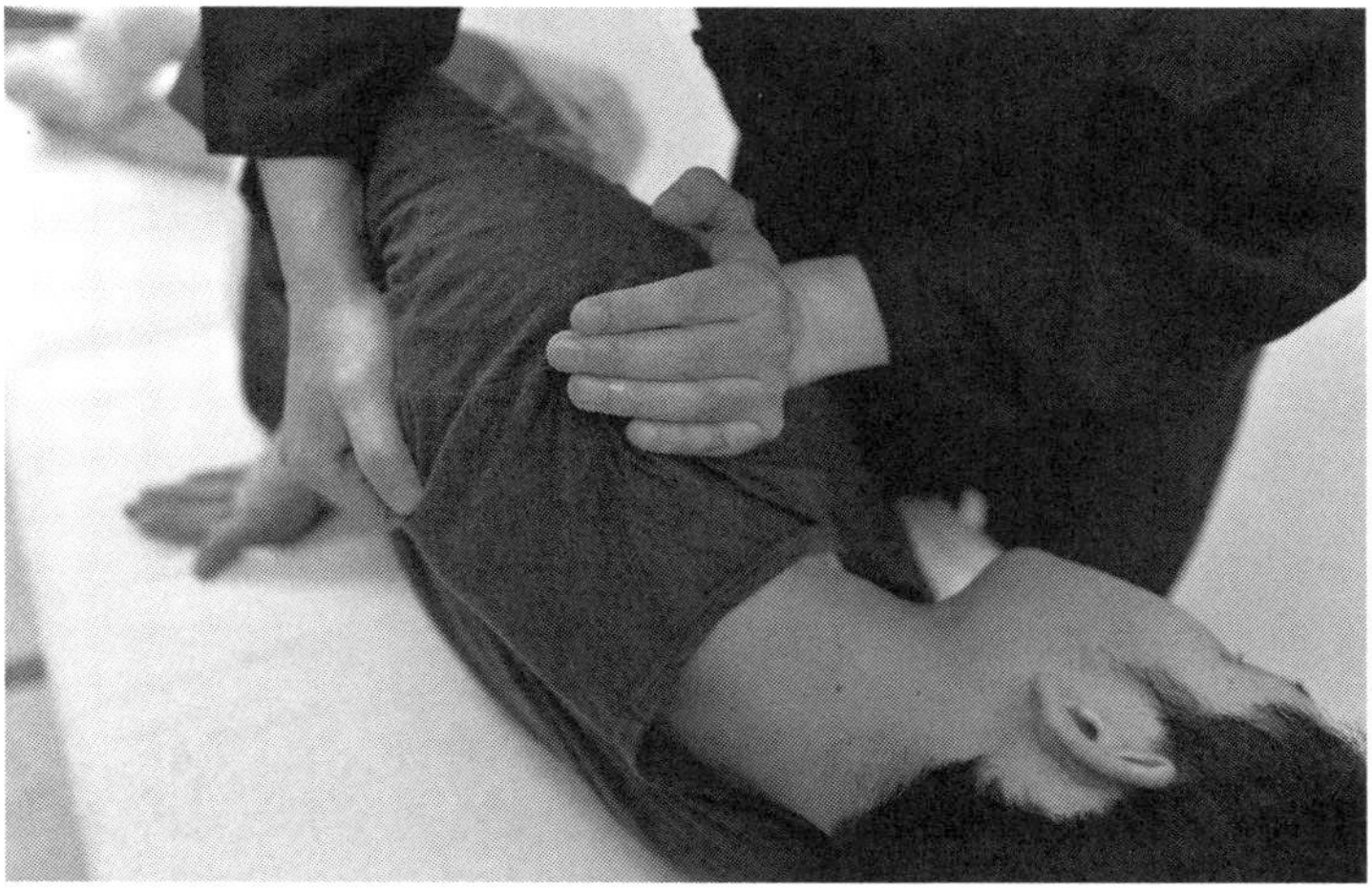

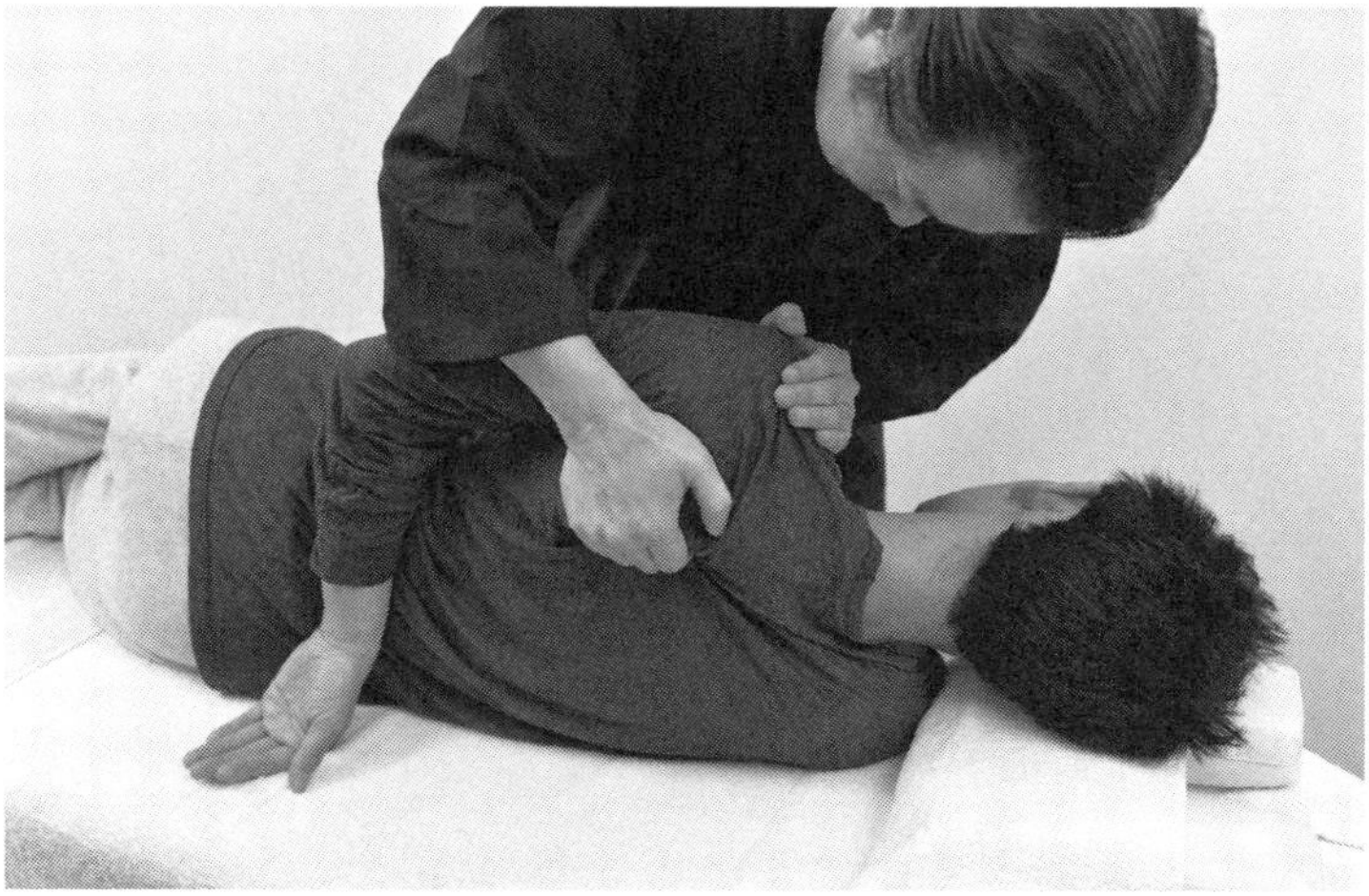

①受ける側は横臥位

②施術する側は受ける側の正面側に位置する。受ける側には上肢を背中に回してもらう

※姿勢などで、変な緊張がないことが大切。施術の効果は、受ける側が緊張していないことが重要なので、この点にはいつも注意する。

③施術する側は一方の手で肩の前面を押さえ、他方の手は肩甲骨の内側に指を差し込む

※指が肩甲骨の内側に入れにくい場合、事前にその周囲の緩解を図る。

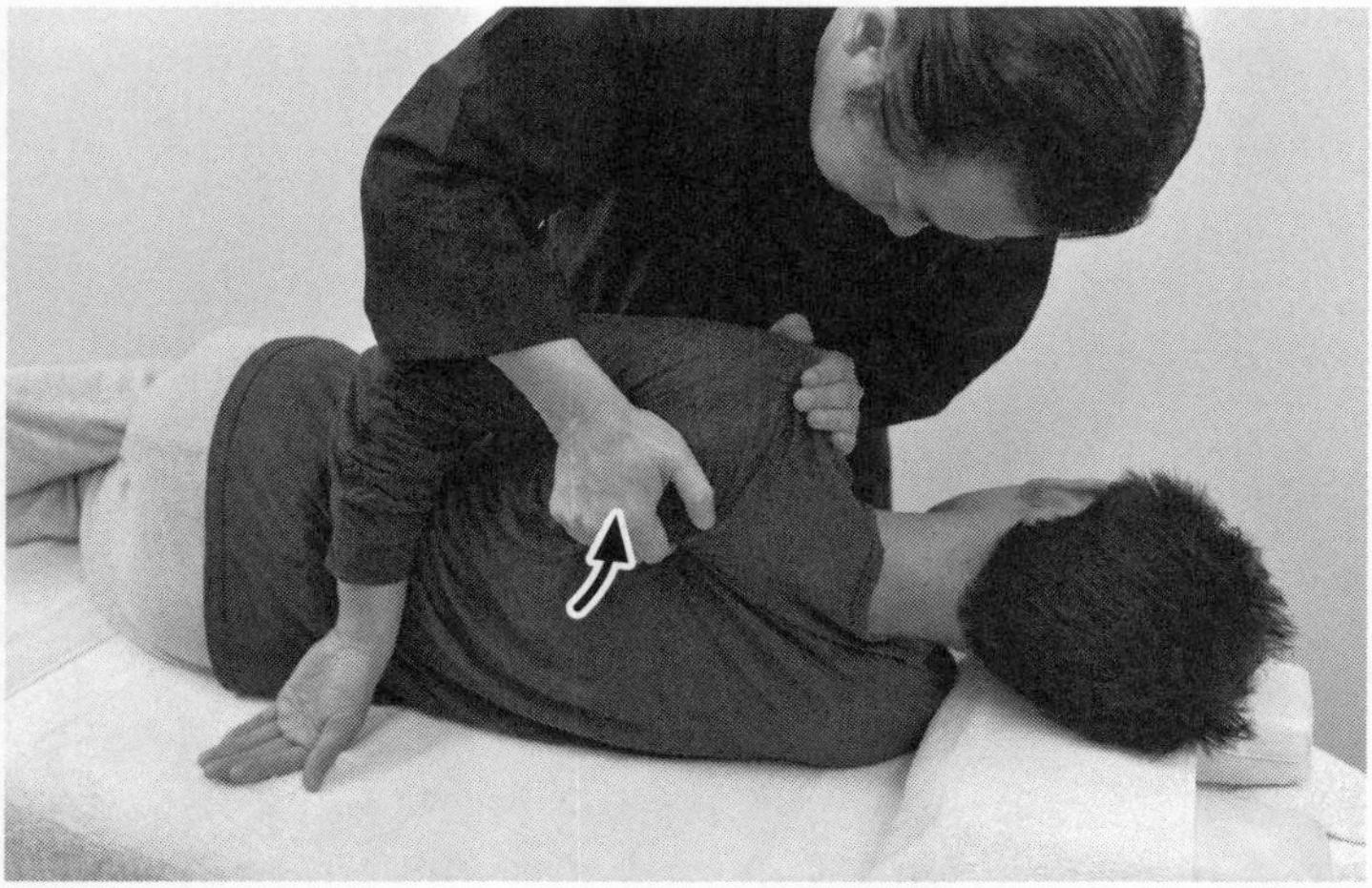

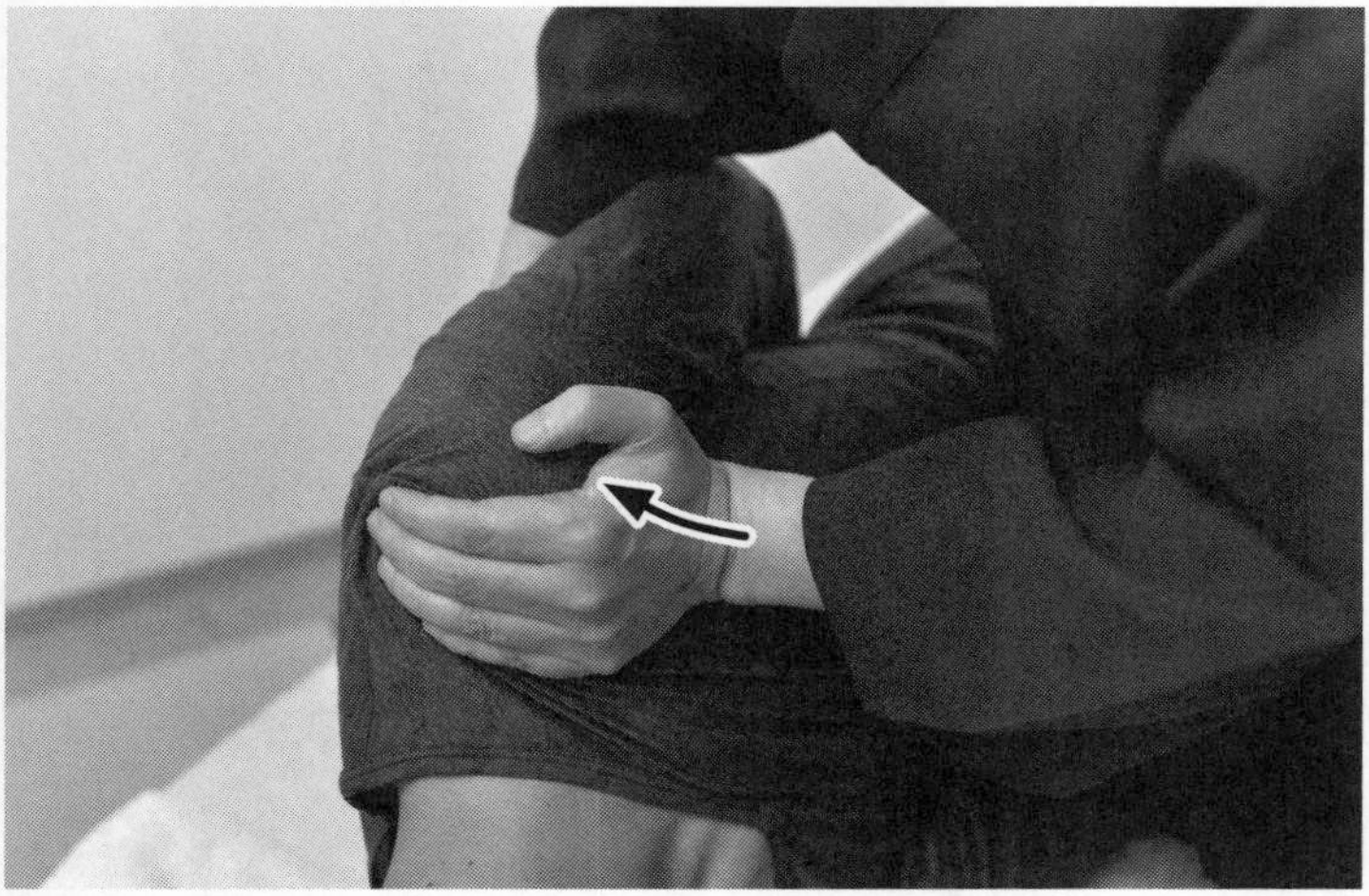

④先の③の状態で、少しずつ場所を移動し、肩甲骨の内側に指を深く差し入れるように動かす

※その際、肩甲骨の下端が少しずつ正面方向に動くよう、もう一方の手を補助的に活用しながら行う。

3. 肩の動きを向上させる《風車《かざぐるま》》

▼肩関節の構造

肩関節自体も大きな可動域を持ちますが、肩甲骨の動きを合わせることでさらに大きな可動域を持ち、上肢の自在性に寄与しています。

その連結は肩甲骨の関節窩と上腕骨の骨頭であり、その関節窩が浅いために安定性は欠けます。しかし、それが可動域が大きな理由の一つです。また、関節窩には軟骨性の関節《かんせつ》唇《しん》が存在し、それによってわずかに関節面が広げられています。

肩関節を包む関節包は、肩甲骨ではその関節唇の外側に、上腕骨では上腕骨体《じょうわんこったい》と骨頭の間にあるくびれた部位の解剖頸《かいぼうけい》に付着します。その関節包の前面にあるのが「関節上腕靭《かんせつじょうわんじん》帯《たい》」で、肩甲骨の烏口突起から起こった「烏口上腕靭帯《うこうじょうわんじんたい》」は、肩関節の上部に位置します。

上肢の可動域は、肩関節と肩甲骨の動きの共同作業になりますが、腕を前方に上げる場合は１８０度、後方に動かす場合は50度、側方に上げる場合は途中で前腕を外側に回すことを条件に１８０度上げることが可能になります。

技の名称の由来

上肢の付け根となるのが肩関節ですが、相似の部位が股関節です。いずれも球関節で、他の関節とは異なり、いろいろな方向に動かせる多軸関節です。その可動域は肩関節のほうが大きく、その点を念頭に施術します。

「風車」という技名には動きの軽さも含まれており、施術の時のイメージ、あるいは施術後の効果の点でも、その軽快で大きく動く「風車」と重なるところがあります。

ちょっとした風でも勢いよく回る風車を想像しながら施術すると、施術に魂が入ると思います。もっとも、施術で勢いよく動かすことはありませんが…。

▼施術法

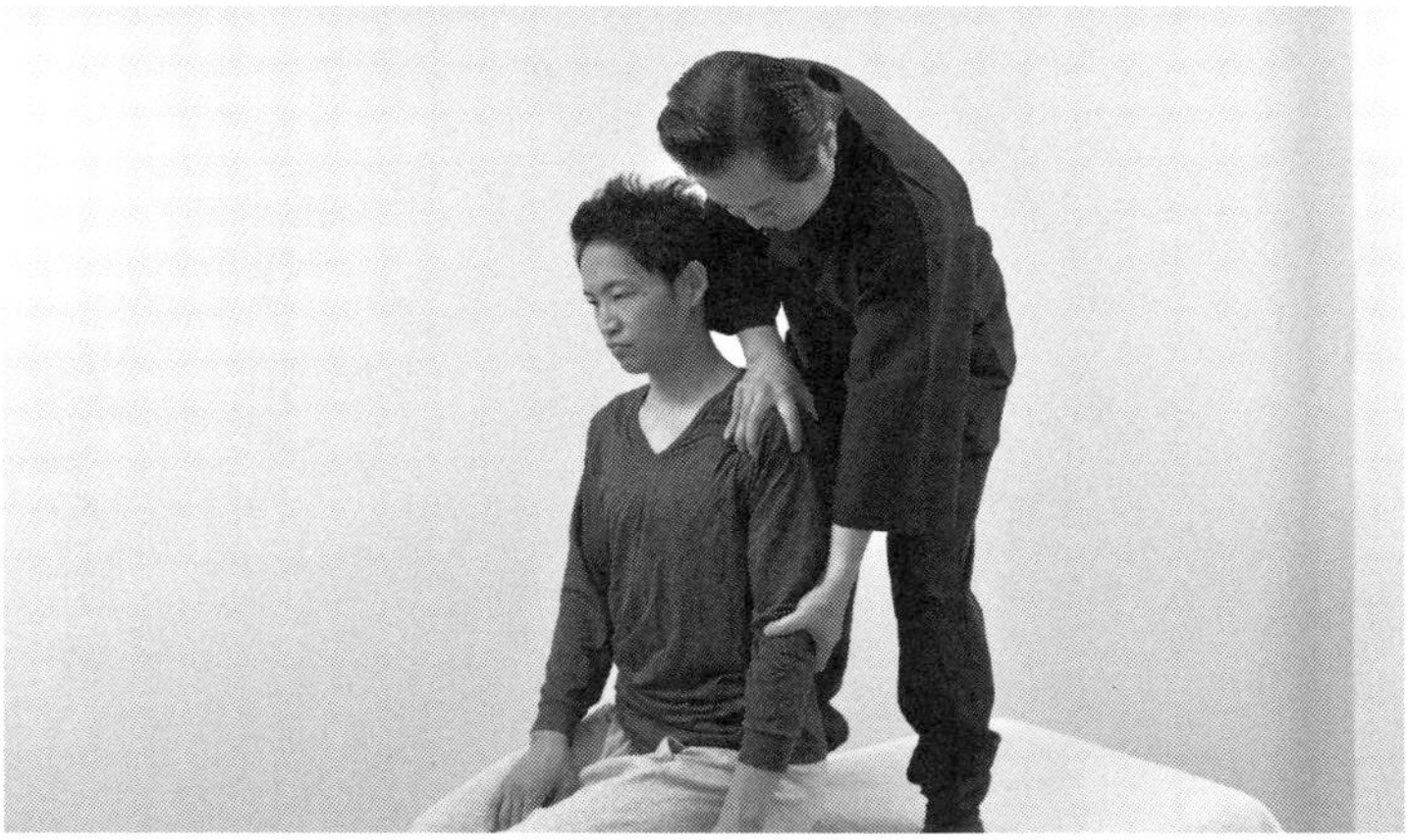

①受ける側は座位（できれば正座）

②施術する側は受ける側の背後に位置する。一方の手の親指・人差し指・中指を３方向に開き、肩関節を包むようなイメージで置く。他方の手は肘関節付近を軽く掴む

※肩関節付近に置いた手が、変に力まないように注意する。肘関節付近を掴んだ手も同様。

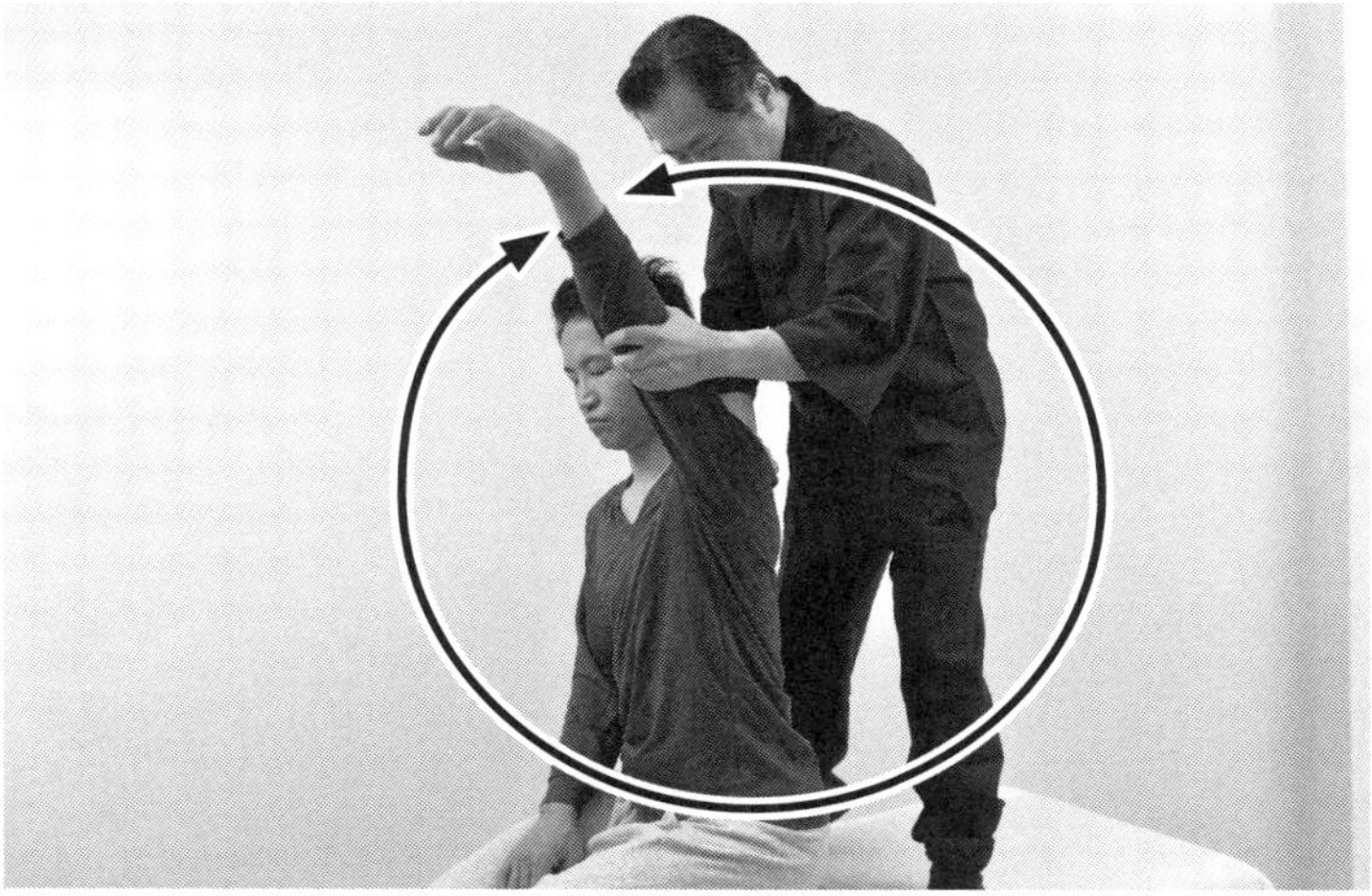

③先の②の状態で、上肢を大きく前方に、あるいは後方に大きく回す

※上肢を回す時、肩が一緒に動かないように他方の手でしっかり押さえておく。ただし、変な力みを伴ってはならない。

4. 頸椎を動かし、首・肩・頭部の不快感を取る《梵鐘《ぼんしょう》》

▼頸椎の構造

頸椎の概略は脊椎のところで述べましたが、ここではもう少し詳しく説明します。一口に脊椎といっても、頸椎1番と2番については、他の椎骨と形状や役割が異なるからです。3番以降は、他の椎骨と同様です。

頸椎1番は環椎《かんつい》と呼ばれます。椎骨の特徴である椎体《ついたい》と棘突起を持たず、リングのような形状になっています。

頭蓋はこの環椎の上に乗る構造になっており、そこは環椎後頭関節《かんついこうとうかんせつ》と呼ばれています。そこに「後環椎後頭膜《こうかんついこうとうまく》」が存在し、環椎と後頭骨を連結しています。この関節は頭部の伸展と屈曲に関係し、例えば「はい」とうなずく時に作用します。

頸椎2番も特別な名称があり、軸椎《じくつい》と呼ばれます。特徴的な形状として歯突起《しとっき》という突起があり、ここと環椎が関節を構成し、環軸関節《かんじくかんせつ》となります。

その中でも正中にある部位を、正中環軸関節《せいちゅうかんじくかんせつ》、外側にあるところを外側環軸関節《がいそくかんじくかんせつ》と呼びます。これらの関節によって頭部の回旋が可能になり、具体的には「いいえ」と首を横に振る時の動作があります。

これらの部位の「靭帯」には、軸椎の歯突起と頭蓋を連結する「翼状靭帯」、環椎との連結には「環椎十字靭帯」があります。

その他、すべての椎体を連結する「前縦靭帯」と「後縦靭帯」があり、「後縦靭帯」は頭蓋内まで延び、蓋膜《がいまく》になります。

なお、脊椎の説明の際に他の「靭帯」について説明しましたので、ご参照ください。

技の名称の由来

人体において頭部は生死に関わる最も大切なところであり、それを支える頸椎の調整には十分留意する必要があります。

頭部の重さは体重の約8パーセントですが、首は他の部位よりも脆弱であり、交通事故で大きな衝撃が加わった時には、慣性の法則により頭部が大きく動かされて、ムチウチ症になることもあります。

世の中を見渡してみると、重いものを支えている構造の一例としてお寺の鐘があります。お寺の鐘は「梵鐘」といいます。頭部と首の関係を、大変な重量のお寺の鐘が吊り下げられている状態を逆さにしたイメージに重ね、命名したものです。

この技は首を調整するものですが、施術者はクライアントの頭部のほうに位置し、クライアントの頭が下になっているように見えますので、イメージ的に合うと思います。

▼施術法

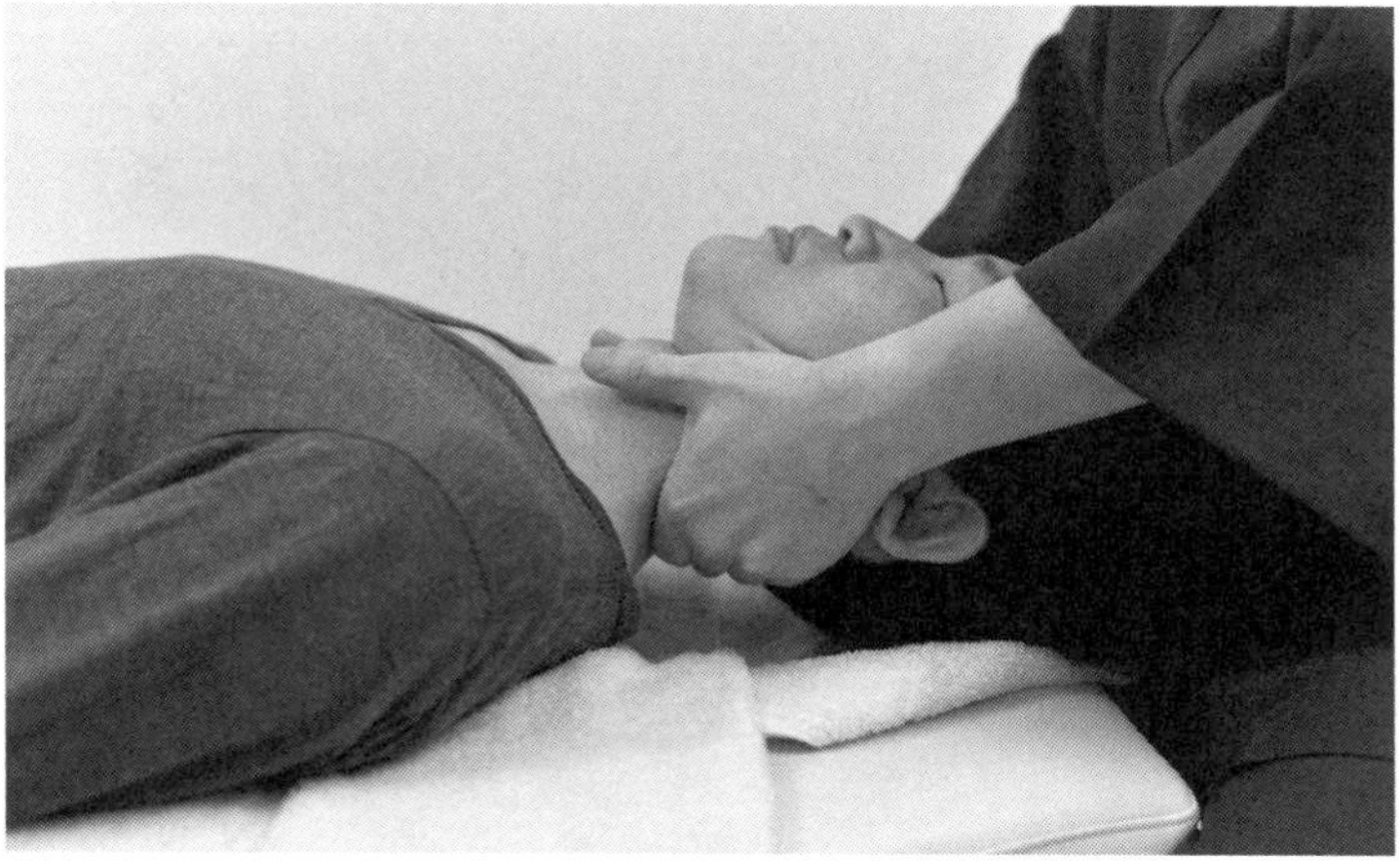

①受ける側は仰臥位

②施術する側は受ける側の頭方向に位置する。施術する側は両手を首の下に差し込む

※手の冷たさは、受ける側に変な緊張を与えるので注意する。事前に手を温めておくとか、タオルを活用し、直接肌に触れないようにすることも可。

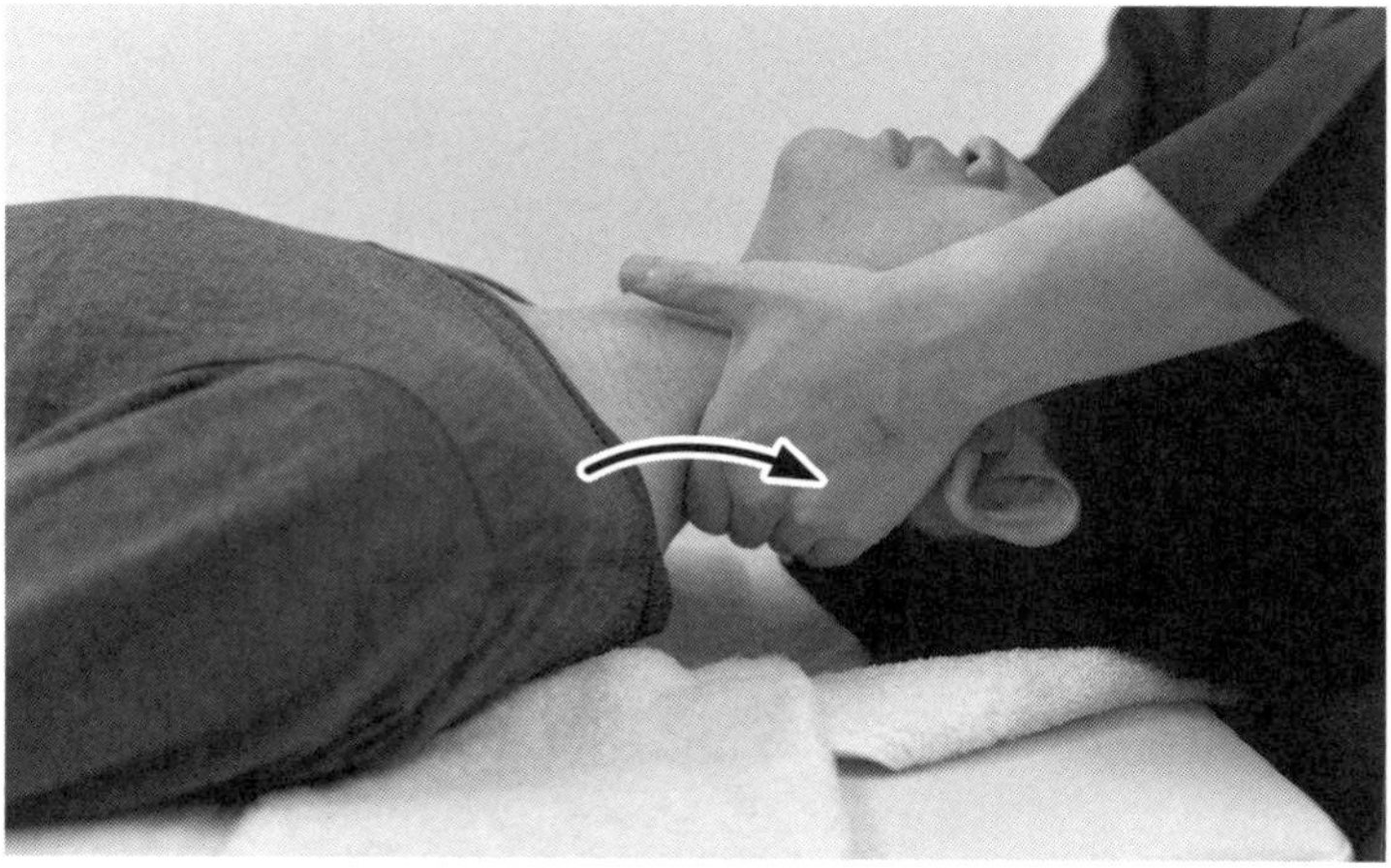

③先の②の状態で、頸椎のカーブに留意して、静かに牽引する

※頸椎のズレを感じられるよう手に神経を集中し、中心軸を意識し伸展する。必要に応じて捻ることがあるが、決して強圧的、あるいは急激な動きにならないようにする。基本である軸と面を意識し、不要な緊張がない状態で施術する。

column 7

姿勢は身体能力を大きく左右する

本書では、私は整体師として執筆していますが、もう一つ、空手家としての顔を持っています。自身の稽古や道場で指導の際、いつも心がけているのが姿勢の問題です。それは動きの中でも同様です。

そもそも整体師として仕事をするようになったのは、私が学ぶ空手の流儀である千唐流に「生理解剖医学に立脚せる空手道」という前提があるからです。流儀を極めるには身体の仕組みを知ることが大切であり、同時に武術そのものを理解するのに不可欠と感じたのです。

そういう視点で空手道に向き合い、その過程で活法術と合わせた手技療法の体系を創始しました。日々施術や指導していく中で数多くのケースを経験し、能力を発揮する原点は身体の状態にあり、その基本は姿勢にあることを改めて理解するに至りました。

これは逆説的に理解したことでもありますが、姿勢が悪いだけで自身のバランスが取れない、その結果、満足な技が出せない、というケースをたくさん見てきました。

それは大きな狂いでなくても同様で、わずかなところに注目し、調整するだけで見違える身体の動きになることも経験しました。

心身に余計な負担をかけない施術により、正しい姿勢をキープすることで、動きの向上に少しでもプラスになれればと願っています。

第8章

上肢を整える

肘の靭帯

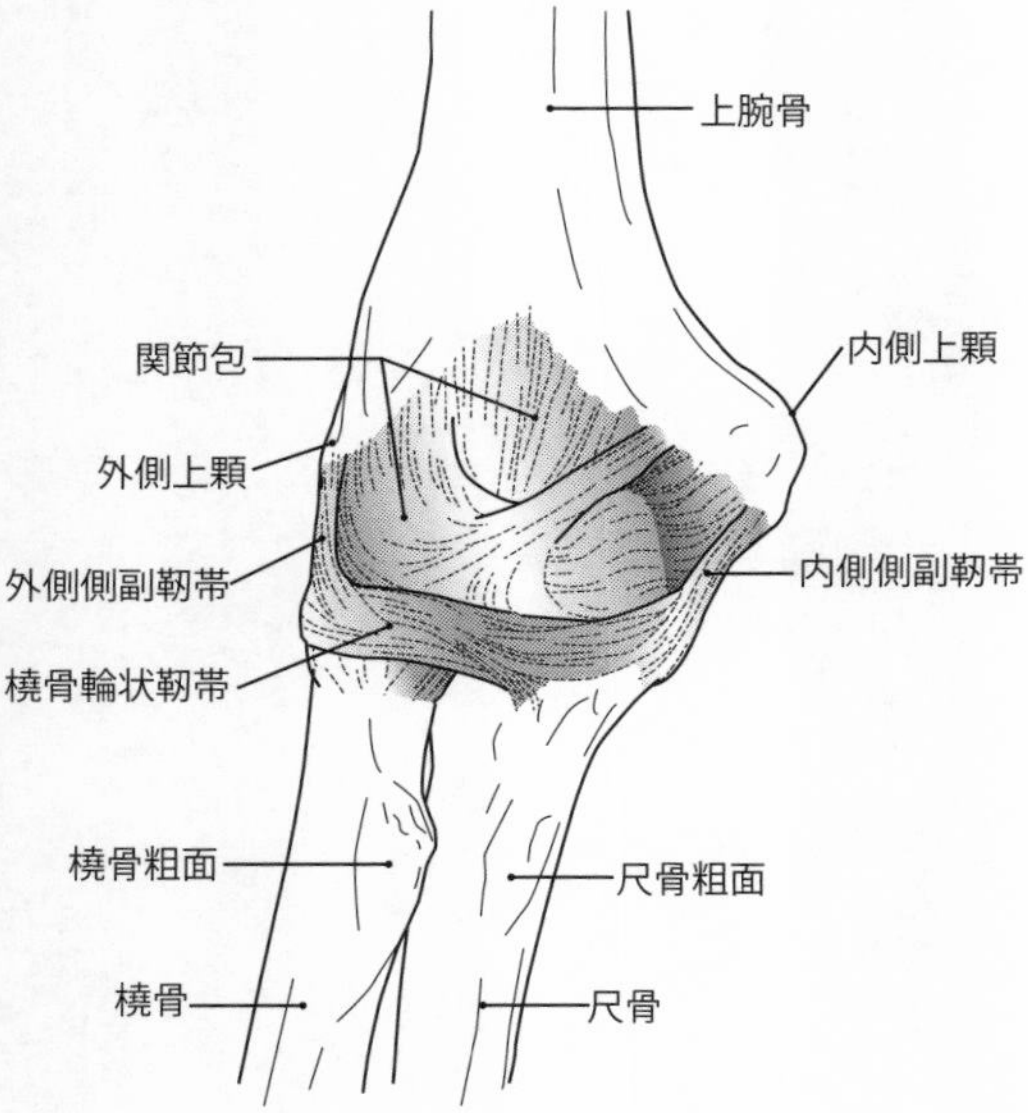

人としての器用な動き

人間は二足歩行のため、手を自由に使えるメリットがあります。他の動物と異なる特徴の一つに知能がありますが、手を自由に使えたから脳がトレーニングされた、という説があります。「手は第二の脳」と言われる所以かもしれません。

もっとも、実際に大脳の運動野・知覚野のエリアで手に関する部分が多いことも関係

手首の靭帯

大：大菱形骨
小：小菱形骨
頭：有頭骨
鈎：有鈎骨
舟：舟状骨
三：三角骨

前腕骨と手根骨を結ぶ靭帯

1. 内側手根側副靭帯
2. 外側手根側副靭帯
3. 掌側橈骨手根靭帯
4. 掌側尺骨手根靭帯
5. 背側橈骨手根靭帯

手根骨どうしを結ぶ靭帯

6. 掌側手根間靭帯
7. 背側手根間靭帯
8. 骨間手根間靭帯
9. 放線状手根靭帯
10. 豆鈎靭帯

手根骨と中手骨を結ぶ靭帯

11. 掌側手根中手靭帯
12. 背側手根中手靭帯
13. 豆中手靭帯

中手骨どうしを結ぶ靭帯

14. 掌側中手靭帯
15. 背側中手靭帯

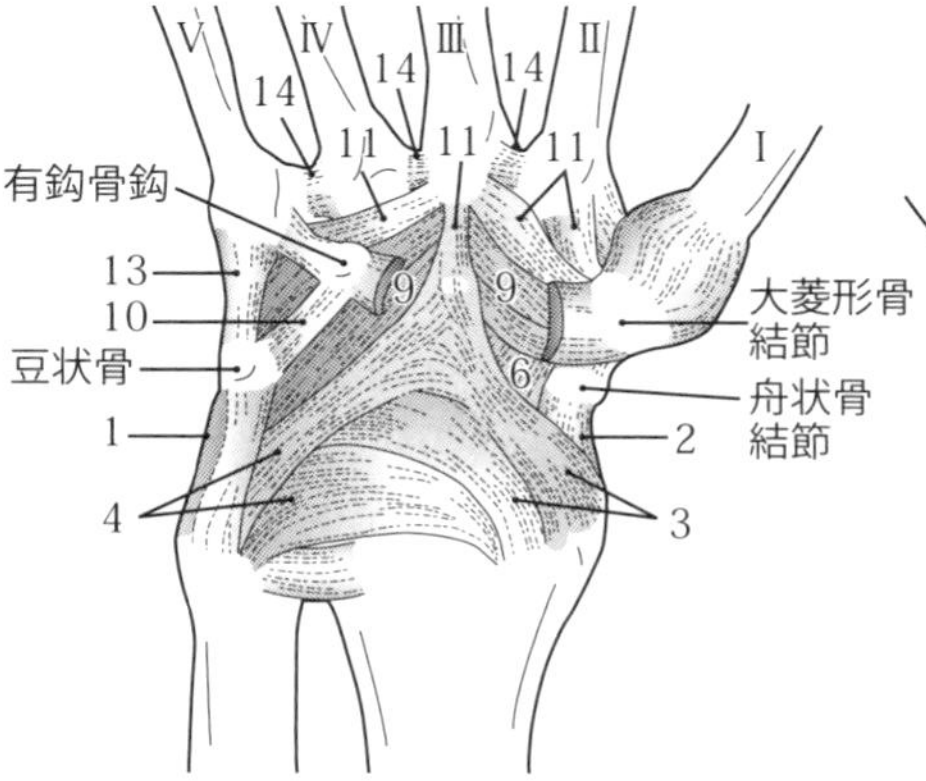

掌側面

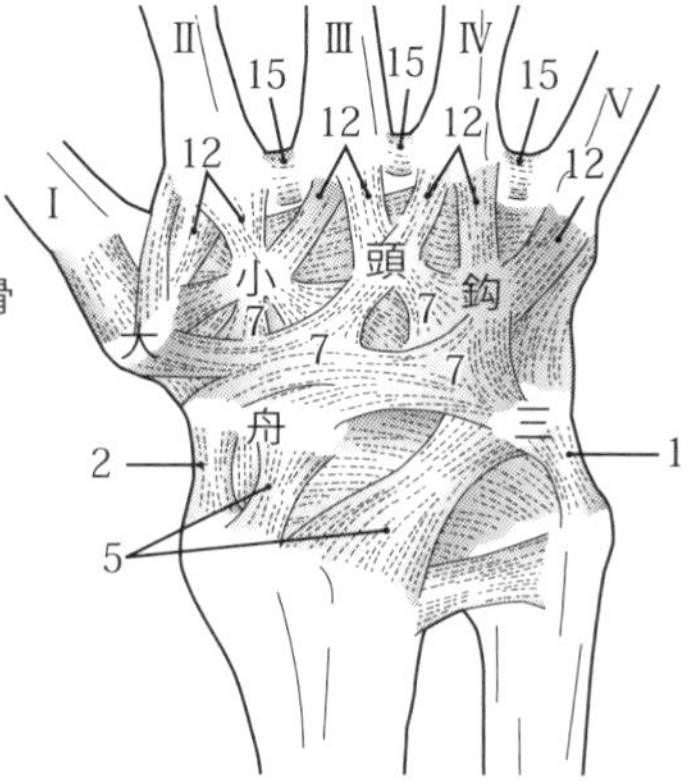

背側面

手の指の靭帯

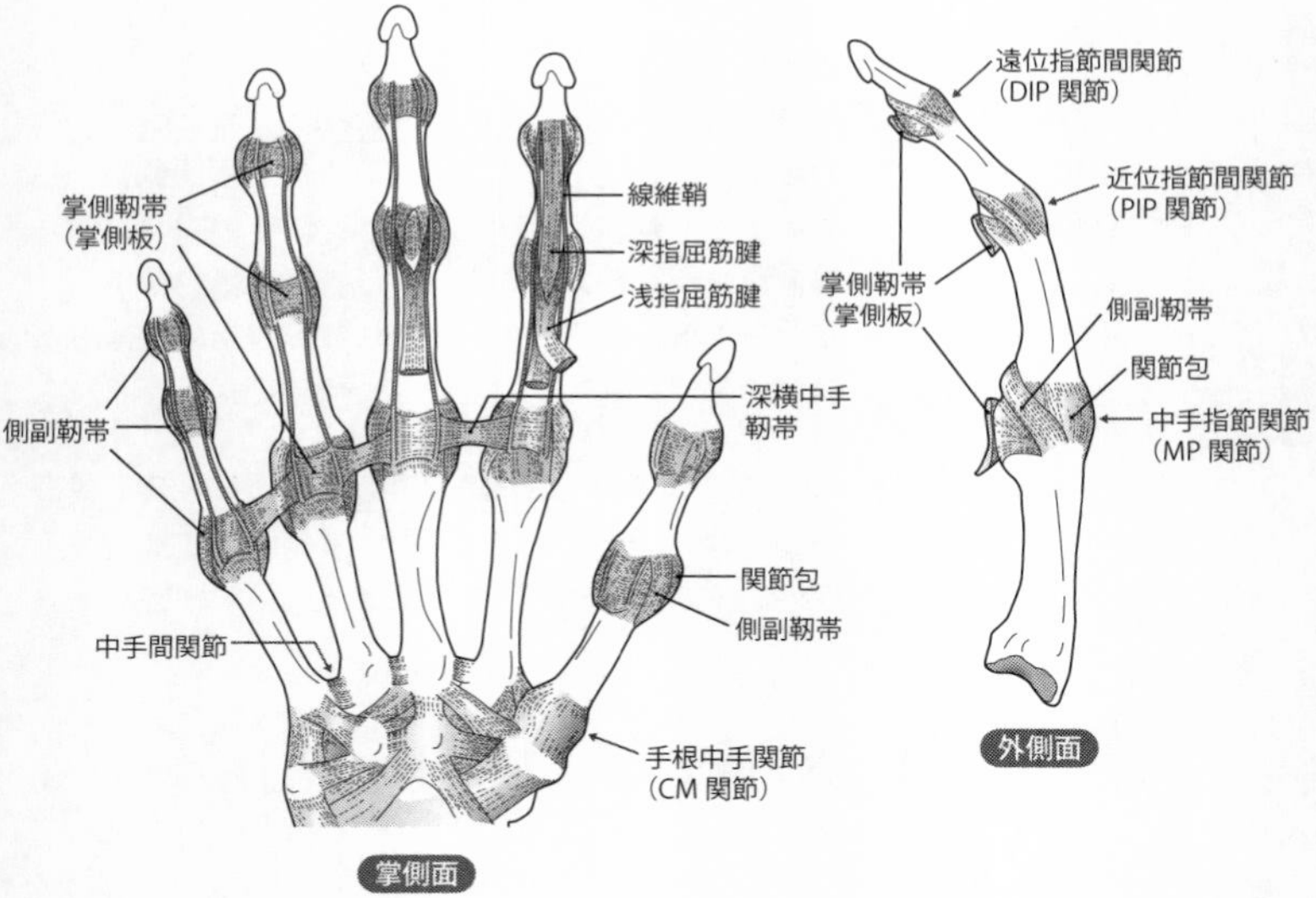

あるでしょう。人が生活する上で器用な手や上肢の動きは欠くことができない要素です。

健常者の方にとっては当たり前の行為である衣服の脱着、飲食をはじめ、日常生活全般で手を使うシーンはたくさんあります。手や上肢が不自由なクライアントの方から、精緻な手や指の動きができないもどかしさを伺う度に、心が痛みます。

この上肢の好不調は、日常生活ですぐに感じることなのです。

1. 肘関節の動きを正常にする《手肱《しゅこう》》

▼肘関節の構造

自由な上肢の動きは肘関節のおかげといっても良いくらい、大切な関節です。上腕骨と前腕の橈骨と尺骨の三つの骨で構成され、この3本の骨が関節包に包まれ、関節として機能しています。

それぞれの骨を結ぶ関節は、上腕骨と橈骨で構成される腕橈関節《わんとうかんせつ》、同様に尺骨との間の腕尺関節《わんしゃくかんせつ》、そして橈骨と尺骨で構成される上橈尺関節《じょうとうしゃくかんせつ》の三つです。

腕橈関節は上腕骨小頭《じょうわんこつしょうとう》と橈骨頭《とうこつとう》の関節窩で構成され、連結が浅く、関節の形状より安定性は低いのですが、運動性は高く、前腕の回内・回外に関係します。

腕尺関節は、肘を伸ばした時に上腕骨の肘頭窩《ちゅうとうか》に尺骨の肘頭《ちゅうとう》が深く食い込むようになります。この関節は屈曲・伸展のみ行い、安定性が高い性質を持ちます。

上橈尺関節は、腕橈関節と共に前腕の回内・回外に関係します。

これらの関節をサポートする「靭帯」に、「外側側副靭帯」「内側側副靭帯」「橈骨輪状《とうこつりんじょう》靭帯《じんたい》」「方形靭帯《ほうけいじんたい》」の四つがあります。

「外側側副靭帯」は上腕骨から起こりますが、「橈骨輪状靭帯」と合流するため、上腕骨と橈骨を直接連結はしません。

しかし、「内側側副靭帯」は上腕骨の内側と尺骨を連結しており、このことも関節の状態に加えて安定性が高くなっている理由です。

「橈骨輪状靭帯」は橈骨頭を輪状に取り巻く「靭帯」で、「外側側副靭帯」と合流するため、前腕の回内・回外の際には「橈骨輪状靭帯」の内側で回旋します。

「方形靭帯」は橈骨頭付近にあり、上橈尺関節の関節包を覆うように存在し、橈骨の安定を図っています。

ちなみに、肘関節の可動域は、屈曲では１４５度、伸展では5度になります。

技の名称の由来

本書の技法名は漢字の意味がベースになっていたり、古語が由来のケースもあります。

そして、肘を意味する古語が「手肱」です。この場合、「たなひじ」と読みますが、ここでは語感からあえて音読みを技法名にしました。

参考として漢字の意味について触れますが、「手」は上肢全体まで含みます。ですから、肘の部分も含まれます。また、「肱」は「ひじ」を意味する漢字で、これらの字はいずれも肘を表しています。

▼施術法

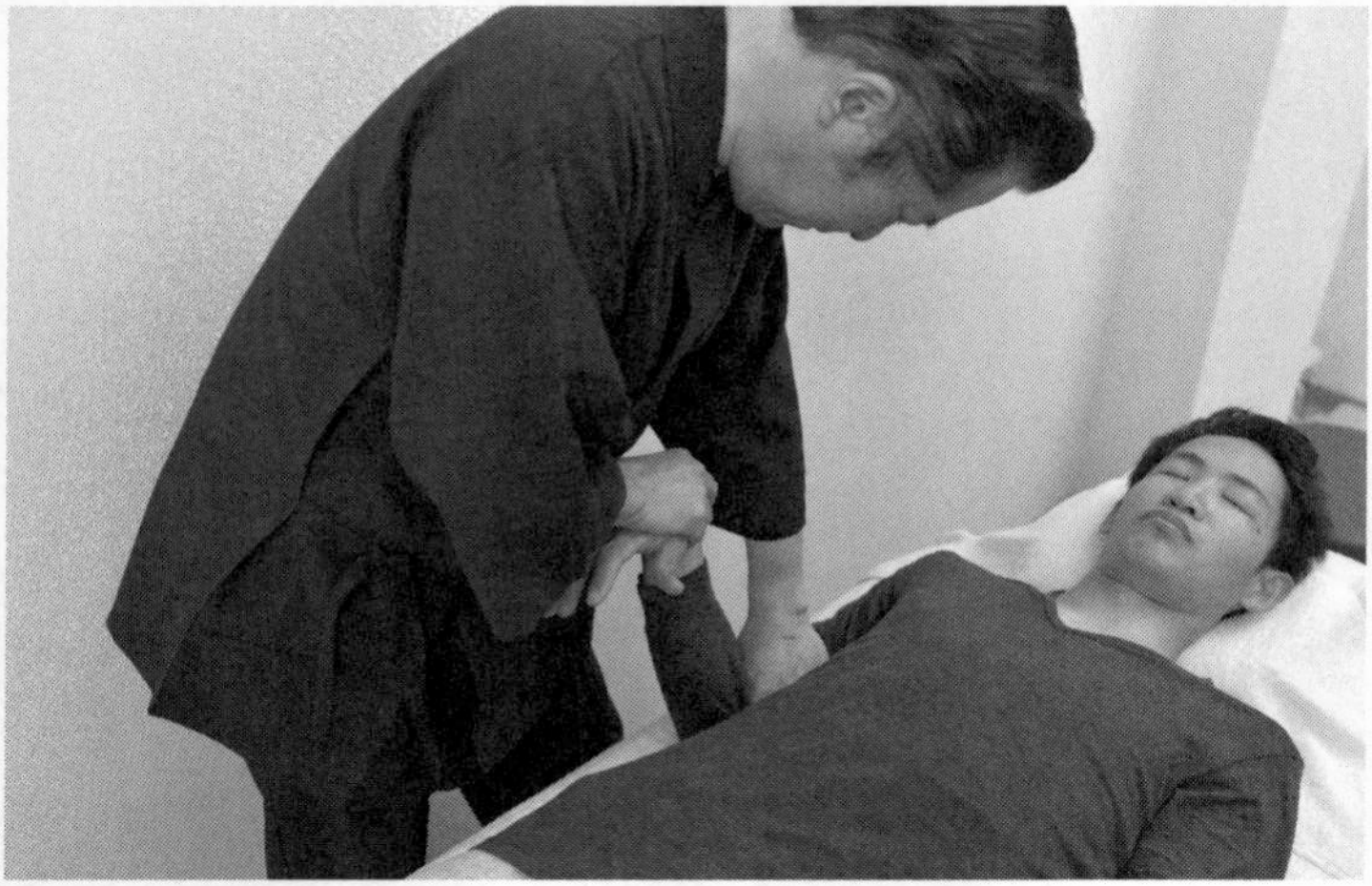

①受ける側は仰臥位

②施術する側は受ける側の横に位置する。一方の手を肘関節付近に置き、他方の手は手の甲側から軽く掴む。この時、上肢はZ型になっている

※手の甲側を掴んだ手に変な圧をかけ、手首に負担をかけないように注意する。

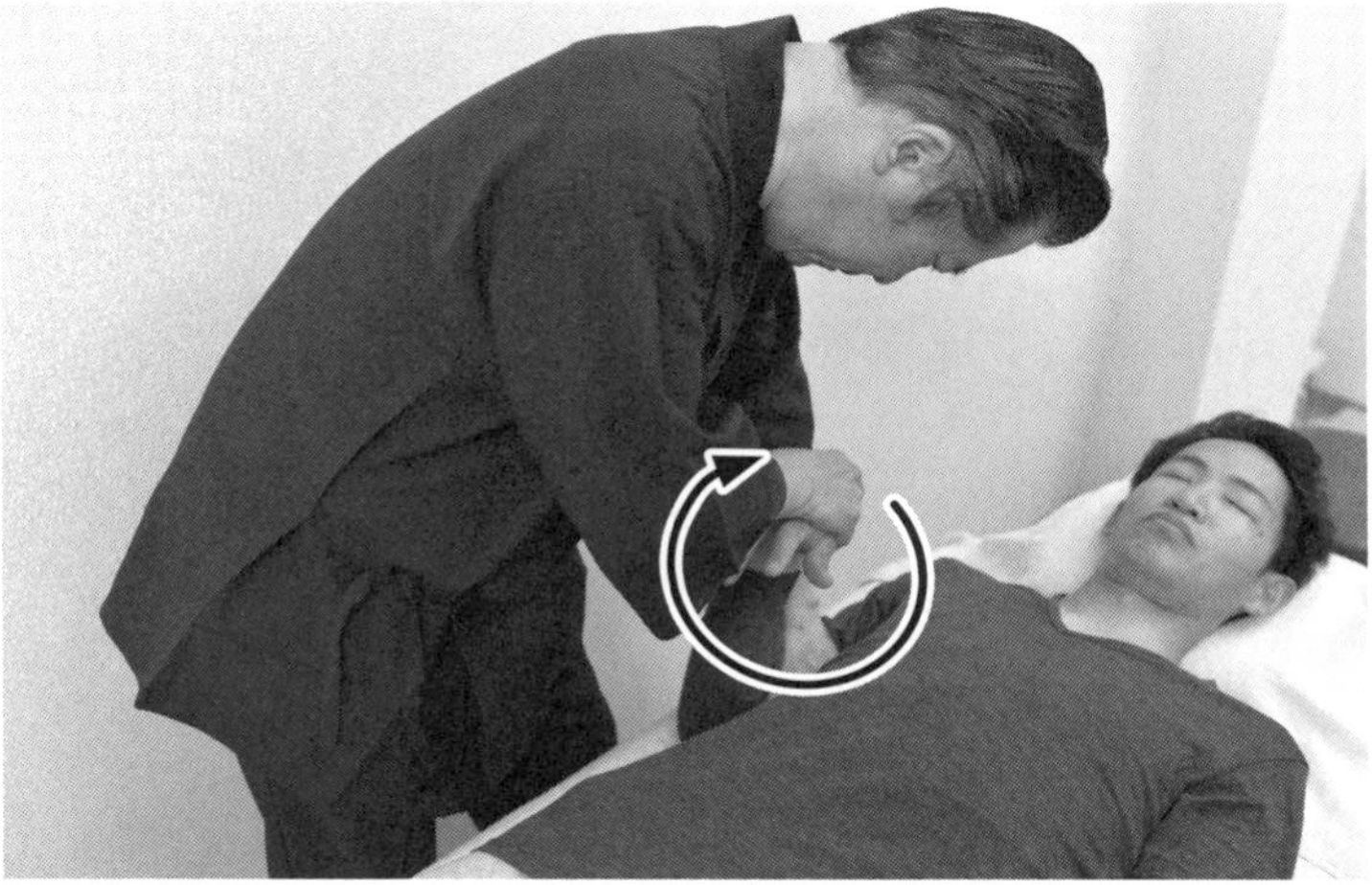

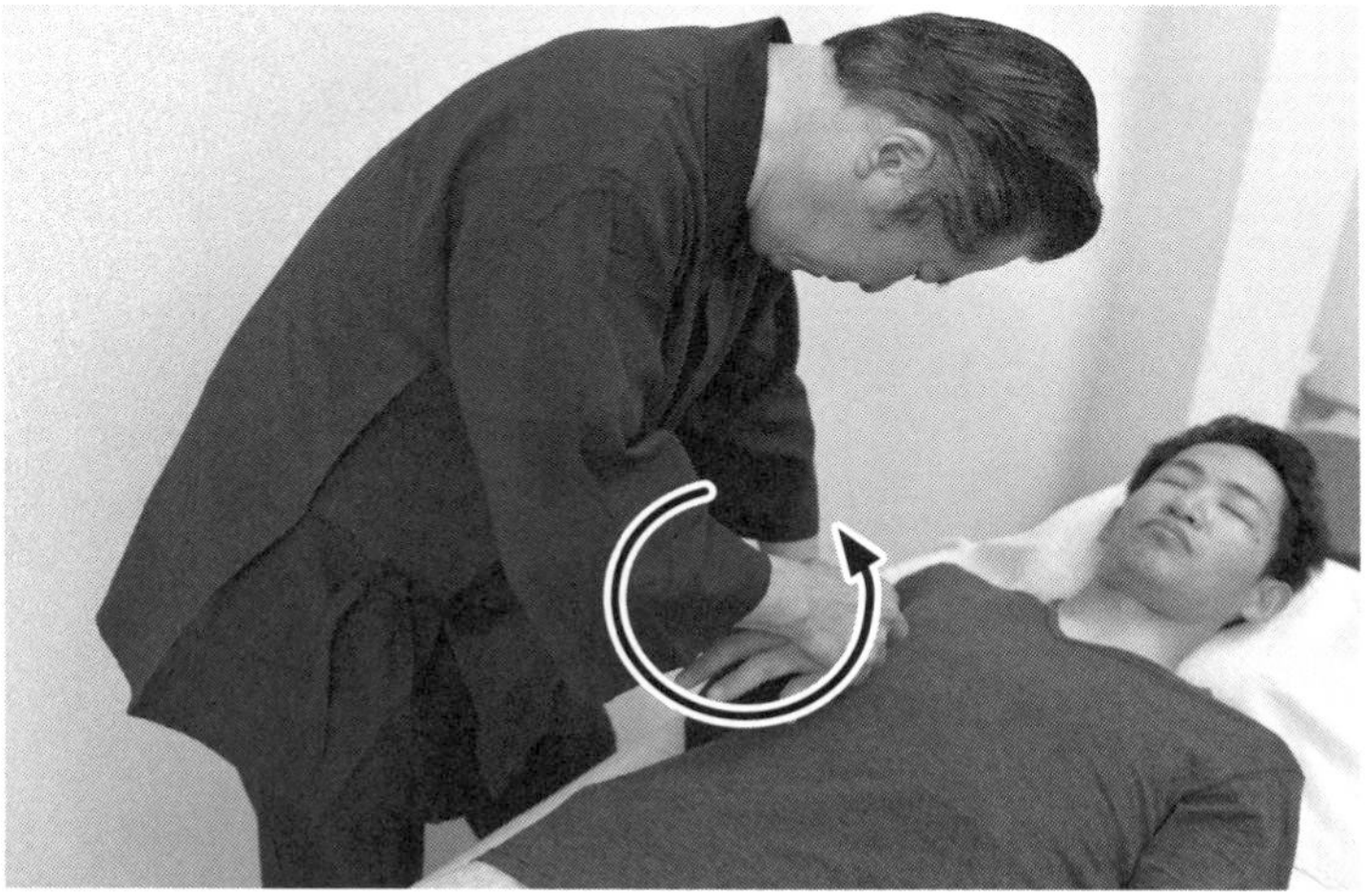

③先の②の状態で、肘関節を中心に右回し・左回しを行う

※可能な限り大きく動かす。動きの中心は腕橈関節になっているイメージで行う。

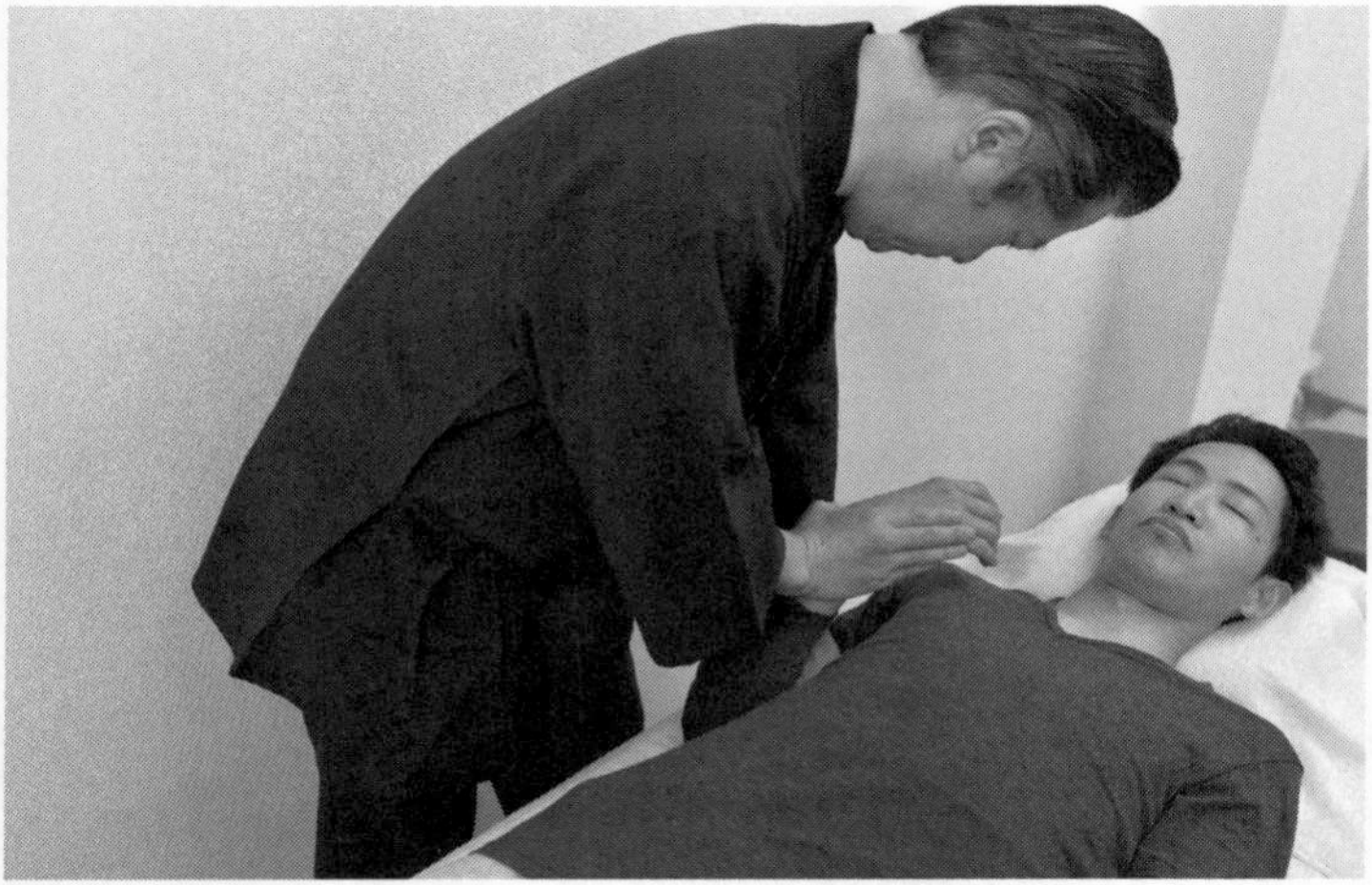

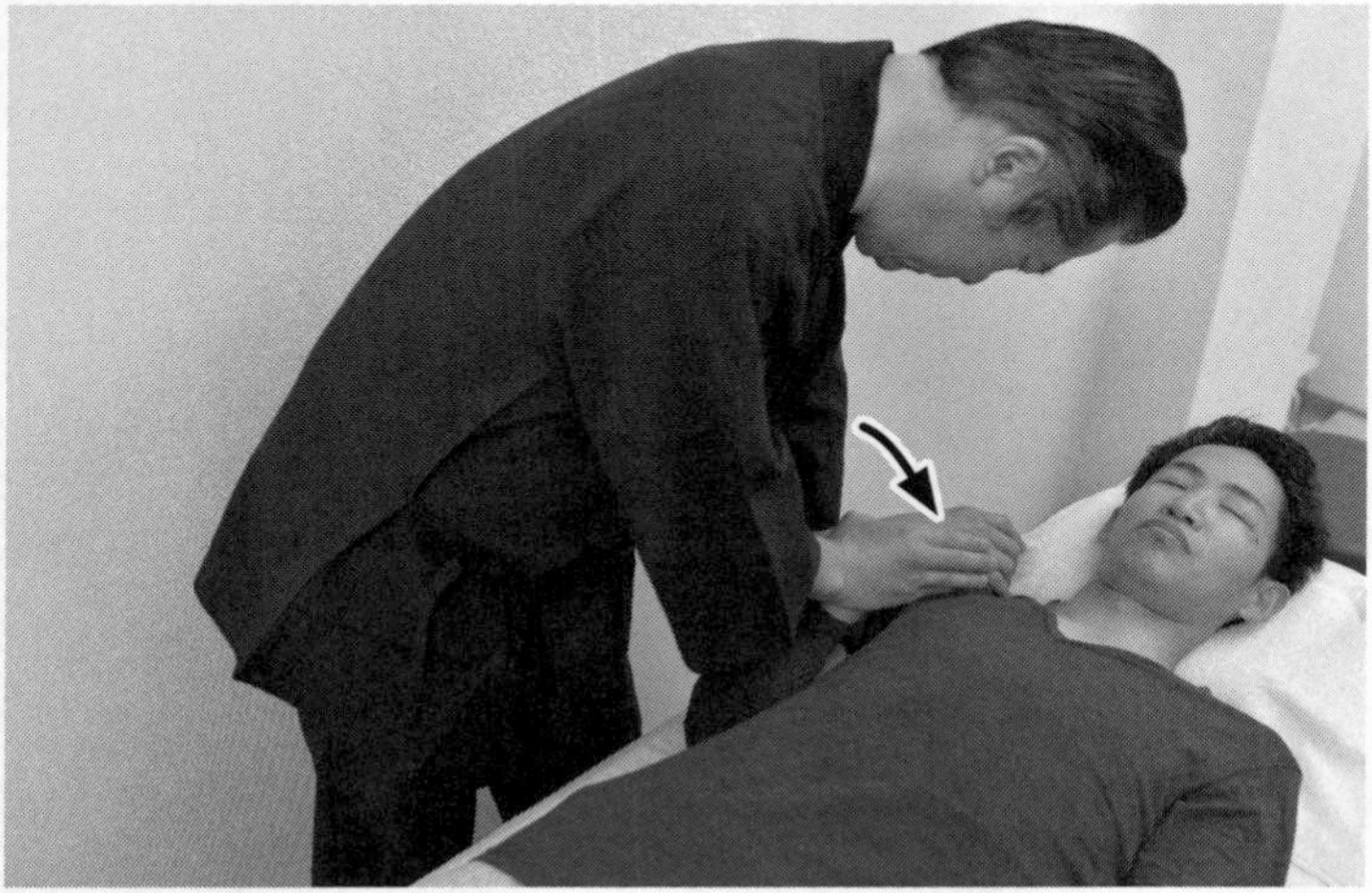

④先の②の状態で、手の甲を掴んでいた手を手首に握り替える。その状態で反対の手は、屈曲時に肘関節の間に位置するようにし、前腕を肩方向に静かに倒すように動かす

※今度は、腕尺関節が中心になっているイメージで行う。

2. 橈骨と尺骨にアプローチする《縫肱《さこう》》

▼前腕の構造

前腕のスムーズな動きには橈骨と尺骨の状態が重要です。その条件の一つが肘関節とその周囲の状態ですが、前腕自体の状態にも目を向けなければなりません。

前項で上橈尺関節の説明をしましたが、手首付近には下橈尺関節《かとうしゃくかんせつ》があります。つまり、前腕の橈骨と尺骨は、肘と手首の部分で関節を形成しているわけですが、その上で回内・回外の動きを行います。回内は掌を下に向ける動作で、回外とは逆に掌を上に向ける動作です。その角度はいずれも90度になります。

下橈尺関節を連結する「靭帯」には、掌側にある「掌側橈尺靭帯《とうそくとうしゃくじんたい》」、手の甲側にある「背側橈尺靭帯《はいそくとうしゃくじんたい》」があります。

前腕を回旋する時にも橈骨と尺骨を適切な間隔を保つため、広い範囲で連結させる「前《ぜん》腕骨間膜《わんこっかんまく》」が存在します。それぞれの骨の内側にあり、手首付近の橈骨に伝わる衝撃を、肘付近の尺骨に伝達する働きがあります。

技の名称の由来

先の技法「手肱」と同様、「肱」の字は「ひじ」を表します。前腕は肘から先ですが、その一端は肘関節になります。この調整法ではそれを念頭に置いて行わなければならないので、「肱」という漢字を用いています。

一方、「縒」の字には細長いものをよじり合わせる、という意味があります。この技法では、前腕の動きをスムーズにするために橈骨と尺骨にアプローチしますが、その2本の骨をよじり合わせるように行いますので、その様を表した命名になります。

▼施術法

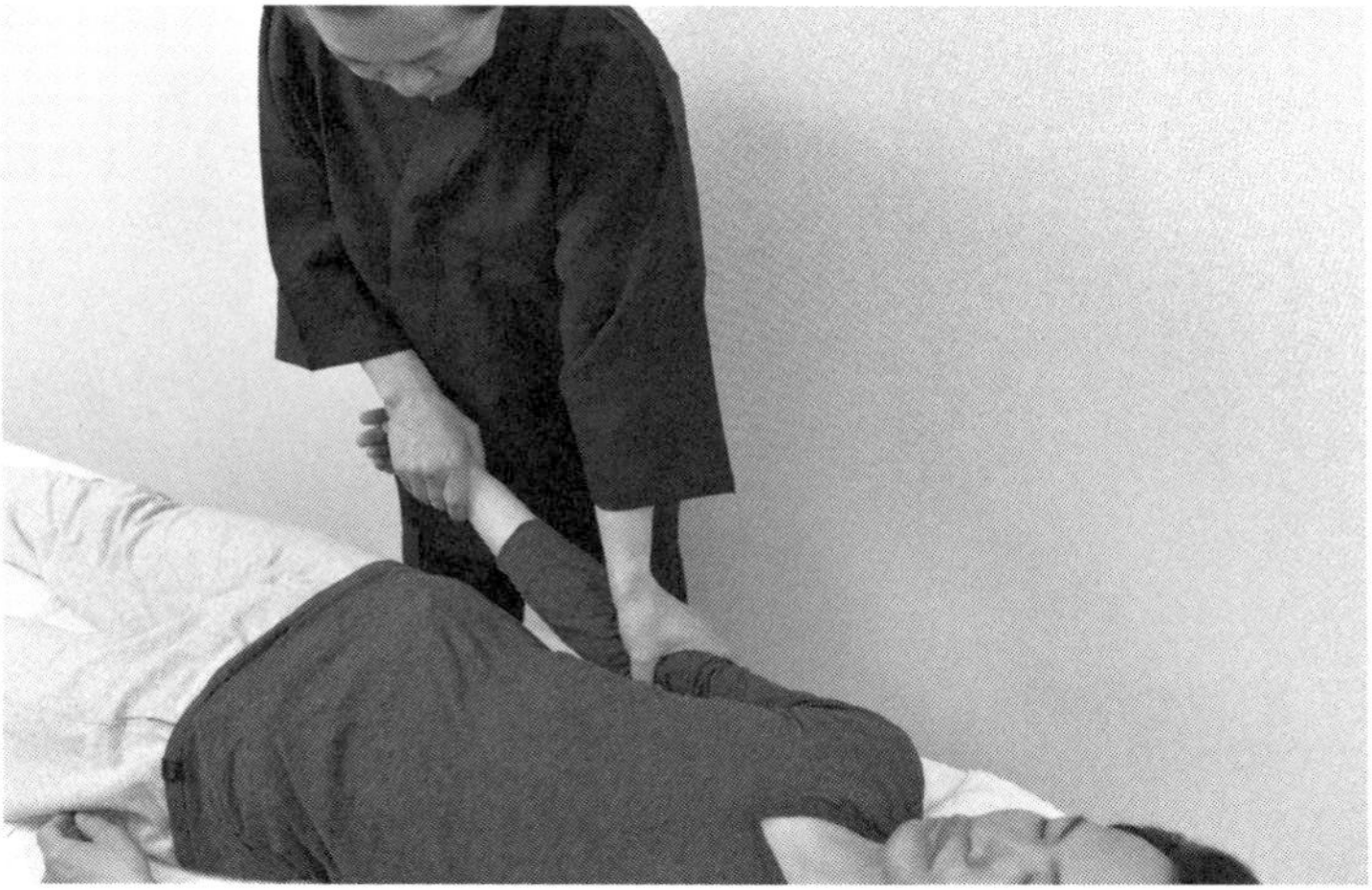

①受ける側は仰臥位、もしくは座位

②施術する側は受ける側の横、手の先に位置する。その状態で肘関節の上腕側と手首を軽く掴む［次頁へ］

※強く掴んでしまうケースがよくあるが、力むことは不可。

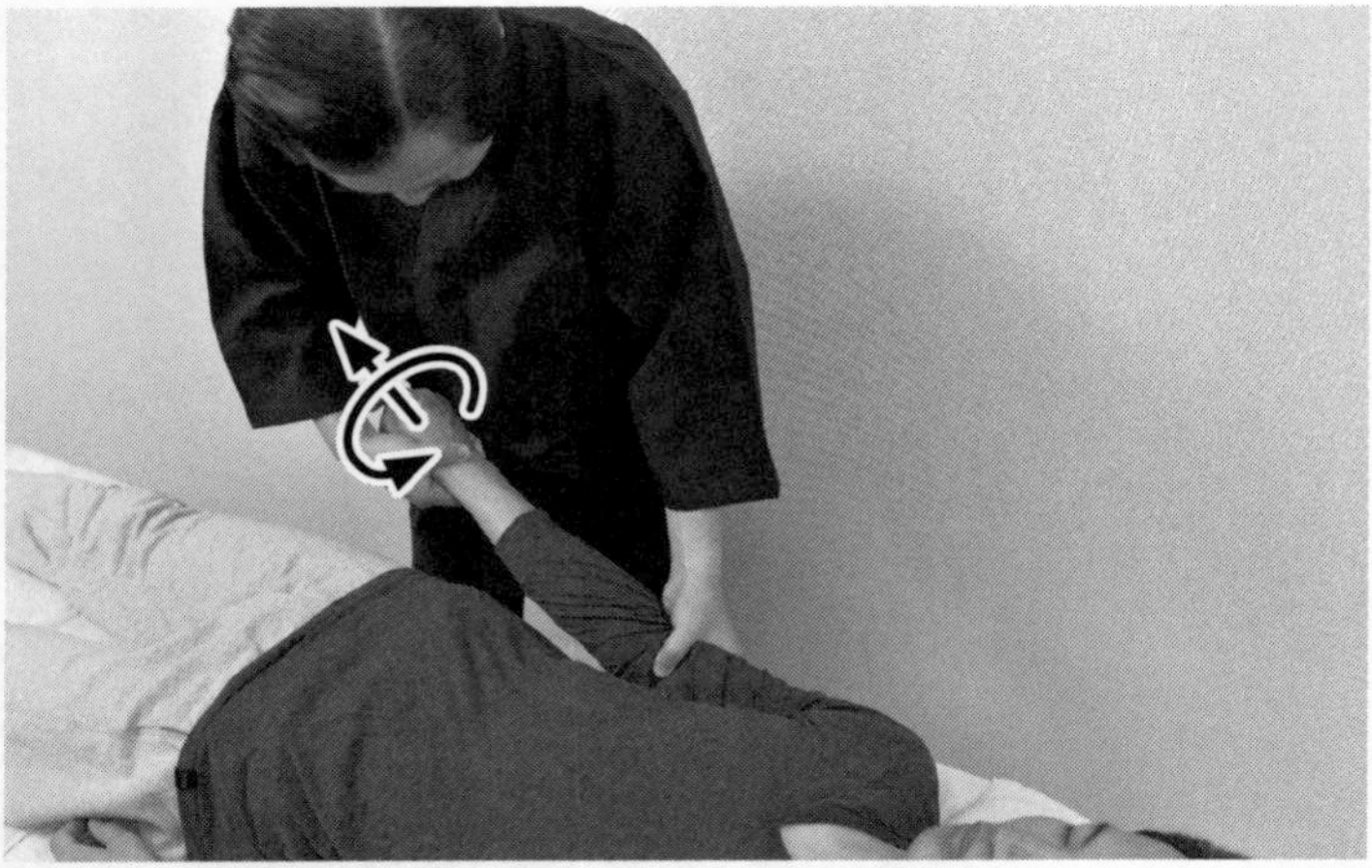

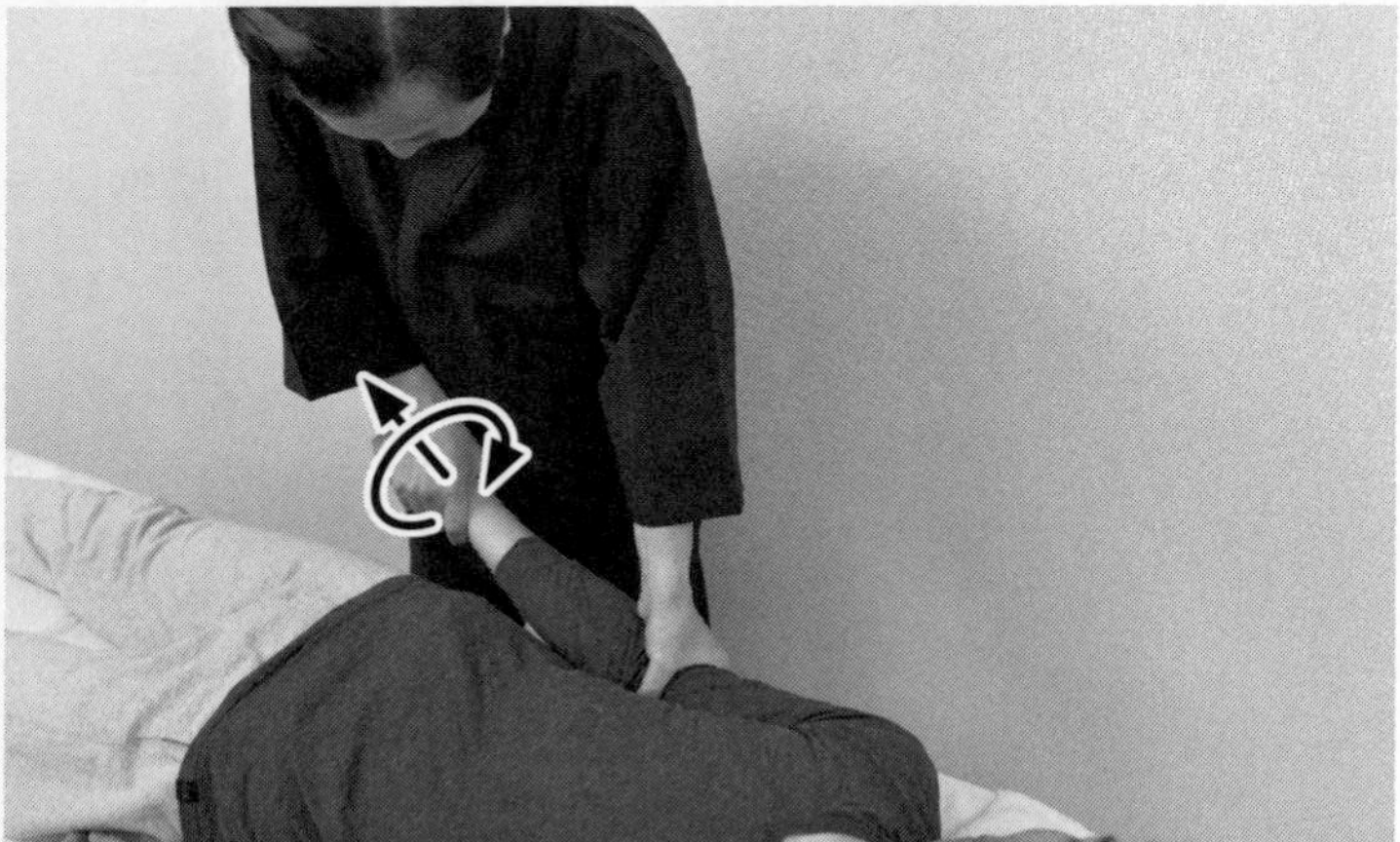

③先の②の状態で、右方向、左方向に捻りながら引っ張る

※この時は、腕橈関節を中心に行っているイメージ。捻りが中途半端な角度に終わらないことが大切。かといって力任せにならないように注意。受ける側が心地よい範囲内で最も大きく動かすことが大切。

3. 手首の動きの質を高める《蓮華掌《れんげしょう》》

▼手首の構造

一般的に手首と言われている箇所は、橈骨と手根骨《しゅこんこつ》の間の関節で、尺骨とは連結していません。便宜上、手首と書きましたが、正式には橈骨手根関節《とうこつしゅこんかんせつ》となります。

手根骨は形が不揃いな8個の短骨から成り、具体的には舟状骨《しゅうじょうこつ》、月状骨《げつじょうこつ》、三角骨《さんかくこつ》、豆状《とうじょう》骨《こつ》、大菱形骨《だいりょうけいこつ》、小菱形骨《しょうりょうけいこつ》、有頭骨《ゆうとうこつ》、有鈎骨《ゆうこうこつ》となります。

それぞれの骨は、手根骨関節包《しゅこんこつかんせつほう》内にある「掌側手根間靭帯《しょうそくしゅこんかんじんたい》」「背側手根間靭帯《はいそくしゅこんかんじんたい》」「骨間手《こっかんしゅ》根間靭帯《こんかんじんたい》」「放射状手根靭帯《ほうしゃじょうしゅこんじんたい》」「豆鈎靭帯《とうこうじんたい》」で連結されています。

前腕の骨と手根骨をつなぐ「靭帯」には、「内側手根側副靭帯《ないそくしゅこんそくふくじんたい》」「外側手根側副靭帯《がいそくしゅこんそくふくじんたい》」「掌側橈骨手根靭帯《しょうそくとうこつしゅこんじんたい》」「掌側尺骨手根靭帯《しょうそくしゃっこつしゅこんじんたい》」「背側橈骨手根靭帯《はいそくとうこつしゅこんじんたい》」があります。

上肢の自在性は手首の動きも含み、掌側に動かす掌屈《しょうくつ》と甲側に動かす背屈《はいくつ》は共に85度、橈骨側に動かす撓屈《とうくつ》では25度、尺骨側に動かす尺屈《しゃっくつ》では55度の可動域を持ちます。

技の名称の由来

「蓮華《れんげ》」とは、蓮の花のことです。花弁が外方向に開いている形と、この技の手の状態が似ていることからの命名です。

「掌」の字は手を表しており、ここでは施術する側と受ける側が共に指を開いて掌を合わせるのも、理由の一つです。

この技法では手首をクルクル回しますが、それは花弁が四方八方に広がっている状態を表し、名称は施術の様子も表現しているのです。

▼施術法

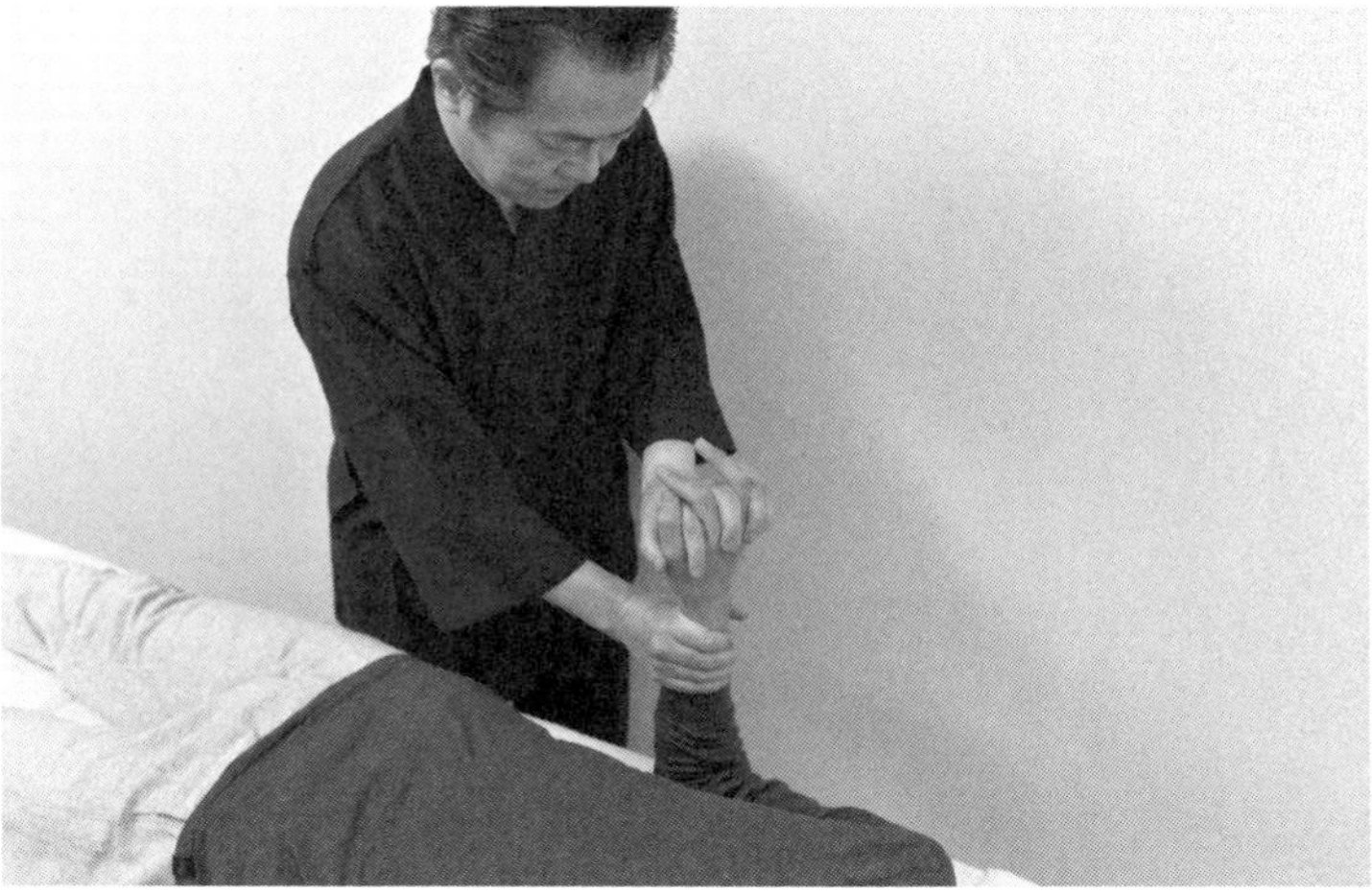

①受ける側は仰臥位、もしくは座位

②施術する側は受ける側の横、手の付近に位置する。受ける側は5指を開き、施術する側は自身の指をそれぞれその指の間に入れ、軽く指を曲げる**［次頁へ］**

※指は軽く曲げる程度にし、互いの掌の間に少しスペースができるようにする。

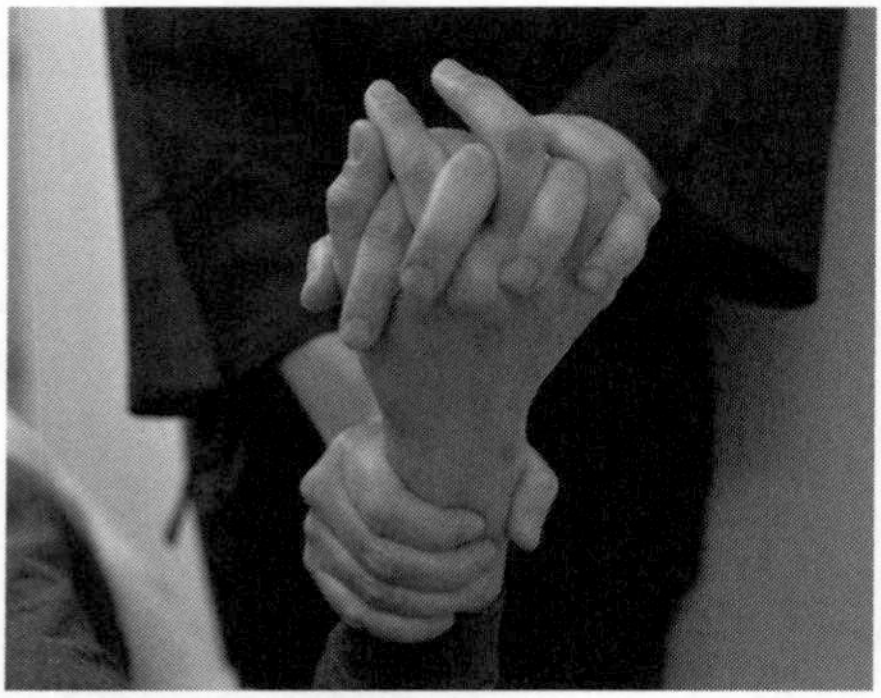

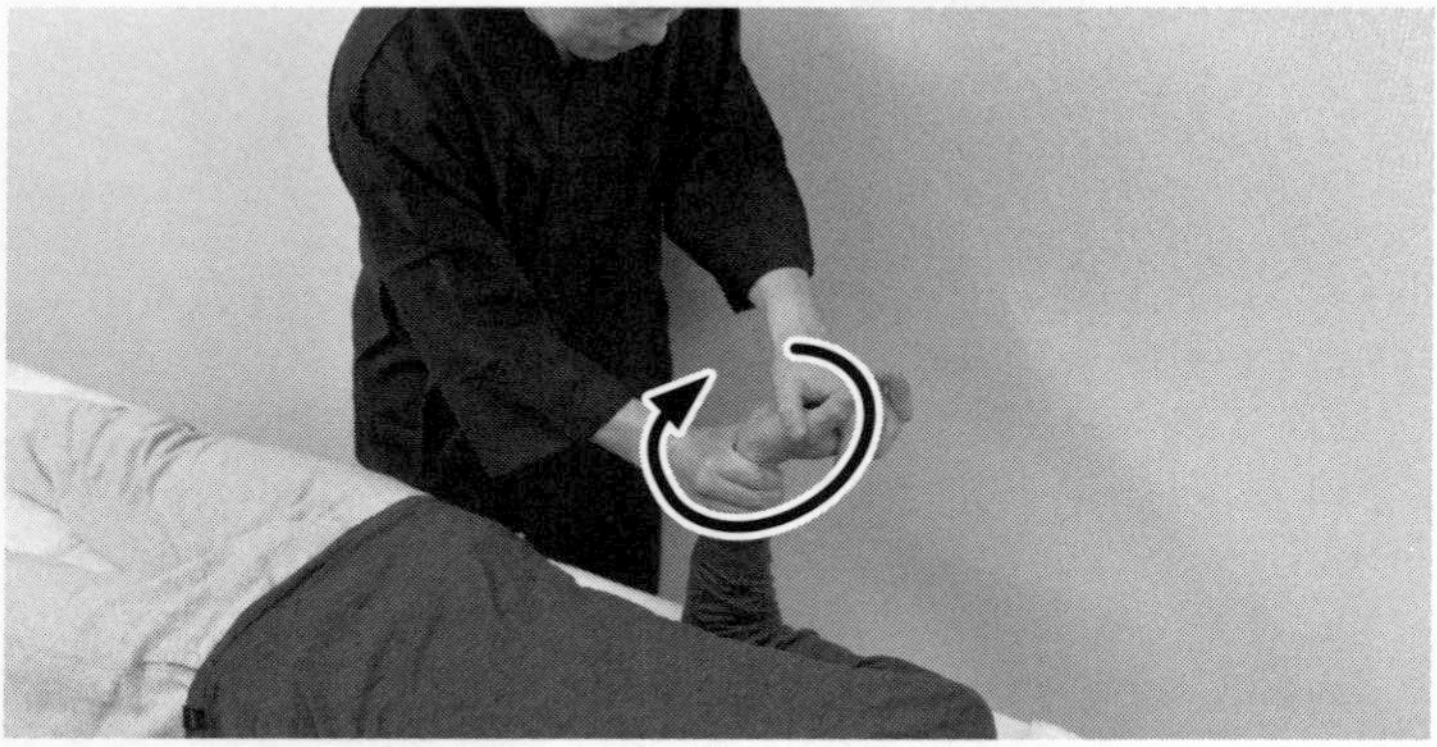

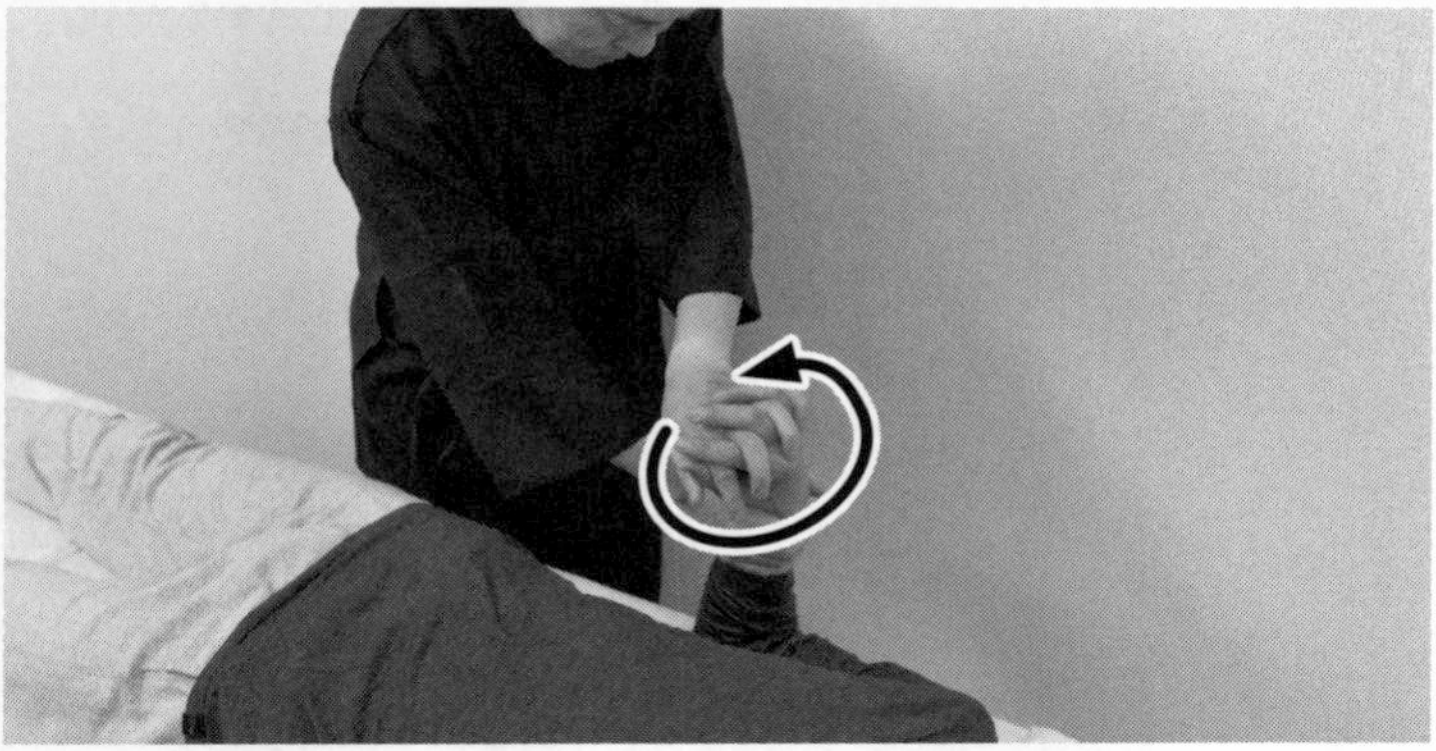

③もう一方の手は受ける側の手首を軽く掴み、指を重ねたほうの手首を大きく右回し、左回しする

※互いになるべく脱力した状態で行う。

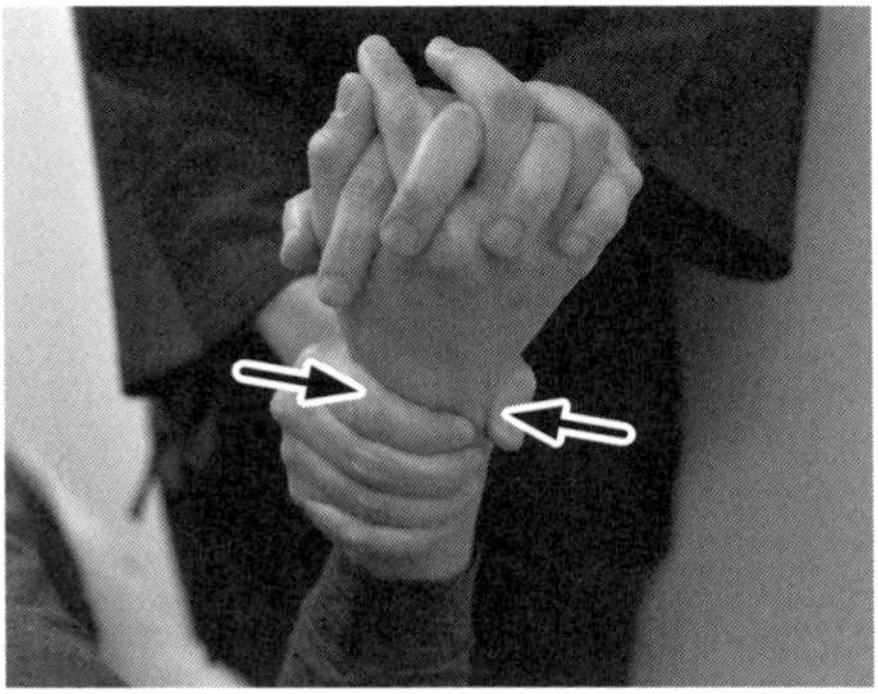

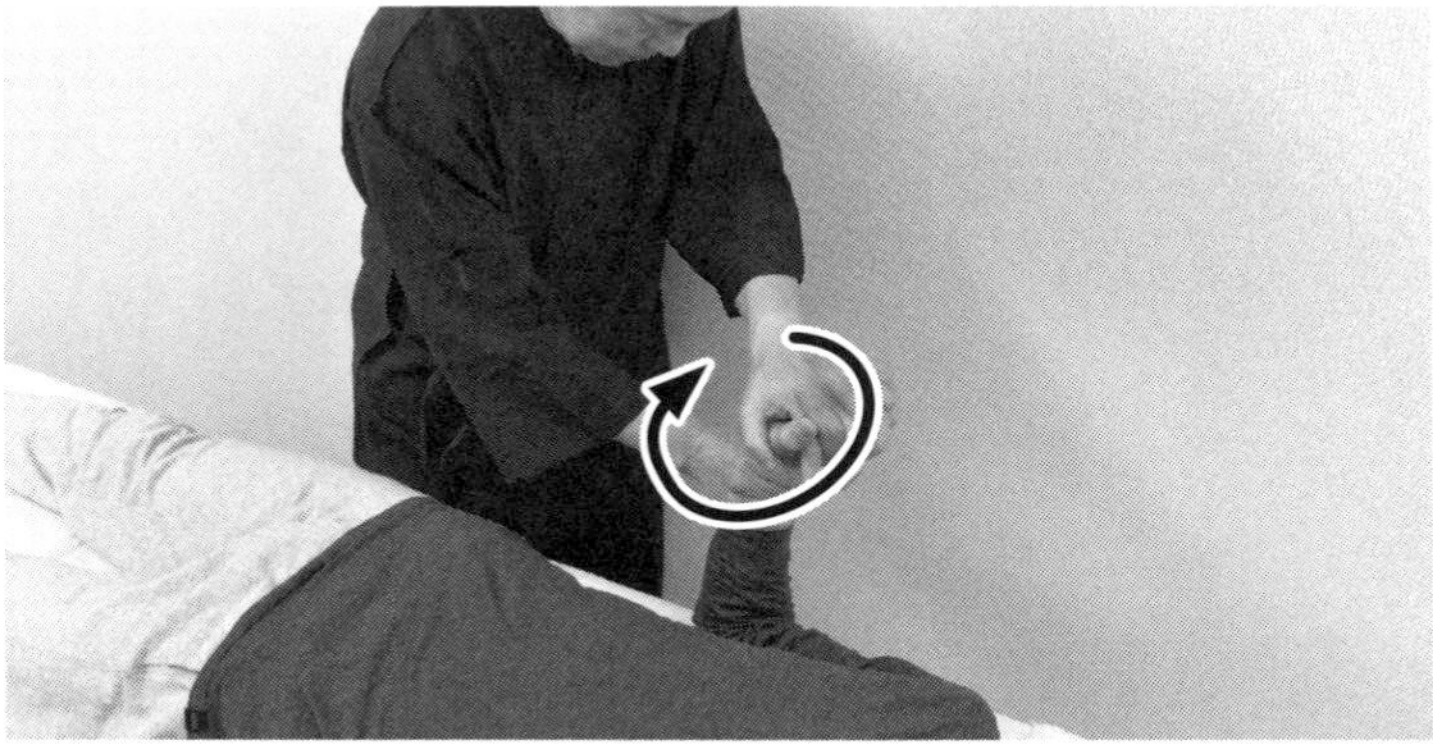

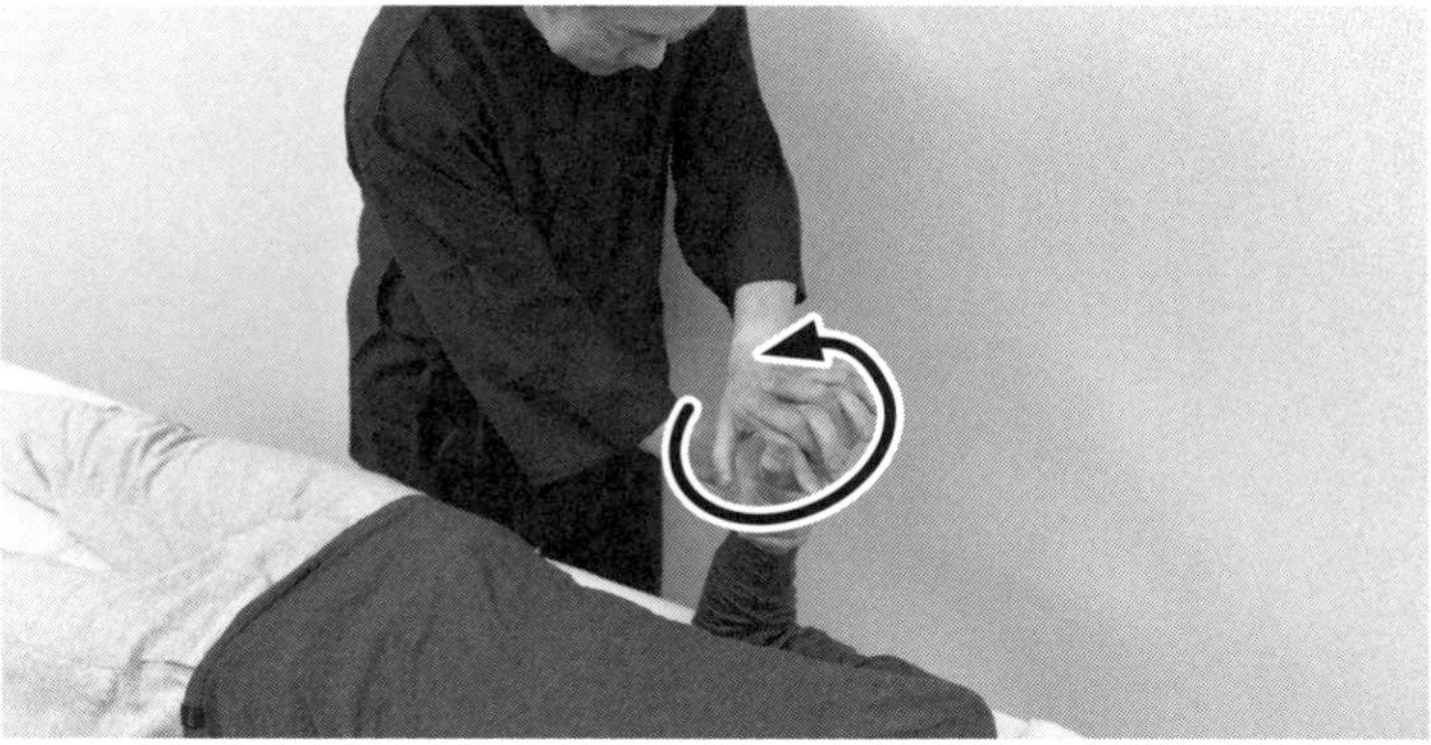

④先の③の状態で、手首の親指側と小指側を意識して挟み、同様に右回し、左回しを行う

※手首を挟んで圧を加えた時、やや手首が伸びる感触があるが、③の場合よりも可動域は狭くなる。無理すると不快感が生じるので、そうならない範囲で最大限に回す。

4. 指の動きをスムーズにする《滑指《かっし》》

本章は上肢がテーマですが、「滑指」は手の指に関する技なので、その点について説明します。

▼指の構造

指は左右に5本ずつあり、親指を除き、それぞれの指を構成する骨は3個ずつです。指先のほうから末節骨《まっせつこつ》、中節骨《ちゅうせつこつ》、基節骨《きせっこつ》となります。親指には中節骨がなく、末節骨と基節骨の二つの骨で構成されます。

手の指は手根骨から続くわけではなく、間に中手骨《ちゅうしゅこつ》があります。これは親指を含むすべての指に続く骨で、関節部を手根中手関節《しゅこんちゅうしゅかんせつ》と呼びます。

その関節包は掌側、および背側の「手根中手靭帯《しゅこんちゅうしゅじんたい》」で補強されています。この関節のうち、第二指と第三指の場合はほとんど動きませんが、第四指では若干の屈曲、第五指では軽度の屈曲と回旋が可能です。

親指の状態は他の4指と異なり、第1中手骨と大菱形骨で作る関節により、複雑な動きが可能になります。

これらの関節に関係する「靭帯」には、中手骨と基節骨は「掌側靭帯《しょうそくじんたい》」「側副靭帯《そくふくじんたい》」、第二指と第五指の間には「深横中手靭帯《しんおうちゅうしゅじんたい》」があり、各指の動きを制限します。ただし、この「靭帯」は親指には連結していませんので、他の4指のような動きの制限はありません。

なお、各指の基節骨、中節骨、末節骨で構成する関節は、「掌側靭帯」と「側副靭帯」がサポートします。

各指の動きですが、第二指から第五指までは指を曲げる屈曲、指を伸ばす伸展、第三指を中心にして外に開く動きを外転、内側に近づける動作を内転といいます。

ただ、親指は他の4指と比べ、背腹の向きが90度違っています。そのため、前述の四つの動きも方向が異なります。また、ものを掴む行為に関係し、親指の腹を他の指の腹に近づけることも可能です。そのことを「対立」といい、逆に元に戻すことを「復位」といいます。

技の名称の由来

この技法は「指」の状態を改善するためのものです。

例えば、突き指した時などに、本来の「滑らか」な動きができるように施す技です。施術後に、本来の指の動きを取り戻すという意味を込めた命名です。

そのために指の関節にアプローチしますが、動きの要となる箇所のこわばりを取る意識で行い、優雅な指の動きを取り戻すイメージで行うことが肝要です。

▼施術法

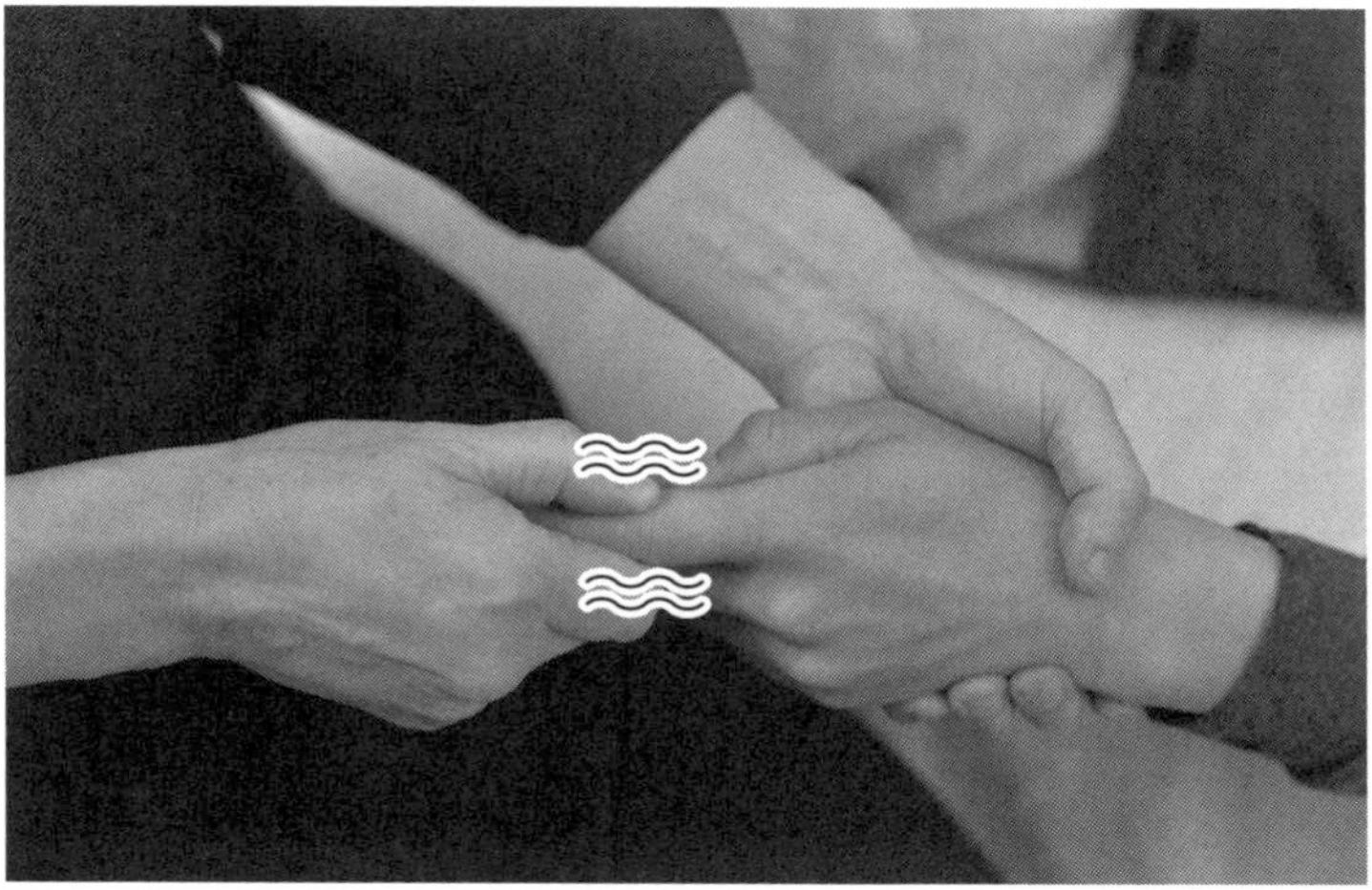

①受ける側は仰臥位、もしくは座位

②施術する側は受ける側の横、手の付近に位置する。施術する側は受ける側の手を取り、関節部をもう一方の手の親指・人差し指で挟み、しっかり緩解させる

※基節骨・中節骨・末節骨の関節部のわずかな盛り上がりを指で感じ、そのふもとの部位を丹念に緩解。

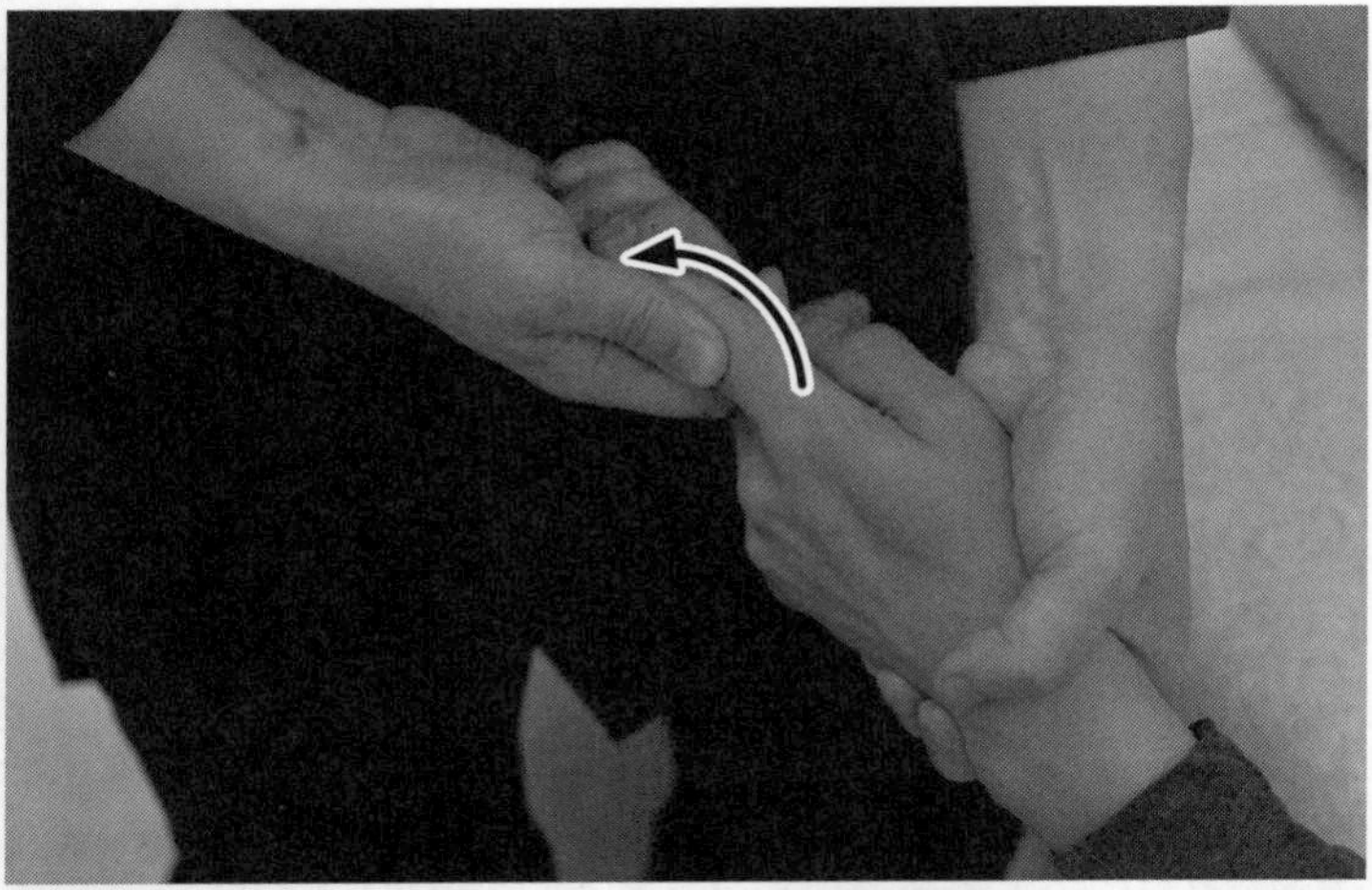

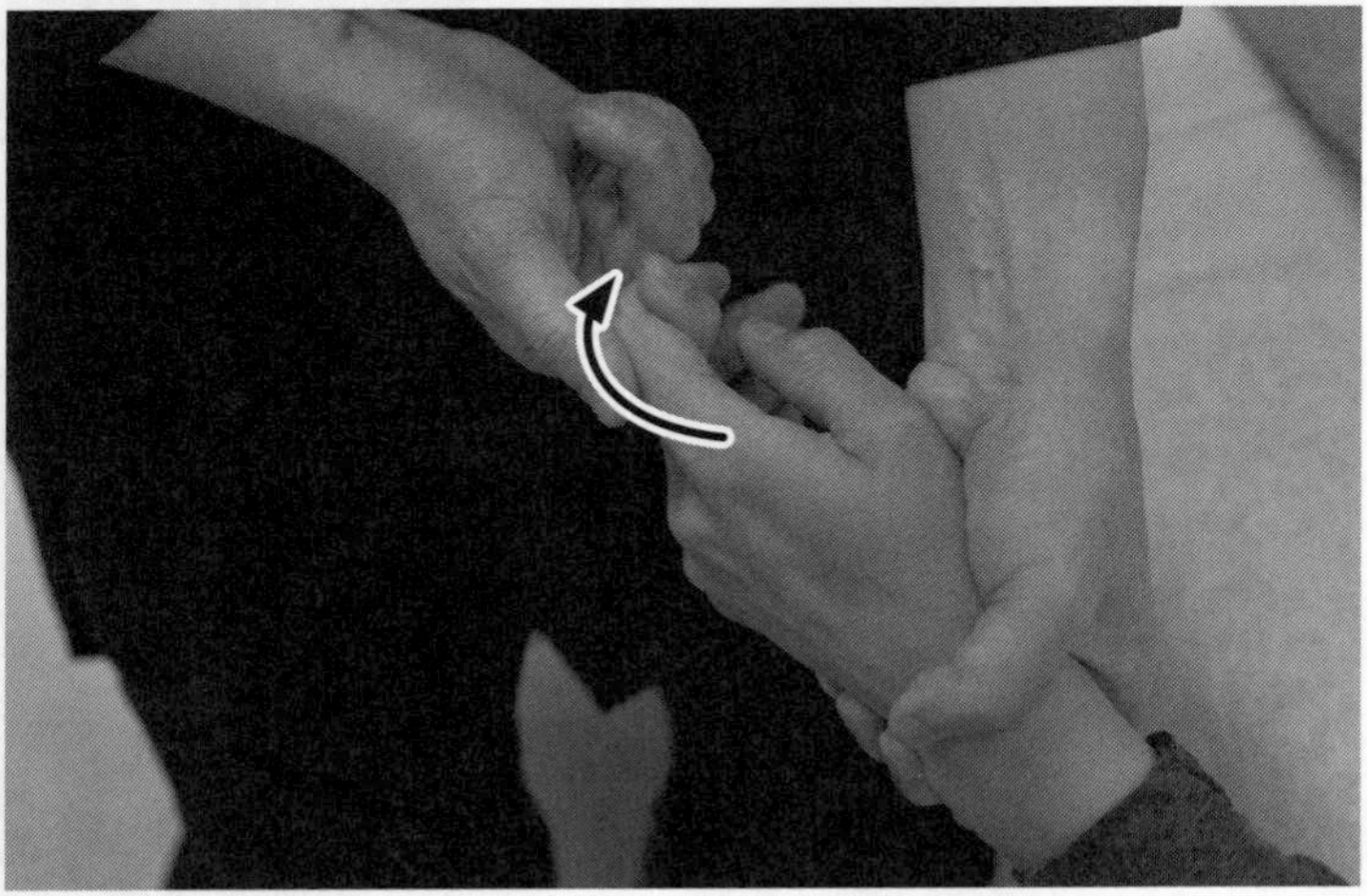

③関節部に人差し指、もしくは中指を絡め、親指で関節の伸展・屈曲を行う

※伸展・屈曲の際、わずかに指を伸ばすようなイメージで行う。指の中心軸をイメージして行うと良い。

column 8

豊かな日常生活を送るために

誰しも、豊かな日常生活を送りたいと思います。ここでいう豊かな生活は、経済的な意味ではなく、健康な身体で生きるということです。

体調に問題のない人なら当たり前のことでも、問題を抱えている方の場合は普通の日常生活もできません。そのもどかしさを伺うことが多い現場では、人が人らしく生きるには健康という条件が必要だということを改めて実感するわけです。

手技療法を生業にする私たちの場合、ご相談されるトラブルの原因の多くが日常生活に起因することを理解しています。だからこそ、主訴の解消後でも時々メンテナンスすることが必要であり、そのような意図で通われるケースがあります。

具合が悪くなってからではなく、予防的な意図からです。それが豊かな生活を送るための実践です。

そのお手伝いのためには、施術を受ける度にストレスを感じる技法は逆効果です。だからこそ私は、「快」の施術で好転させる体系を考案し、発信しています。同じようなお考えの方に実践していただければ幸いです。

療術界は「技術力」で差が付く

世の中には様々なブームが起こります。ある業種が話題になると、雨後の筍のようにたくさんのお店が林立しますが、それは療術の世界も例外ではありません。

開業時、安価にスタートでき、利益率も高い、そして時代は高齢化社会に向かっており、健康に対する意識は高くなっている、といったことからこの業界への参入を考えられたのでしょうが、確かにそういう特徴は今後も同様です。

しかし、どの世界でも競争があり、療術界の場合「技術力」がとても大きな要素になります。

立地や接客力も経営には重要ですが、リピーターや紹介によって広告以外のきっかけで来院者が増えるのがこの世界の特徴です。そのために「技術力」が不可欠になるわけですが、それはハウツーで得られるものではありません。人の身体をきちんと理解し、体調不良の原因を念頭に対応する意識が必要で、この技を施したら好転する、といった単純なことではないのです。

私はこれまで医者をはじめとした有国家資格者の方たちや、他療術を学んだ方、ゼロから療術を目指す方まで多数の卒業生を送り出してきました。他療術を学んだ方の中には、ここで学んで開眼したとおっしゃる方も多く、「技術力」にこだわり続けた意義を感じたものです。

整体術の学校としてスタートして30年以上経ちますが、療術界も変化しました。今は街を少し歩けばいろいろなお店が並んでいます。

そういう中で今後生き残っていく、あるいは新しくこの業界で頑張ろう、という方の場合、何が差別化になるかといえば、「心地よく結果を出せる技術」に集約されます。本書がその誘いになれば、という思いで執筆しました。

本書の技法体系の名称を「快手」としたのも、その趣旨をわかっていただくためですが、本当は行間でお伝えしたいことがもっとたくさんあります。その部分こそが本物の「快手」につながる要点ですので、本気でこの業界で頑張りたいとお考えの方は、プロ・アマを問わず、ご遠慮なくご相談ください。

本書はこれまで療術界であまり言われていなかった、「靭帯」を意識した技術という意味では、新しい視点の体系です。この点も差別化に十分関係するため、うまく活用し、療術界で自分の立ち位置を明確にしていただければと思っています。

最後になりましたが、本書を出版するにあたり、BABジャパン社長の東口敏郎氏、編集担当の森口敦氏、イラスト担当の月山きらら氏、写真撮影担当の漆戸美保氏、撮影モデルの道田誠一氏、本文デザイン担当の澤川美代子氏、装丁担当のやなかひでゆき氏、その他出版に携わった皆様にこの場をお借りして感謝申し上げます。ありがとうございました。

なお、お問い合わせなどにつきましては、手紙、はがき、メール、FAX、電話にて、快整体術・研究所までご連絡をお願いいたします。

令和2年6月吉日　　中山隆嗣

【全身の骨格筋】

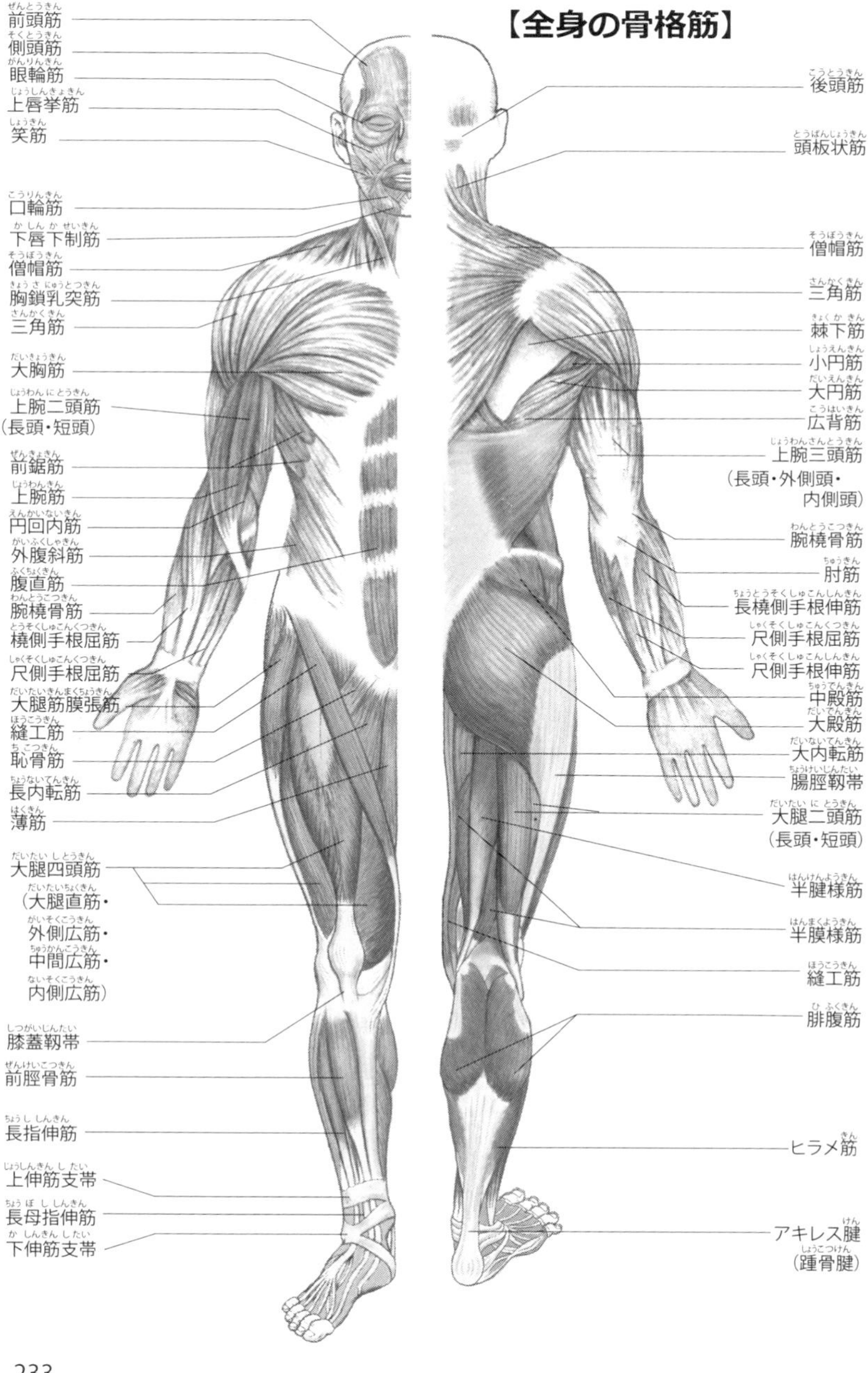

■前方からみる■　■後方からみる■

【骨格（前面）】

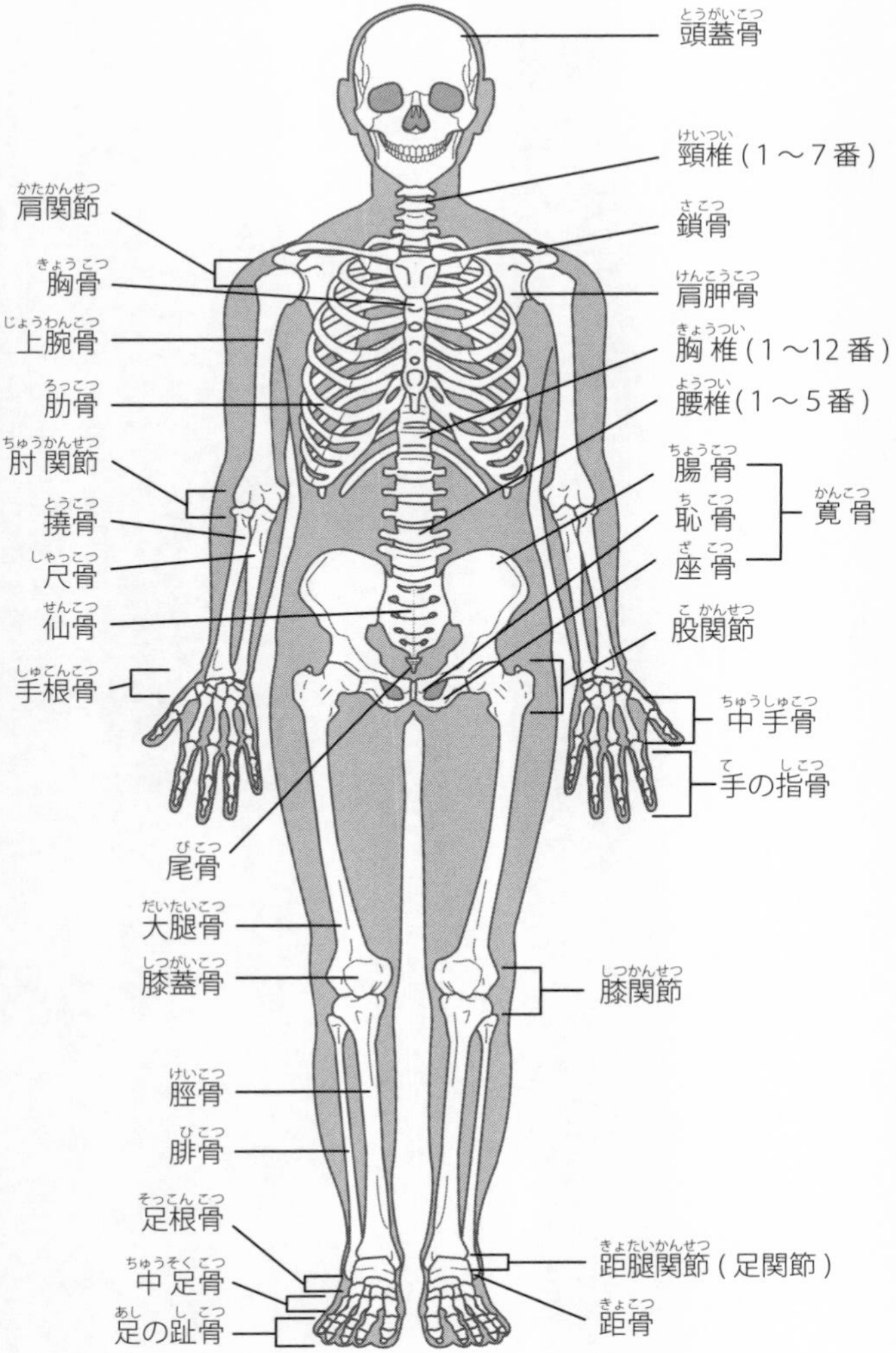

頭蓋骨《とうがいこつ》
頸椎《けいつい》(1～7番)
肩関節《かたかんせつ》
鎖骨《さこつ》
胸骨《きょうこつ》
肩胛骨《けんこうこつ》
上腕骨《じょうわんこつ》
胸椎《きょうつい》(1～12番)
肋骨《ろっこつ》
腰椎《ようつい》(1～5番)
肘関節《ちゅうかんせつ》
腸骨《ちょうこつ》
撓骨《とうこつ》
恥《ち》骨《こつ》
寛骨《かんこつ》
尺骨《しゃっこつ》
座《ざ》骨《こつ》
仙骨《せんこつ》
股関節《こかんせつ》
手根骨《しゅこんこつ》
中手骨《ちゅうしゅこつ》
手《て》の指骨《しこつ》
尾骨《びこつ》
大腿骨《だいたいこつ》
膝蓋骨《しつがいこつ》
膝関節《しつかんせつ》
脛骨《けいこつ》
腓骨《ひこつ》
足根骨《そっこんこつ》
距腿関節《きょたいかんせつ》(足関節)
中足骨《ちゅうそくこつ》
距骨《きょこつ》
足《あし》の趾骨《しこつ》

【骨格（後面）】

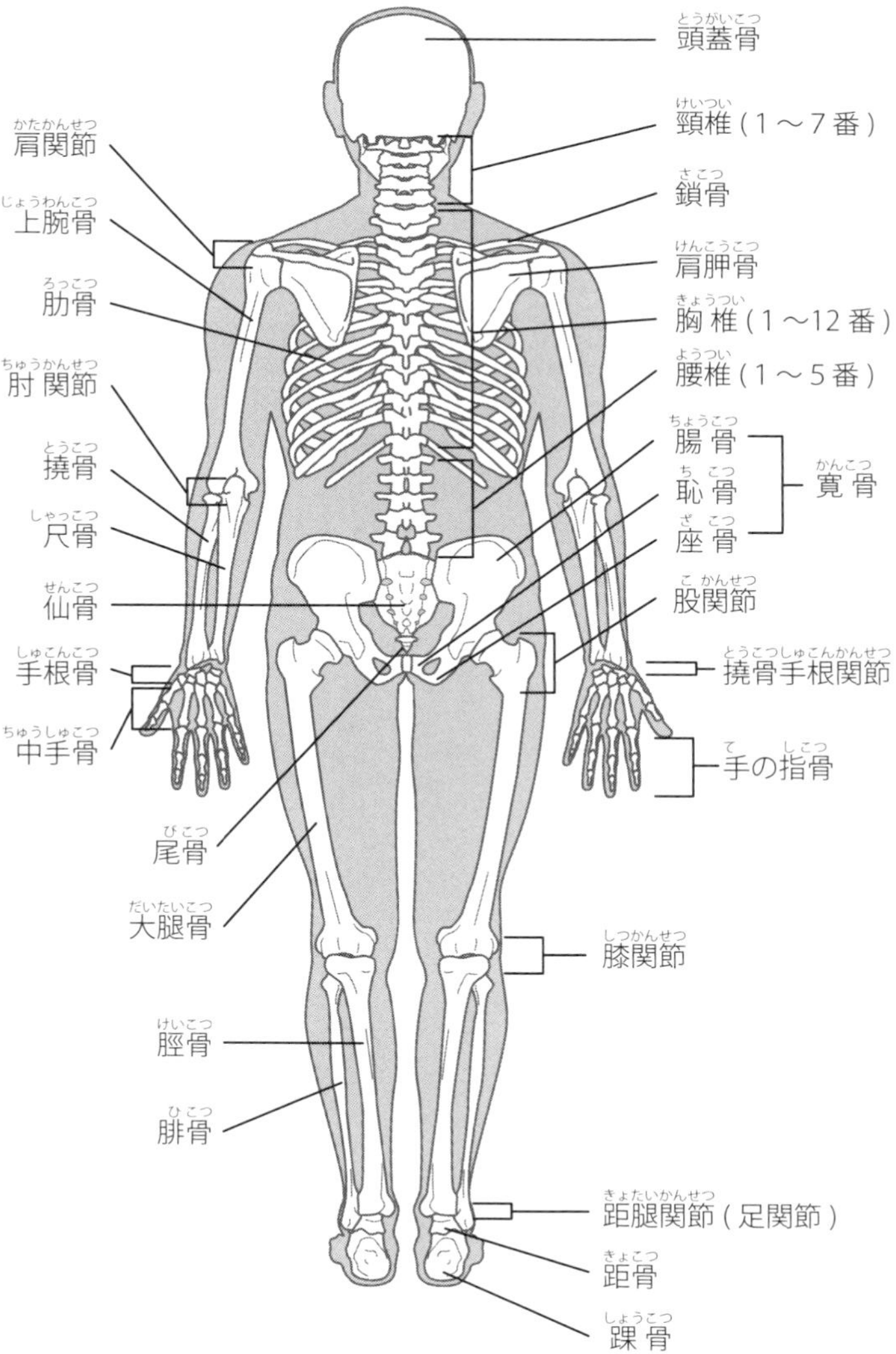

頭蓋骨《とうがいこつ》
頸椎《けいつい》（1～7番）
鎖骨《さこつ》
肩甲骨《けんこうこつ》
胸椎《きょうつい》（1～12番）
腰椎《ようつい》（1～5番）
腸骨《ちょうこつ》
恥《ち》骨《こつ》
座《ざ》骨《こつ》
寛骨《かんこつ》
股関節《こかんせつ》
橈骨手根関節《とうこつしゅこんかんせつ》
手《て》の指骨《しこつ》
膝関節《しつかんせつ》
距腿関節《きょたいかんせつ》（足関節）
距骨《きょこつ》
踝骨《しょうこつ》
肩関節《かたかんせつ》
上腕骨《じょうわんこつ》
肋骨《ろっこつ》
肘関節《ちゅうかんせつ》
橈骨《とうこつ》
尺骨《しゃっこつ》
仙骨《せんこつ》
手根骨《しゅこんこつ》
中手骨《ちゅうしゅこつ》
尾骨《びこつ》
大腿骨《だいたいこつ》
脛骨《けいこつ》
腓骨《ひこつ》

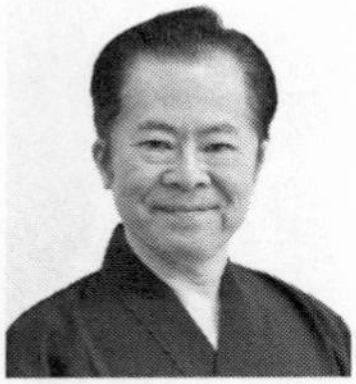

著者◎中山隆嗣 なかやま たかつぐ

1956 生まれ。快整体術・研究所所長、日本プロ整体療術師協会会長。中学３年生から生理解剖医学に立脚する千唐流空手道、宗家に入門。並行して武術活法を研究。のち、「快」を意識した独自の整体術を創始。著書に『プロの整体術・伝授！（全３巻）』『整体術の手の内』『体のツボドリル』（BAB ジャパン）、『身体の力を取り戻す 奇跡の整体』（青春出版社）など多数。

快整体術・研究所
https://www.kai-seitai.com/

活殺自在塾
http://www.kassatsu.jp/

快整体術・研究所

〒181-0013　東京都三鷹市下連雀 3-22-10
榎本ビル 302

TEL　0422-70-1831　　FAX　0422-70-1834

メール　info@kai-seitai.com

写真撮影 ● 漆戸美保
撮影モデル ● 道田誠一
本文イラスト ● 月山きらら
本文デザイン ● 澤川美代子
装丁デザイン ● やなかひでゆき

骨と骨をつなぐ要点に、効果的アプローチ!

靭《じん》帯《たい》療法

「快」の意識で骨格矯正、可動域拡張

2020年7月5日 初版第1刷発行

著 者 中山隆嗣
発行者 東口敏郎
発行所 株式会社BABジャパン
〒151-0073 東京都渋谷区笹塚1-30-11 4・5F
TEL 03-3469-0135 FAX 03-3469-0162
URL http://www.bab.co.jp/
E-mail shop@bab.co.jp
郵便振替 00140-7-116767
印刷・製本 中央精版印刷株式会社

ISBN978-4-8142-0295-9 C2077

DVD Collection

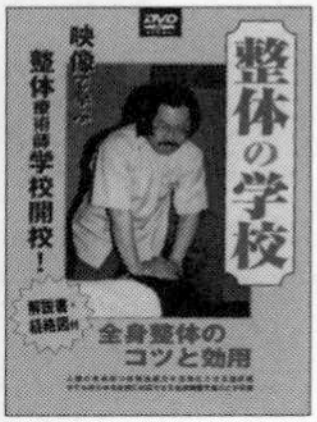

DVD 整体の学校
第1巻　全身整体のコツと効用

自然治癒力を活性化させる整体術のプロの持つ知識とノウハウを徹底指導。あらゆる身体の不調を調整する「全身整体」の知識、理論から人に技を施すコツ、テクニック、ポイントなどを紹介。（解説書+経絡図付）内容：整体基礎理論／人体骨格と経絡／整体基本技法／全身整体完全収録／日常生活の諸注意　指導・出演：中山隆嗣

●収録時間60分　●本体 4,500 円+税

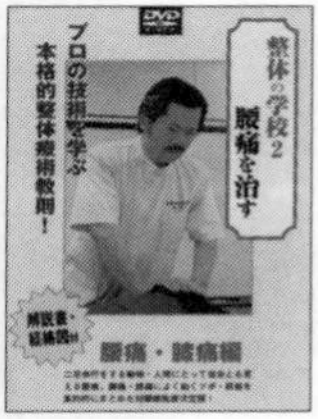

DVD 整体の学校
第2巻　腰痛を治す

腰痛・膝痛に良く効くツボ・経絡を集約的にまとめた対腰痛施療決定版。プロの持つ施術技術を徹底的に指導・解説。（ビデオ+解説書+経絡図付）内容：腰痛・膝痛とは?：その原因と症状、経絡調整と骨格調整／腰痛施療：実技（背面、正面）／腰痛施療：コツと注意点／予防と日常生活での注意点　指導・出演：中山隆嗣

●収録時間60分　●本体 4,500 円+税

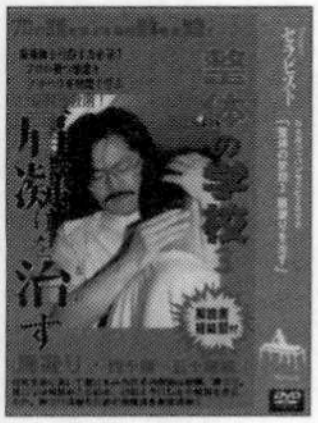

DVD 整体の学校
第3巻　肩凝りを治す

肩こりは何故おこるのか、どのようにしたら解消できるのか。肩こり改善のための施療術のノウハウを徹底指導。（ビデオ+解説書+経絡図付）内容：肩こりとは：原因と症状／肩こり施療：講師の実技／肩こり施療：生徒の実技（コツと注意点）／予防と日常生活での注意点　指導・出演：中山隆嗣

●収録時間55分　●本体 4,500 円+税

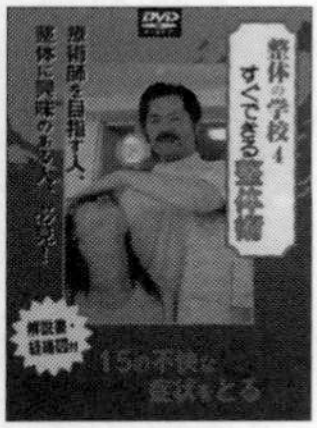

DVD 整体の学校
第4巻　「すぐできる整体術」15の不快な症状をとる

身体の各症例に対応した技術を詳細に解説。療術師を目指す人、整体に興味のある人、必見! 15 の不快な症状をとる。（解説書・経絡図付き）内容（取り上げる症例名）：頭痛／眼精疲労／寝違い／肘痛／肩こり／腰痛／坐骨神経痛／股関節痛／膝痛／高血圧／喘息／更年期障害／冷え性／糖尿病／下痢・便秘　指導・出演：中山隆嗣

●収録時間60分　●本体 4,500 円+税

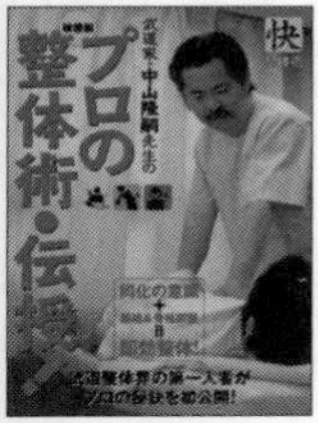

DVD 武道家・中山隆嗣先生の
プロの整体術・伝授!

プロの秘訣を大公開!　二大主訴（腰痛・肩コリ）と風邪をモデルに武道整体界の第一人者・中山隆嗣先生が「症状を見る」だけでなく「人を見る」全体的即効整体術のコツを丁寧に伝授します。内容：快整体術の基本（手の使い方・手の持ち方・間合い・同化の意識）／他　指導・出演：中山隆嗣

●収録時間 78 分　●本体 4,500 円+税